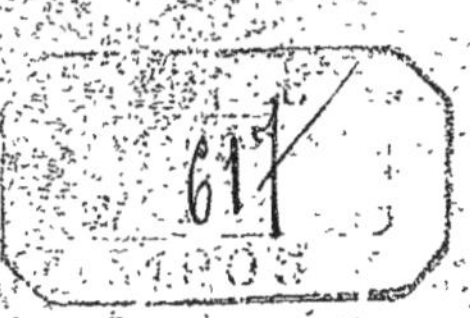

Dr Paul CAVAILLON
Ex-interne des Hôpitaux
Prosecteur à la Faculté

THÉRAPEUTIQUE
CHIRURGICALE
DU
Cancer du Gros Intestin

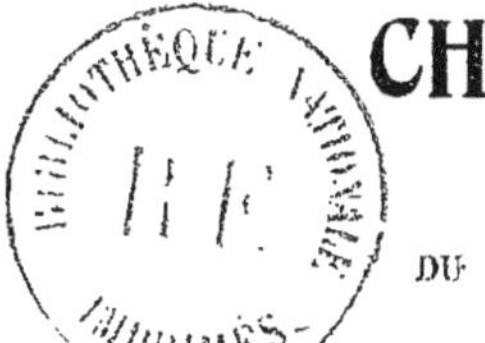

(RECTUM EXCEPTÉ)

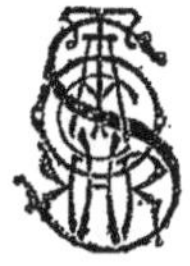

LYON

A. STORCK ET Cⁱᵉ, IMPRIMEURS-ÉDITEURS
8, Rue de la Méditerranée, 8

—

1905

THÉRAPEUTIQUE CHIRURGICALE

DU

CANCER DU GROS INTESTIN

(RECTUM EXCEPTÉ)

Dᵣ Paul CAVAILLON

Ex-interne des Hôpitaux
Prosecteur à la Faculté

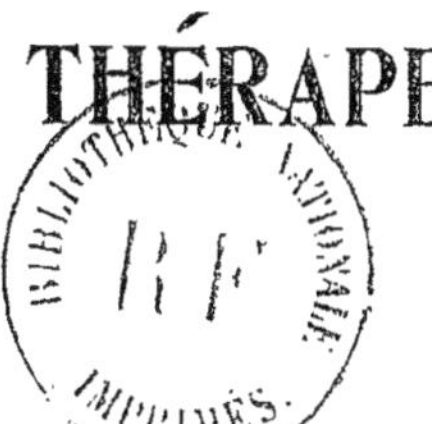

THÉRAPEUTIQUE

CHIRURGICALE

DU

Cancer du Gros Intestin

(RECTUM EXCEPTÉ)

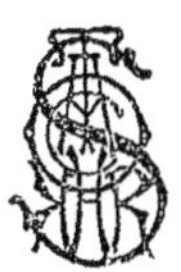

LYON

A. STORCK ET Cⁱᵉ, IMPRIMEURS-ÉDITEURS

8, Rue de la Méditerranée, 8

—

1905

PUBLICATIONS ANTERIEURES

1901. — Invagination intestinale subaiguë chez l'adulte,
Province Méd., juin 1901.

Corps étrangers de la bronche droite. 6 février 1901.

1902. — Fibrome de l'utérus chez une jeune fille de treize
ans. *Soc. Sc. méd.*

Plaie pénétrante du poumon par balle. *Soc. Sc. méd.*

Résultats éloignés de la sympathocotomie. *Soc. Sc. méd.,*
novembre.

Cancer de l'œsophage et quinine. *Soc. Sc. méd.*, novembre.

Réduction en masse d'une hernie inguinale. *Soc. de Méd.,*
décembre.

Sarcome du tibia guéri par la quinine. *Soc. Sc. méd.*, décembre.

Corps étrangers articulaires du coude. *Soc. Sc. mé '.*

1903. — Fibrome naso-pharyngien à prolongements multiples. *Arch. prov. de chir..* janvier.

Plaie non pénétrante du cœur. plaie pénétrante du poumon
par balle (avec M. Patel). *Bulletin Médical*, mars.

Arthropathie nerveuse traitée par la résection (avec M. Patel). *Monographie de la Salpétrière.*

Deux cas de cancer du côlon traités par l'exclusion unilatérale (avec M. Patel). *Arch. gén. méd.*

Du traitement chirurgical des néphrites chroniques (avec
M. Patel). *Ann. génito-urinaires*, septembre.

L'exclusion du rein, en collaboration avec le professeur agrégé Gayet. *Lyon Médical,* mai. *Annales génito-urinaires.*

L'ankylose de la hanche, étude des phénomènes de compensation, en collaboration avec le professeur agrégé Patel. *Journal d'orthopédie.*

Les périgastrites consécutives aux ulcères de l'estomac, avec M. Delay. *Journal de gynécol. et de chir. abdom. ; Archives gén. de méd.*

Nouveaux procédés de pansement avec bandes adhérentes (leucoplaste) et papier simili-coton, en collaboration avec M. le Dr Villard. *Soc. chir.*

Traumatisme du crâne, hémiplégie, hémi-cérébrale. Guérison. *Soc. Sc. méd.,* mars.

Un cas de neurofibromatose. *Soc. Sc. méd..* décembre.

Goître suffocant, mise à l'air. Guérison. *Soc. Sc. méd.,* décembre.

1905. — Sur un tube à drainage intestinal continu. *Presse Médicale,* n° 76. *Lyon Méd.,* novembre.

Le volvulus du cœcum. *Journal de gynocol. et de chir. abdom.,* décembre.

Cancer de l'angle droit du côlon, clinique de M. le professeur Jaboulay, publiée dans les *Archives gén. de méd.*

Cancer du côlon. *Soc. Sc. méd..* juillet.

Les opérations en plusieurs temps dans le cancer du côlon, avec M. Gauthier. *Soc. Sc. méd.,* novembre.

Les ruptures de cœcum dont les cancers bas placés de l'S iliaque, avec M. Leclerc, in thèse Coste.

Les opérations en plusieurs temps dans le cancer colique, en collaboration avec M. Gauthier, à paraître dans la *Province Médicale.*

INTRODUCTION

Le sujet de notre travail nous a été donné par notre Maître, le professeur Jaboulay, auprès duquel nous avons eu l'honneur de demeurer plusieurs semestres comme interne. Nous avons eu l'occasion d'observer dans le service plusieurs cas de cancer du côlon, traités par les diverses méthodes palliatives et radicales.

En recherchant l'état actuel de la question, nous avons été frappé de voir combien étaient flottantes les indications thérapeutiques de ce néoplasme viscéral. Trop timide ou trop systématiquement radical d'emblée, suivant les opérateurs, la conduite chirurgicale manque ici de la précision qu'on tient aujourd'hui à apporter partout en chirurgie abdominale et, de la lecture des nombreux faits publiés depuis le mémoire de de Bovis, il semble peut-être possible de dégager cependant des lignes nettes. C'est ce que nous avons essayé de faire, après avoir colligé toutes les observations publiées, avec détails suffisants, depuis 1900 (1).

(1) Nous aurions voulu ajouter les cas rapportés à la Société de chirurgie par Hartmann et ceux rapportés au Congrès de chirurgie par Pauchet en 1905 ; malheureusement, nous n'avons pas pu nous les procurer.

Nous en avons retenu 315, dont une vingtaine de personnelles inédites.

Nous avons parcouru de plus les mémoires originaux publiés à l'étranger, soit en Allemagne, soit en Angleterre, en Amérique et en Italie, parus depuis 1900. Pour la littérature et les observations antérieurement à cette époque il faudrait se rapporter au mémoire de de Bovis si richement documenté.

Muni de ces documents, nous aurions voulu écrire l'histoire anatomique, clinique et thérapeutique du cancer colique dont on ne trouve aucune trace dans les traités de chirurgie classique. Mais, pressé par des circonstances extérieures de terminer nos études d'une façon plus hâtive, nous avons dû nous borner à publier pour l'instant les documents rassemblés et l'étude critique des méthodes opératoires.

Nous devons nous excuser de produire ainsi un travail incomplet et contenant de nombreux vices de forme.

Au cours de ce travail, nous avons eu recours à l'obligeance et à l'amitié de notre ami, M. le professeur agrégé Patel. — Avons-nous besoin de dire que jamais elle n'a été en défaut (?). M. le professeur Pollosson, MM. les Drs Bérard, Villard, Tixier, Durand, chirurgiens des hôpitaux ; M. le Dr Delore, assistant de M. le professeur Poncet ; MM. les Drs Devic, Mollard, médecins des hôpitaux ; M. le Dr Gauthier, chef de clinique ; ont bien voulu nous donner leurs observations personnelles ; nous les prions d'en accepter nos remerciements.

MM. les professeurs Imbert, de Marseille ; Montprofit, d'Angers ; Roux, de Lausanne ; Pauchet, d'Amiens ; M. le professeur Kumel, de Berlin ; M. le Dr Duchamp, de Saint-Étienne ; nous ont fourni quelques cas personnels et donné fort aimablement sur leur technique tous les renseignements demandés.

Nous devons à M. le professeur agrégé Duval, M. le professeur Montprofit et M. le Dr Lardennois les clichés de leurs publications sur ce sujet, qu'ils ont bien voulu mettre à notre disposition. MM. Steinheil et Masson, éditeurs, nous ont autorisé à les reproduire et nous les en remercions.

Les examens histologiques ont été faits très gracieusement par M. le professeur agrégé Gayet, chef de laboratoire de la clinique de M. Jaboulay, par M. le professeur agrégé Paviot, et par notre excellent ami Georges Mouriquand. Je tiens à leur en exprimer toute ma gratitude.

Plusieurs fois j'ai eu recours à mes camarades: René Leriche, Victor Cordier et le Dr Boncourt, soit pour des dessins, soit pour m'aider au cours de longues traductions ; ils m'ont toujours apporté leur aide avec cette aménité parfaite qu'est la leur.

Notre travail comprendra, après un historique rapide et fatalement incomplet, divers chapitres :

1° Des opérations palliatives ;
2° Des opérations radicales ;
3° Traitement des complications ;
4° Indications opératoires générales.

HISTORIQUE

Le traitement chirurgical du cancer du côlon est
l'œuvre presque exclusive du siècle dernier. Sans
doute, une exégèse savante pourrait retrouver des
ablations de tumeurs pouvant passer pour des lésions
de cette nature, tels les cas cités par Peyrot, Praxagoras de Cos et Léonidès d'Alexandrie.

Mais c'est là plus œuvre d'historien que question
de chirurgie.

Jusqu'au jour où Reybard, en 1840, apporta à la
tribune de l'Académie son observation de tumeur de
l'S iliaque extirpée et guérie, le cancer du côlon fut
accidentellement traité. Méconnu au point de vue
clinique, sans description anatomique, on faisait
tout au plus des anus dans les cas d'occlusion aiguë.
Littre avait doté la chirurgie de l'anus, opération
simple et souvent d'une grande utilité. La technique
en fut postérieurement perfectionnée par Nélaton et
Maisonneuve. L'entérostomie constitue dans la chirurgie intestinale une étape importante. Opération
d'une application simple, d'une exécution facile, elle
permettait de traiter l'occlusion ; appliquée dans les

cas d'obstruction simple, elle se montrait une opération palliative non sans valeur. Mais on opérait peu et l'anus n'a vraiment pris sa valeur que plus tard, lorsqu'on a su en poser les indications ; en faire l'auxiliaire d'une thérapeutique plus radicale.

La tentative de Reybard resta isolée pendant quarante-deux ans. Jobert de Lamballe, chargé du rapport de ce cas, fit un réquisitoire contre le chirurgien lyonnais et la docte compagnie prononça une condamnation unanime. Il est vrai de dire que l'heure était un peu précoce pour une pareille tentative ; les expériences instituées sur le chien pour prouver la possibilité de la cicatrisation intestinale se terminèrent toutes par la mort de l'animal ; aussi le rapporteur pouvait-il conclure logiquement à l'*impossibilité de la réunion des plaies intestinales.*

Cette vérité d'alors aurait tout au plus actuellement la valeur d'un paradoxe.

Il faut arriver en 1875 pour trouver une seconde opération, d'ailleurs suivie d'insuccès, publiée par Tiersch.

La période antiseptique seule permit à la chirurgie intestinale de prendre sa véritable orientation. Du jour où l'on put impunément toucher au péritoine, il était permis de traiter rationnellement le cancer de l'intestin par l'exérèse.

Et la colectomie eut le sort de beaucoup d'autres opérations françaises d'origine ; comme l'hystérectomie vaginale de Récamier, l'hystérectomie abdominale de Delpech, la pylorectomie de Péan, elle nous revient d'Allemagne. Gussenbauer, Schede, Czerny,

Billroth, Fischer, Maydl font des entérectomies ;
mais le succès n'est pas toujours au bout de ces
tentatives. Le premier cas heureux fut celui de
Gussenbauer et Martini en 1880.

De tous côtés, en Allemagne, on publie des cas
isolés, mais les indications sont imprécises, la technique mal réglée. En France, Guyon, Péan, Nélaton
publient des observations.

Pendant dix ans, de 1880 à 1890, on tâtonne, on
trouve peu ou pas de travail d'ensemble. Depuis cette
époque dans toute l'Allemagne, il s'est fait un travail
considérable qui a mis au point cette question. Grâce
à une compilation lente et une patiente expérimentation, les Allemands ont réglé les indications et la
technique. Toutes les cliniques publient leurs résultats dans des monographies où se trouvent les cas
opérés pendant plusieurs années consécutives.

En France, le mémoire de de Bovis met la question
au point. On n'y trouve pas moins de 426 faits. Les
conclusions thérapeutiques de cet auteur ne sont
plus cependant de mise à l'heure actuelle. Pour n'y
relever que quelques points, nous dirons qu'on ne
saurait conserver la moyenne de mortalité qu'il donne
pour la résection ; les opérations en plusieurs temps
n'y sont pas encore connues et étudiées. L'exclusion
de l'intestin y est jugée sur un nombre de cas insuf-
fisants et l'on n'y sait pas encore la valeur de cette
opération.

Les travaux de Mickuliez mettent en lumière les
opérations en deux temps. Wœfler, de Prague, avec
son élève Schloffer publient un important mémoire

pour montrer la mortalité nulle des opérations en plusieurs temps. Hahn reprend l'idée de Jaboulay et de Bloch, de Copenhague, en recommandant l'extériorisation de la tumeur et son ablation secondaire. Ce sont là autant de méthodes qui permettent d'étendre l'opérabilité du cancer colique. Aussi de toute part trouve-t-on une floraison de travaux d'ensemble sur la question, dans chaque clinique d'Allemagne s'établit une statistique globale ou une thèse sur ce sujet : chez Krœnlein, la thèse de Zimmermann, les articles de Kocher ; à la clinique de Schede, la thèse de Wittmer ; à Kœnisberg, la thèse de Borchartl ; à Iéna, celle de Kessler. En 1903, le professeur Hahn, de Iéna, fait rassembler 28 cas par son élève Sorensen. Albert de Vienne et Hocheneg font publier par Fuschig les opérations pratiquées pendant les douze dernières années. En 1898, la question était misé à l'ordre du jour de 21ᵉ Congrès des chirurgiens allemands.

En Angleterre, Mayo Robson, Littlewood, B. Pollard, Paul, etc., publiaient des monographies importantes ; en Italie, Nanotti apportait des résultats intéressants.

En France, depuis de Bovis, on ne trouve aucun travail d'ensemble. Duval, en 1902, consacre son travail inaugural au cancer sigmoïdien ; on y trouve seulement quatre observations dont deux d'anus. Hartmann pouvait encore regretter en 1904 qu'il n'y ait eu sur ce sujet aucune discussion à la Société de chirurgie. Neuf cas seulement avaient été rapportés à cette société. Montprofit, d'Angers, inspire la thèse

de Barbary et de Buineau. La thèse de Teulet Leuzet
à Paris, celle de Berthier à Lyon traitent de la thérapeutique du cancer cœcal. Micaud consacre sa thèse
au cancer sigmoïdien.

Sans doute on trouve publiés les cas isolés de
Jaboulay, de Terrier, de Quénu, d'Hartmann, de
Durand, de Tixier, mais tous ces faits ne sont ni reliés,
ni rassemblés. Il n'existe surtout pas d'études sériées
des cas opérés par un même chirurgien, permettant
de constater, année par année, le chemin parcouru,
l'amélioration des résultats et les modifications de
technique à opérer. A côté cependant de travaux
exclusivement consacrés à l'étude du cancer colique.
toute une série de publications se rapportant aux
opérations intestinales ont apporté des connais-
sances applicables au traitement de cette affection.
Il faut citer plus particulièrement l'étude de l'exclusion intestinale. Les mémoires de Terrier et Gosset,
de Delore et Patel ; plus récemment, les thèses de
Drucbert, de Lance, de Buineau ; le rapport d'Hartmann au Congrès de chirurgie de 1903 ont permis
de bien connaître cette opération, d'en préciser et
l'exécution et les résultats.

L'entrée dans la pratique courante des procédés
d'anastomose rapide par les boutons, ont modifié
aussi certaines conditions opératoires (Murphy, Senn,
Jaboulay, Villard, etc.). Faut-il signaler encore la subs-
titution de l'asepsie opératoire à l'antisepsie. Toutes
ces conditions nouvelles, nées de la pratique de la
chirurgie générale, se sont appliquées à la chirurgie
intestinale et grâce à elles on peut faire plus et mieux,

nous disons même on doit faire plus et mieux. Nous ne partageons pas l'indulgence de de Bovis à l'égard de ceux qui ne réservent leurs scrupules que pour des abstentions opératoires ; il y a aussi des scrupules à avoir quand on ne donne pas à un malade les chances totales de guérison que lui offre la chirurgie actuelle.

Certaines abstentions ou restrictions opératoires sont plus condamnables que de prétendues témérités. Laisser mourir un cancer de l'intestin ou un cancer gastrique sans lui donner les chances de survie qu'offre la thérapeutique radicale, ne paraît pas devoir être un acte louable, et si le dommage causé au malade est moins évident que celui qui suit un désastre opératoire, il n'en existe pas moins. On pourrait dire sous forme de paradoxe que les chirurgiens qui n'ont pas de décès opératoires sont aussi dangereux que ceux qui en ont trop ; il y a entre eux la différence de la passivité à l'activité.

CONSIDÉRATIONS ANATOMIQUES

Le cancer du côlon est particulièrement appelé à
bénéficier du traitement chirurgical, grâce à certaines
particularités anatomiques qu'il nous faut rappeler.
Le néoplasme du côlon demeure pendant longtemps
encapsulé par sa couverture séreuse ; c'est tard seulement que le péritoine est envahi par la néoplasie.
Le plus souvent, les adhérences de la région sont des
néoformations purement inflammatoires formées sous
l'influence de l'infection née au niveau d'une ulcération muqueuse, foyer septique. Tant que le péritoine
est intact, le cancer peut être enlevé, en somme,
comme une tumeur très limitée, « en vase clos ». La
mobilité de la tumeur est un des facteurs de bénignité
des plus importants, c'est de plus un cancer qui, enlevé
complètement a deux tendances également heureuses:
il récidive peu en place et ne tend pas à se généraliser. Le foie est l'organe le plus souvent atteint.
Clogg, dans trente et un cas n'a vu que deux fois des
métastases hépatiques. Sans doute on a trouvé des

noyaux néoplasiques dans le mésentère, l'épiploon, le pancréas, la rate, mais ce sont là des cas d'exception, l'on ne doit pas compter avec eux. Il faut donc retenir le fait de la limitation des cancers du côlon, de leur peu de tendance à la généralisation et à la récidive locale ou ganglionnaire. Ceci explique nettement les survies considérables dans les cas opérés, qui ont pu atteindre quatorze ans dans un cas de Hahn et qui ne sont pas des raretés après quatre ou cinq ans.

L'envahissement des lymphatiques a, dans cette question, une importance capitale. Souvent au voisinage de la lésion, on trouve à l'autopsie ou en cours d'opération des ganglions volumineux, qui ont *cliniquement le caractère de ganglions cancéreux*. Le sont-ils ? Tout est là.

Le chirurgien, voyant une chaîne lymphatique partant d'un néoplasme, doit-il renoncer à l'extirpation s'il pense ne pas pouvoir enlever tous les ganglions envahis ? Doit-il renoncer en un mot à l'ablation du cancer, la jugeant inutile ? La présence de gros ganglions contre-indique-t-elle l'ablation ? Dans deux cas opérés dans le service de M. le professeur Jaboulay où pendant l'opération on avait constaté des ganglions cliniquement néoplasiques, nous avons demandé à M. Gayet de vouloir bien examiner ceux-ci au point de vue de leur nature. Sur une série de coupes ils sont apparus sains.

Dans un cancer du cœcum, enlevé par M. Tixier, M. Paviot a bien voulu pratiquer des coupes sériées de ganglions ayant tout à fait l'aspect de ganglions cancéreux. Les coupes ne lui ont rien montré autre que de la congestion des follicules, sans présence d'aucune cellule à type intestinal. Un examen de ganglions volumineux voisins d'un cancer de l'angle gauche, opéré par M. Jaboulay, fait par notre ami Mouriquand, a permis de constater seulement des lésions inflammatoires simples.

Ces faits conduisent à penser que souvent, autour de cancers viscéraux ulcérés dans une cavité septique, les ganglions pouvaient être chroniquement enflammés par une infection banale continue, sans cependant être eux-mêmes cancéreux. Cliniquement aucune différence, et le chirurgien ne peut pas, en cours d'opération, se baser sur cette constatation pour lâcher l'opération radicale en faveur d'une intervention purement palliative. C'est là l'adénite précancéreuse décrite par Barjon et Regaud ; c'est ce que Cunéo a décrit autour de certains cancers de l'estomac.

On peut en prendre pour preuve le cas de Lennander cité par de Bovis, où le chirurgien abandonna dans le ventre des ganglions d'allure néoplasique. Au bout de sept ans il n'y avait aucune récidive. Bilton Pollard insiste sur l'envahissement tardif du système lymphatique. Cependant Clogg qui, en 1904, a étudié cette question, arrive à des conclusions toutes différentes. Sur 26 cas de cancer Clogg, a examiné 16 fois les ganglions. Dans 13 cas ils ont été trouvés envahis par le néoplasme. Il a toujours fallu une recherche prolongée et des coupes en série. Cherchant à établir le moment où le ganglion est atteint, cet auteur donne le tableau suivant où sont indiquées la date d'apparition des premiers symptômes et la date de l'examen de ganglions.

Dans 4 cas début aigu sans antécédent.
Dans 3 cas les symptômes avaient débuté   3 mois auparavant.
— 2   —   —   —   5   —
— 2   —   —   —   6   —
— 1   —   —   —   7   —
— 1   —   —   —   12   —
  ————
   13

Dans les 3 autres cas, les recherches autopsiques furent vaines pour découvrir des adénopathies cancéreuses bien que l'examen histologique de la tumeur ait montré qu'il s'agissait d'adéno-carcinome.

L'envahissement des ganglions par le néoplasme, bien que fréquent, ne saurait donc être considéré comme la règle. Cette notion doit faire au chirurgien un devoir de poursuivre aussi loin qu'il le pourra les traînées lymphatiques, mais elle ne doit pas l'empêcher de pratiquer des ablations par crainte seule de la récidive dans les ganglions.

Si, au contraire, on enlève systématiquement les tumeurs et leurs ganglions néoplasiques ou non, on donne au malade le maximum de chances. A-t-on enlevé un néoplasme avec des glandes non néoplasiques, on a la presque certitude d'une non-récidive pour l'avenir. A-t-on enlevé des ganglions cancéreux, on a privé le malade de chances de récidive ; les cancers de récidive se produisent le plus souvent au niveau de l'appareil lymphatique et on y observe quelquefois la reviviscence du cancer. La récidive en

place est rare. Elle est difficilement explicable. Le
cancer du côlon n'envahit pas, comme celui de l'estomac (Cunéo), les espaces lymphatiques sous-
muqueux à distance. Dans la paroi de l'intestin, la
résection, pour peu qu'elle dépasse la région en apparence envahie, se fait en tissu sain ; il en est autrement
pour l'estomac, et c'est pour le cancer de cet organe
un facteur de gravité plus considérable. La seule
forme de récidive à craindre est la récidive dans les
ganglions. Elle peut être évitée dans nombre de cas
par la recherche de ceux-ci ; leur disposition anatomique dans des mésos peu vasculaires et facilement
explorables permet de les poursuivre assez loin ;
enlever largement la tumeur et ses dépendances lymphatiques est relativement facile pour le côlon. Cette
exérèse large avec ablation de la chaîne lymphatique
donnera dans nombre de cas des guérisons sans
récidive.

La mobilité de la portion de côlon considérée a son
importance au point de vue du pronostic d'une intervention. Plus le côlon aura un péritoine libre, lâche,
plus bénigne sera l'opération. Aussi voit-on les résections de la région cœcale et celles de la portion mobile
de l'S iliaque être plus bénignes que celles des angles
et des portions fixes du côlon ascendant et descendant.
On pourrait diviser, au point de vue opératoire, le
côlon en portion fixe et mobile, et on aurait ainsi
deux régions bien différentes. Le chirurgien doit
connaître ces différences-là. Mais là où le côlon est
fixe, on peut arriver à le mobiliser à l'amphithéâtre
en utilisant le procédé que Duval a imaginé pour l'S

iliaque. On sait qu'embryologiquement tout le côlon était pourvu primitivement d'un méso, qu'à la suite de sa rotation le côlon est venu contracter des adhérences secondaires au péritoine pariétal postérieur ; cette coalescence des feuillets péritonéaux n'est jamais telle qu'on ne puisse trouver entre eux un plan de clivage ; c'est ce que Duval a réalisé pour l'S iliaque. On incise doucement sur le bord externe de l'intestin de façon à n'entraîner que le premier feuillet, le méso primitif qu'on détache, avec un instrument mousse, du feuillet pariétal. Le méso, ou lame porte-vaisseaux, entraîne avec lui les artères coliques. On peut aussi mobiliser l'intestin et ses vaisseaux ; l'anse n'adhère vraiment qu'au niveau de l'abouchement des artères coliques sur le tronc principal. Ce décollement, nous l'avons recherché pour le cœcum et le côlon ascendant ; il est facile, dans la majorité des cas, de mobiliser ce segment d'intestin et de l'amener au contact de la ligne médiane ou de le remonter. Anatomiquement, cela est faisable ; reste à savoir ce que ce procédé peut donner sur le vivant (1).

En résumé, le cancer du côlon se présente avec des caractères éminemment favorables au traitement chirurgical :

(1) Le décollement du cœcum a été pratiqué deux fois à notre connaissance : avec un plein succès, dans un cas de tuberculose cœcale, par notre excellent ami le professeur agrégé Patel. M. le professeur agrégé Duval a bien voulu nous communiquer une observation de décollement cœcal pour une plaie du cœcum par balle de revolver. Les deux fois, ce décollement a permis de mobiliser facilement le cœcum. Nos recherches anatomiques sur ce point, faites en collaboration avec M. Patel, seront publiées ultérieurement.

Cancer longtemps encapsulé, sans tendance à la généralisation ni à la récidive ; rareté ou époque tardive de l'envahissement lymphatique ; possibilité d'enlever sans inconvénient de larges portions d'intestin ; enfin facilité d'opérer en dehors de l'abdomen à cause de la mobilité du côlon, normale dans certaines régions, et obtenue à peu de frais dans d'autres par le procédé du décollement.

LES OPÉRATIONS PALLIATIVES

La thérapeutique palliative a été la première dirigée contre le cancer du côlon ; elle se proposait de lutter contre les troubles de la circulation intestinale ; aussi fut-elle appliquée dans le cancer avec obstruction chronique. Nous ne parlons pas ici des occlusions qui feront l'objet d'un chapitre spécial. Aujourd'hui les indications des opérations palliatives se sont à la fois étendues et restreintes ; leur champ d'action s'est déplacé. En dehors des cas d'urgence que nous n'envisageons pas ici, ces opérations sont devenues, soit le traitement des tumeurs inextirpables, soit le premier temps d'opérations radicales, d'où leur division en opérations *palliatives définitives* et en opérations *palliatives préliminaires*.

Ces opérations agissent toutes deux par le même mécanisme : elles ramènent à la normale la circulation des matières, elles mettent à l'abri de celles-ci le néoplasme. A-t-on fait un anus iliaque droit, une cœcostomie, pour un cancer du côlon placé au delà, on voit cesser les troubles circulatoires. Si le malade

était un obstrué, avec crises douloureuses intermittentes, paroxystiques, avec ballonnement du ventre
et péristaltisme, les douleurs se calment ; l'abdomen
se déballonne, revenant à sa souplesse normale ; le
météorisme disparaît ; l'intestin n'a plus besoin de
lutter contre l'obstacle pour évacuer son contenu.
Les malades éprouvent un soulagement tel que
souvent ils refusent une deuxième opération et ce
n'est pas un des moindres inconvénients de la
méthode. Si le malade est un diarrhéique, son flux
intestinal est tari dès que l'anus fonctionne.

L'opération simple de la fistulisation intestinale
s'adresse donc efficacement aux troubles circulatoires de l'intestin ; c'est la bonde du tonneau qu'on
fait sauter.

L'entéro-anastomose, et mieux encore l'exclusion,
donnent au malade un résultat analogue avec de
moindres désagréments. L'une et l'autre assurent
l'évacuation des matières et les troubles circulatoires
sont guéris.

Ces opérations remplissent un deuxième but : par
elles, le néoplasme est mis à l'abri des matières.

Le cancer de l'intestin s'accompagne fréquemment de troubles infectieux, que sont dus à son infection constante par de petites ulcérations qui baignent
dans un milieu ultra-septique, les adhérences périnéoplasiques inflammatoires ; ce sont les adénopathies non cancéreuses, dans leur degré moindre ;
ce sont les abcès péricancéreux, simulant des
appendicites ou des sigmoïdites dans un degré plus
avancé. Enlever au cancer le contact stercoral,

c'est éviter ou combattre ces complications infectieuses.

Mais le cancer lui-même est susceptible de s'enflammer et de présenter une congestion inflammatoire qui en augmente le volume ou, le rendant plus adhérent, peut faire croire à l'existence d'une tumeur plus volumineuse et moins facilement extirpable qu'elle n'est.

Il n'est pas rare de constater, à la suite de la mise au repos du cancer, la diminution de son volume, l'affaissement et la disparition des adhérences, de sorte que telle tumeur qui pouvait paraître inextirpable, devient après une opération palliative parfaitement justiciable d'une entérectomie. Ce principe a été appliqué dans le traitement en plusieurs temps des tumeurs du gros intestin ; on est surpris quelquefois d'assister ainsi à la fonte d'une tumeur qui avait paru primitivement énorme. Nous avons vu, dans le service de M. Jaboulay, un cancer du cœcum apparu d'abord comme inextirpable qui est devenu mobile et d'un volume moindre de moitié, un mois et demi après une iléo-colostomie. Ce fait est connu pour les tumeurs de l'estomac, il est de notion courante qu'après une gastro-entéro-anastomose, la tumeur gastrique régresse et s'affaisse pendant un temps.

L'infection du cancer se traduit en outre par des phénomènes généraux. La forme fébrile n'est pas une rareté ; certains malades souffrent surtout de la résorption des produits toxiques et infectieux qui se fait au niveau de leur néoplasme ulcéré. On voit rapidement céder ces températures lorsqu'on a isolé le cancer du contact stercoral.

Telle est, rapidement résumée, la façon d'agir des opérations palliatives. Elles combattent les troubles mécaniques, et les accidents infectieux, mais elles laissent la lésion en place avec tous ses dangers. Il est vrai que, dans certains cas, elles peuvent être le temps préliminaire d'une thérapeutique plus radicale.

Les opérations palliatives sont :

A. La laparotomie exploratrice ;

B. L'anus contre nature ;

C. Les anastomoses ;

D. Les exclusions.

A. — Laparotomie exploratrice

La laparotomie n'a jamais été dirigée systématiquement contre le cancer de l'intestin. Ce serait d'ailleurs une conduite assez chirurgicale assez peu explicable. Il est arrivé qu'à cause d'erreur de diagnostic on ait laparotomisé des malades, ou bien que sur des malades laparotomisés en vue d'une opération radicale, on ait dû se contenter de refermer, en présence de lésions trop étendues.

L'ouverture de la cavité péritonéale amène toujours une sédation des symptômes. Si les malades ont souffert de crises douloureuses, ils éprouvent un soulagement. Il semble que les phénomènes spasmodiques soient amendés par la mise à l'air. Si l'ascite est abondante, les troubles de compression et le malaise dus à cette réplétion àbdominale disparaît pour quelques jours.

D'autres fois, au contraire, la laparotomie simple a sur ces cancéreux anémiés et cachectiques une issue rapidement fatale.

La laparatomie reste donc moins qu'un moyen palliatif, c'est un procédé d'occasion, appliqué le plus souvent par erreur ou à cause de lésions inextirpables. Elle peut cependant conserver une petite place par son action sédative, plusieurs fois observée.

Si comme méthode thérapeutique elle n'a pas d'indication, elle reprend ses droits en tant que méthode d'examen. La laparotomie exploratrice rend des services considérables ; elle en rendra davantage encore le jour où des installations parfaitement aseptiques lui donneront l'innocuité absolue qu'elle devrait avoir. On devrait pouvoir proposer à un malade la laparotomie sans l'exposer à des chances sérieuses de mort. Pour cela, une asepsie méticuleuse et non relative est nécessaire. Du jour où l'on pourra sans scrupule faire des explorations abdominales, dans les cas de doute, la chirurgie du ventre aura fait un pas énorme. On pourra saisir les lésions au début, à l'heure où leur ablation intégrale peut assurer une guérison définitive. Chez tout homme de cinquante ans, qui présente des troubles de la circulation intestinale, diarrhée ou constipation, persistantes et résistant aux traitements médicaux, on devrait pouvoir proposer l'exploration sans attendre l'heure où l'obstruction chronique est installée avec sa stércocemie incessante ; sans attendre l'occlusion aiguë indicatrice de la lésion, mais qui crée des conditions d'opération désastreuses ; sans attendre davantage la perception d'une tumeur qui ne se révèle que le jour où son volume est déjà considérable.

Par cette exploration dans les cas non douteux comme diagnostic on se renseigne sur l'opérabilité du cancer et ainsi le chirurgien peut opter après elle entre l'opération palliative, la radicale et le premier temps d'une opération en plusieurs temps. La survie après la laparotomie est de peu de durée, d'après la statistique ci-jointe de Mickuliez : Ont vécu depuis l'apparition du premier symptôme :

1 . . . 20 mois	2 . . . 9 mois
1 . . . 18 —	1 . . . 8 —
1 . . . 17 —	1 . . . 3 —
1 . . . 12 —	
Moyenne . . . 1 an	

B. — L'ANUS CONTRE NATURE

L'entérostomie de Nélaton est depuis longtemps une opération classique. Nous ne nous attarderons pas à en décrire la technique. L'anus peut être fait en un ou deux temps ; il peut être terminal ou latéral.

C'est une opération bénigne par excellence, d'une mortalité opératoire à peu près nulle. De Bovis donne la mortalité de 39 p. 100. Ce chiffre nous paraît exagéré et comprend certainement les anus faits pendant la période d'occlusion, le plus souvent *in extremis*, il est injuste de faire peser ces morts sur l'opération elle-même. Dans nos observations d'anus dans le cancer à froid, nous trouvons à peine 2 morts sur 10 cas ; la mortalité est de 20 p. 100, mais nous ne pourrions pas affirmer que ces deux morts ne soient pas des cas d'obstruction ancienne.

Dans les cas que nous avons observés, en dehors des périodes d'obstruction, nous n'avons pas vu mourir de malade par un anus contre nature.

Doit-on faire l'anus latéral ou terminal ?

L'anus terminal doit être réservé aux cas où il constitue une opération définitive. Il faudra ne le faire qu'après laparotomie exploratrice, encore avec de grandes réserves. Un malade à anus terminal est condamné pour toujours à son infirmité ; il faut réfléchir longuement avant de l'y exposer.

Une tumeur tenue pour extirpable au moment de l'opération peut le devenir quand elle est mise loin du contact des matières ; il ne faudrait pas toujours conclure d'après l'état actuel et condamner le malade à l'anus terminal. Il est un cas cependant où l'anus terminal est inévitable : il s'agit des cancers sigmoïdes bas placés, qui relèvent de l'extirpation abdomino-périnéale ou de l'abstention. Dans les deux cas, on fera un anus iliaque gauche. Si l'on fait l'extirpation il est impossible de rétablir postérieurement le cours normal des matières.

Si on laisse en place une tumeur inextirpable, celle-ci sera exclue définitivement par l'anus terminal fait au-dessus ; ses produits de sécrétion se déverseront au dehors par l'anus.

L'anus définitif, dit Duval, doit être l'unique voie d'écoulement des matières; il doit être supportable, sans prolapsus ni éventration.

La technique de M. Hartmann, et modifiée par Duval, auquel nous l'empruntons, paraît réaliser admirablement ces conditions.

L'*incision*, longue de 6 centimètres, parallèle à l'arcade de Falloppe, pratiquée à deux travers de doigts de l'épine iliaque antérieure et supérieure.

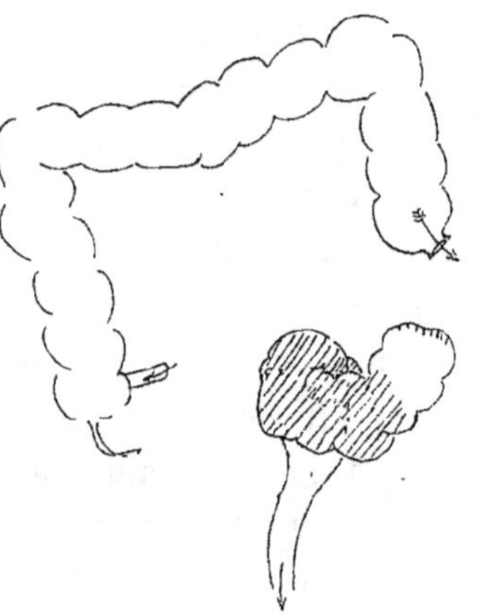

Fig. 1. — Schéma I. — Anus iliaque gauche terminal. — Exclusion effective de tout le côlon pelvien.

La traversée des muscles pariétaux (Hartmann) (1). — Rien n'est plus facile que de dissocier d'un coup de sonde cannelée des fibres du grand oblique au niveau de l'un des interstices de ce muscle, la direction des fibres de ce muscle étant parallèle à celle de la plaie. La boutonnière musculaire faite, on place deux écarteurs en son milieu pour l'ouvrir dans une direction perpendiculaire à l'incision primitive. L'incision du grand oblique est ainsi ouverte selon une direction parallèle à celle du petit oblique. Ces fibres sont à leur tour dissociées à la

(1) *Revue de Chirurgie*, 1900,

sonde. On découvre par le même procédé les fibres du transverse selon leur direction, elles sont dissociées à la sonde et l'on est sur le péritoine. L'anse colique libre ou mobilisée est attirée dans la plaie garnie de compresses.

Traitement de l'intestin. — On procède à sa section (fig. 2) ; un fil assez fort traverse le méso à 2 centimètres du bord intestinal ; un second est conduit à 1 cent. 1/2 du premier. Cette distance de 2 centimètres est nécessaire pour comprendre l'arcade vasculaire dans la ligature.

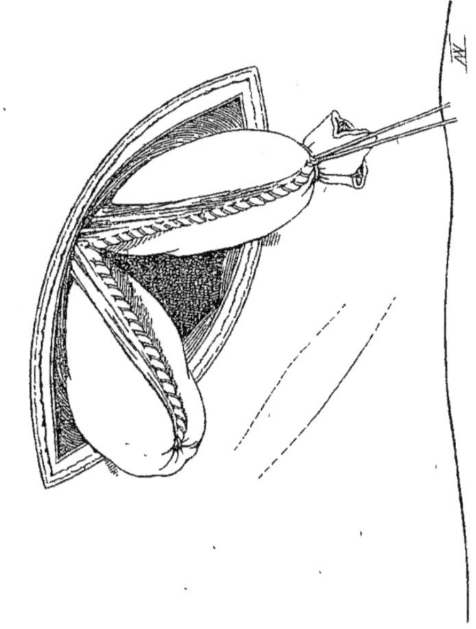

Fig. 2. — Traversée pariétale selon la technique d'Hartmann, côlon pelvien amené dans la plaie, sectionné entre deux ligatures, le bout inférieur fermé par invagination va être abandonné. Le bout supérieur est récliné dans l'angle. Un fin surjet sur la section du méso (Duval).

Les fils passés sur l'intestin sont serrés sans excès.

Une mèche de gaze passée sous l'intestin dans l'orifice du méso, entre les deux ligatures, on sectionne l'intestin au thermocautère ; les surfaces muqueuses sont rôties,

Le méso est incisé aux ciseaux dans l'axe de la section intestinale, sur une longueur de 1 centimètre; le bout supérieur entouré de compresses est couché dans l'angle supérieur de la plaie.

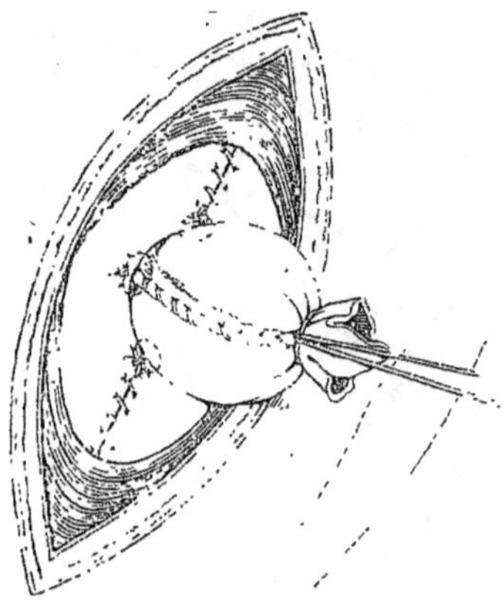

Le bout inférieur oblitéré par la ligature est occlus; une suture en bourse sur la ligature invaginée, un surjet très fin sur les lèvres de la plaie mésentérique et le bout inférieur est refoulé dans l'abdomen.

Le traitement du bout supérieur débute par le surjet du mésentère.

Fig. 3. — Le bout inférieur est abandonné dans le bassin. Suture du péritoine. Un point embrasse le méso en dedans (Duval).

Puis, à 1 centimètre au-dessous de la ligature, aux quatre points cardinaux, adossent le péritoine pariétal à la séreuse intestinale. Dans (fig. 3) l'angle inférieur de la plaie, le péritoine est suturé comme dans toute laparotomie.

Le méso est spécialement fixé sur un point séparé qui embrasse en même temps l'arcade artérielle marginale au-dessous de la ligature massive initiale: suture de la paroi abdominale (fig. 4).

D'après Quénu, il vaut mieux ne pas ouvrir l'intestin de suite et pratiquer la méthode en deux temps de Colley.

La plaie cutanée est rétrécie dans son angle inférieur par quelques points, puis dans la peau seulement nous passons quelques soies qui serviront dans la suite à la suture mucocutanée.

Vingt-quatre heures après, l'intestin est sectionné au thermo et; reprenant les fils de soie de la veille, on suture circulairement dans la peau.

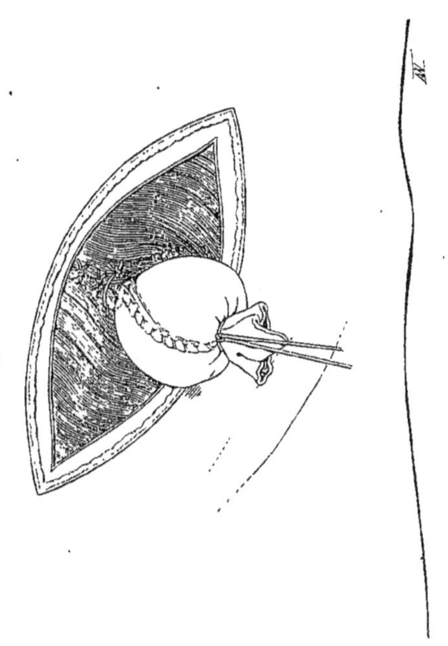

Fig. 4. — Les muscles, n'étant plus écartés, reviennent sur eux-mêmes, quelques points séparés juxtaposent les bords des fibres musculaires. Un point embrasse le méso et le muscle, un autre point en dehors musculo-colique (Duval).

M. Duval rapporte dans sa thèse trois cas, sans accidents et dont l'un a eu une survie de dix-huit mois. Cette méthode paraît supérieure à l'abouchement en canon de fusil des deux bouts de l'intestin; avec cet anus terminal, petit, presque continent, la tumeur sous-jacente est exclue complètement, le malade peut vivre avec un appareil approprié, on a peu à redouter l'éventration ou le prolapsus.

En dehors de ce cas, l'anus terminal doit être rejeté. Il présente un inconvénient dû à la difficulté de l'obturation du bout inférieur. Ce bout ligaturé, suturé, puis abandonné, peut donner des abcès localisés, à la suite du sphacèle.

Le siège de l'anus sera toujours abdominal, le temps est passé des anus lombaires sacrés périnéaux. L'anus abdominal latéral ou médian est celui

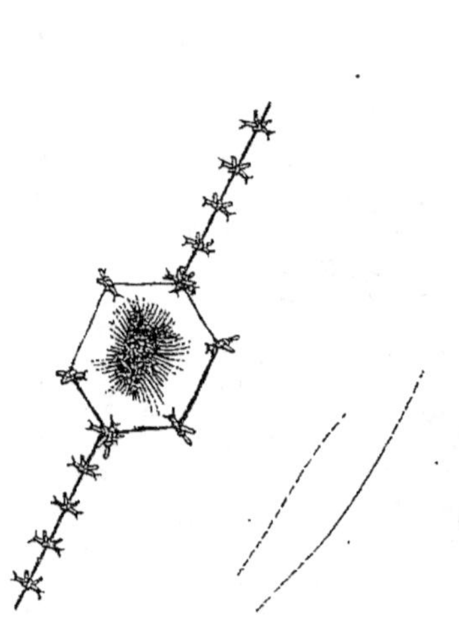

Fig. 5. — Suture muco-cutanée, anus petit et à un seul orifice (Duval).

qui offre, dans l'incommodité générale des anus. le maximum de commodité. Un appareil à drainage immédiat sera adapté, tube de Paul, ou l'appareil dont nous usons: plus tard, un récipient, tel celui en usage dans les hôpitaux de Lyon, rendra un service immense au malade, il pourra grâce à lui continuer à mener une existence presque normale.

On devra préférer l'anus latéral. Où le faire, près ou loin du cancer? Il semble qu'il y aurait avantage à faire l'anus loin du cancer et qu'en somme la cœcostomie constitue le meilleur anus, surtout s'il ne s'agit pas d'anus définitif. Les matières risquent moins d'aller au cancer. Le bout inférieur se rétracte rapidement. Lorsqu'on fait une autopsie après un

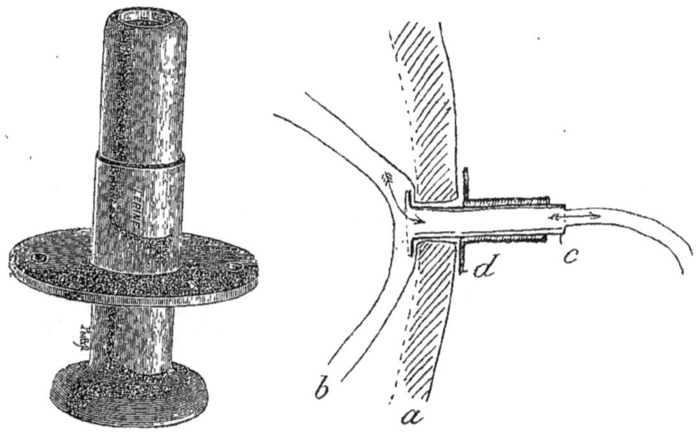

Fig. 6. — Tube a drainage intestinal continu (1).

anus, on voit ce bout effacé et l'on conçoit bien que les matières n'aient pas dû continuer leur chemin. On a fait à l'anus latéral le reproche de ne pas laisser passer tous le contenu intestinal par son orifice. Avec un anus bien fait pareil reproche ne peut que tomber. Si l'on a constitué un éperon, soit par le procédé de Maydl-Reclus ou celui de Mosetig-Moorhof, on n'aura pas de matières dans le bout inférieur. L'anus cœcal est cependant une mauvaise opération *définitive*. Les

(1) CAVAILLON. *Presse Médicale.* 1905, sept.

matières à ce niveau sont encore trop liquides. Leur réaction est acide et souvent on trouve, après plusieurs jours, le pourtour cutané rouge, érodé. Il est le meilleur des anus *prémonitoires*, parce que le cœcum, étant toujours distendu, est facile à trouver. Les matières sont encore assez liquides pour qu'on puisse utiliser la méthode du siphonage de l'intestin. L'ouverture du cœcum met rapidement et complètement au repos tout le segment sous-jacent du tube digestif.

Les accidents de l'anus sont peu nombreux (1), il faut signaler le prolapsus de la muqueuse et le rétrécissement de la néo-bouche. Quant à son incontinence, elle est de règle les premiers jours, puis il se fait une sorte de régulation des fonctions. La continence est relative; certains malades ont seulement à se nettoyer deux fois par jour. C'est dire combien il est inutile de chercher à donner à l'anus une continence problématique par des procédés opératoires complexes.

· Les suites opératoires de l'anus sont simples; en général, les malades ont acquis un bien-être considérable. Mais combien de temps peut-on compter à leur actif après cette opération? Si l'on peut citer quelques cas, comme celui de Jaboulay, où il y eut une survie de quatre ans avec cancer constaté à l'autopsie, en général et *a priori*, une survie aussi longue doit éliminer le diagnostic retrospectif de cancer et faire penser à de la tuberculose.

---

(1) Dans une discussion récente à la Société de Chirurgie, nov. 1905. M. Quénu, Tuffier, Hartmann ont opposé la bénignité de l'anus aux anastomoses. Hartmann, sur 46 côlostomies, a une seule mort due a une cause autre que l'intervention.

De Bovis donne la moyenne de *dix mois* de survie post-opératoire ; nous avons dans nos opérations :

I cas	4 ans	Jaboulay	I cas	8 mois	Wittimer
I —	8 mois	Delore	I —	8 mois	Sorensen
I —	17 mois	Potherat	I terminal	I an I/2	Duval
I —	5 mois I/2	Delore			

Ce qui nous donne une moyenne de survie de *dix-neuf* mois, il est vrai que là figurent seulement les cas de cancer opérés à froid.

Cette survie est appréciable et dans les cas de cancer inopérable l'anus reste une opération d'une utilisation pratique, à cause de son peu de gravité opératoire et de ses résultats (1) ; elle a surtout cette qualité d'être la meilleure des opérations prémonitoires.

COLOSTOMIE (Mickulicz)

Survie.

Depuis le début des affections		Depuis l'opération	
I	6 ans I/2	I	4 I/2 ans
I	4 — I/2	I	3 I/4 —
3	3 — 3/4	I	2 3/4 —
I	2 — 3/4	2	2 —
I	2 — I/2	I	I I/4 —
I	2 - I/4	I	10 mois
I	2 —	I	5 —
	Moyenne : 3 ans 6 m.	I	2 I/2
		I	I I/2
			Moyenne : I an 9 m.

(1) La durée de certaines survies est surprenante ; comme aucun de ces cas n'a de contrôle histologique, il est permis de douter de la nature cancéreuse de la lésion.

Cette observation s'adresse à toutes les opérations palliatives pour lesquelles un contrôle ultérieur n'a pas vérifié le diagnostic.

C. — Les anastomoses

L'idée d'anastomoser deux anses intestinales pour détourner dans un sens voulu le cours des matières est assez ancienne. Sans nous arrêter aux tentatives supposées de Praxagoras et de Cœlius Aurelianus, il faut arriver à Liotard, en 1819, pour voir proposer l'anastomose dans la cure de l'anus contre nature. Trente ans plus tard, Gely reprend la même idée : c'est Maisonneuve qui, en 1854, présenta à la Société de chirurgie les deux premiers cas d'entéro-anastomose ; c'étaient deux insuccès. Le rapport fait par Malgaigne fut des moins élogieux. La question sommeilla pendant plusieurs années. On cite bien des anastomoses faites pendant la guerre de Sécession, de 1860 à 1864, par des chirurgiens américains. Mais la méthode était condamnée et que pouvait-on lui demander avant l'asepsie, l'antisepsie ? Adelmann et Hacker expérimentent sur les animaux et concluent au danger de pareille tentative.

Depuis, les conclusions premières ont dû être rapportées. Senn, en 1887, montre par une expérimentation bien conduite que les surfaces intestinales peuvent se coapter ; que les matériaux peuvent passer d'une anse dans l'autre sans inconvénient ; il montre que le seul danger est l'infection, cause de tous les insuccès antérieurs.

Depuis, l'anastomose est devenue une opération courante de chirurgie abdominale. Le nombre des travaux qui lui ont été consacrés est innombrable. L'ap-

parition du bouton de Murphy a modifié la technique
et amenée entre ces deux méthodes une rivalité, qui
n'est pas encore sur le point de s'arrêter. Le bouton
primitif de Murphy a subi des modifications nombreuses. Destot, en 1894, imaginait un bouton à
crochet tenant sans suture ; Villard modifiait heureusement le Murphy ; Jaboulay créait son bouton, dont

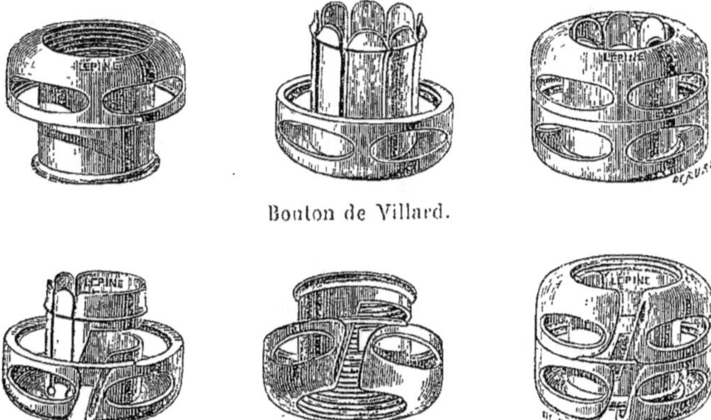

Bouton de Villard.

Fig. 7. — Bouton de Jaboulay.

la pose est si facile, si rapide et qui dispense de faire
des sutures. Faut-il citer, par curiosité, les différents
appareils que s'est plu à créer l'ingéniosité des
chirurgiens : le bouton de Duplay et Cazin, la gouttière
en étain de Chaput, la bobine aluminium de Clarke,
l'anneau en catgut de David, les cylindres décalcifiés
du Spaletta, les tubes en os de Paul, les tubes en
sucre de Souligoux, les plaques de Senn, etc, etc ? Il
y a une foule d'appareils basés sur des principes
identiques.

Beaucoup de chirurgiens rejettent le bouton parce qu'il constitue un corps étranger difficilement expulsé; reproche sans importance, car jamais on n'a signalé d'obstruction par le bouton lui-même tombé dans l'intestin. On a reproché au bouton d'être un moyen moins sûr de coaptation; il semble que la suture expose au moins autant que lui à des insuffisances de coaptation. Le bouton a pour lui la rapidité de confection de l'anastomose, la suppression d'une part d'une opération longue, souvent pénible. Il ne présente pas de danger bien considérable dans le cas d'anastomose entre le grêle et le côlon, mais il semble devoir être rejeté dans les anastomoses coliques. Les chirurgiens boutonistes concèdent en général cette contre-indication à son emploi.

Par contre, il faut compter à l'actif du bouton la rapidité d'exécution de l'anastomose.

Avec le *bouton sans suture* de Jaboulay, on peut pratiquer une anastomose en quelques minutes. Cet appareil est surtout pratique dans les anastomoses latérales. Pour les anastomoses termino-terminales ou termino-latérales, il vaut mieux utiliser le Villard, qui se pose comme le Murphy. Cette rapidité d'application est appréciable chez des sujets cachectiques; elle a son utilité quand l'anastomose n'est qu'un temps préliminaire ou terminal d'une *résection*.

Cette question de technique élucidée, voyons quelles sont les différentes anastomoses qu'on peut faire dans le traitement du cancer.

On peut anastomoser la fin de l'iléon en un point quelconque du segment colique sous-jacent au cancer : iléo-côlostomie, iléo-sigmoïdostomie, iléo-rectostomie (Lardennois).

On peut anastomoser l'une à l'autre deux portions du côlon : Le premier type d'anastomose a pour lui la facilité plus grande de son exécution et sa bénignité. Il est toujours plus facile de mobiliser une anse grêle que de rapprocher deux portions fixes du côlon.

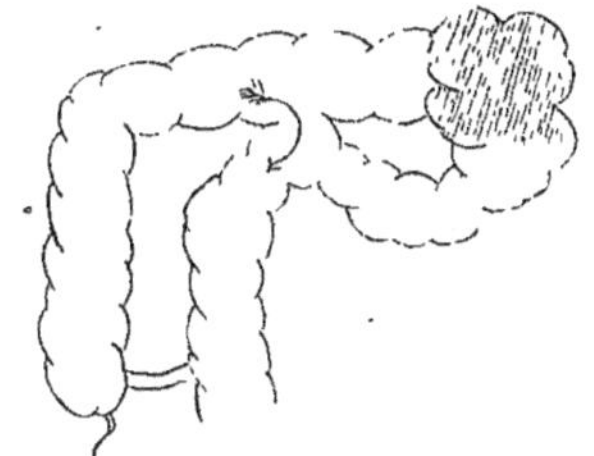

Fig. 8. — Schéma II. — Colo-Colostome. Transverso - descendante après mobilisation du côlon descendant.

Existe-t-il un cancer des angles, il peut être parfois fort difficile d'amener au contact le côlon transverse avec l'ascendant ou le descendant.

Normalement déjà les angles coliques possèdent une certaine fixité qui ne peut que s'augmenter dans le cas de néoplasme. Il en va tout autrement quand on s'adresse aux portions mobiles ; le côlon sigmoïde est facilement mobilisable, peut s'amener, dans certains cas de méso long, jusqu'au contact du cœcum. Ce rapprochement peut être facilité par la présence d'un méso-cœcum.

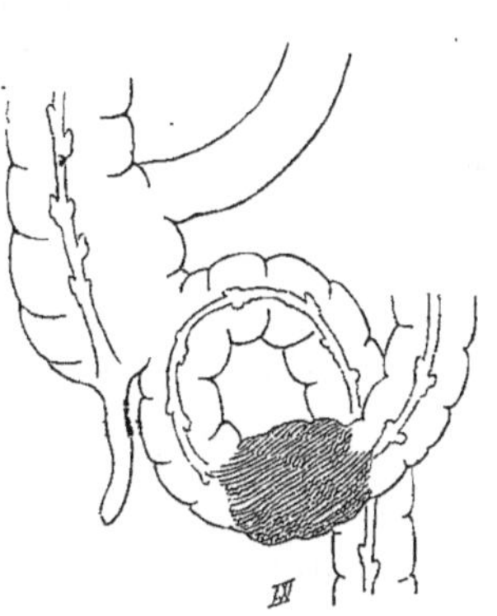

Fig. 9. — Cœco sigmoïdostomie (Duval).

L'anastomose *colo-colique* pourrait être aidée dans certains cas par la mobilisation artificielle d'une portion de côlon normalement fixée, mais ce serait ajouter encore à la gravité de l'intervention.

Duval a proposé de mobiliser l'S iliaque en séparant, sur le bord externe du côlon, le péritoine primaire accolé seulement, sans fusion vraie, au péritoine pariétal. Cette manœuvre peut être faite également au niveau du côlon, et on amène ainsi le cœcum au niveau du côlon sigmoïde auquel on l'anastomose. Cette anastomose difficile peut néanmoins rendre des services dans les cas de cancer du côlon ascendant ou transverse sigmoïdien elle permet d'isoler partiellement ce néoplasme.

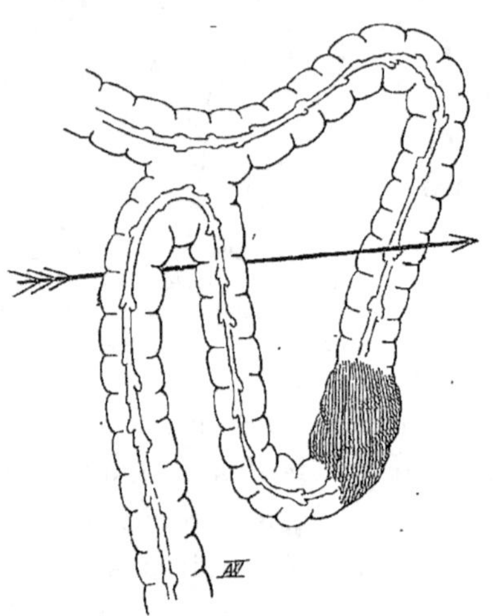

Fig. 10. — Anastomose transverso-sigmoïdienne avec boucle. Possibilité d'étranglement du grêle (Duval).

L'anastomose transverso-sigmoïdienne, pour Duval, exposerait à l'étranglement du grêle dans l'anse ainsi formée. Il rapporte l'histoire d'un malade de Friede, de Bergen, à l'appui de ce dire. Il propose de faire la suture du méso de façon à fermer la boucle (fig. 11). Ce danger apparaît comme bien rarement

réalisable : avec une boucle large, rien à craindre.
On peut redouter un étranglement d'anse grêle
quand la boucle est, au contraire, de faible dimension. Il est d'ailleurs toujours facile de relier les
deux méso transverse et descendant par deux ou
trois points de suture.

L'anastomose *iléo-colique* peut se faire à un niveau
quelconque du gros intestin au delà du cancer ; en
général, il faudra la faire
porter à distance.

Si l'on fait le maximum,
on a recours à l'*iléo-sigmoïdostomie* ; on prive ainsi le
sujet de tout le parcours de
son côlon. Les anastomoses
faites au voisinage de la
lésion sont des opérations
illusoires, il ne sert de rien
de faire une anastomose
iléo-colique ascendante, ou
même transverse, dans un
cancer du cœcum. Pour

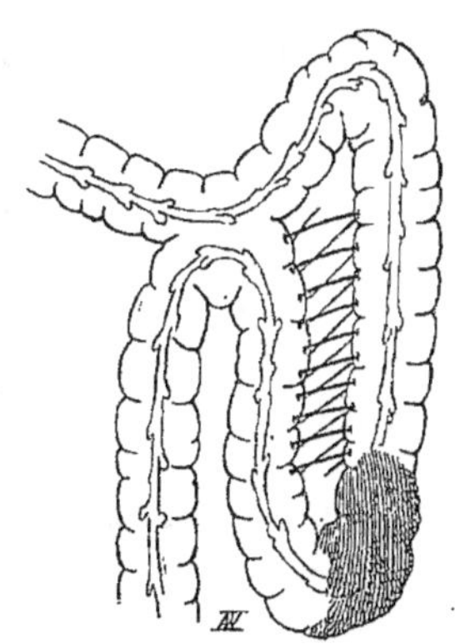

Fig. 11. — Anastomose transverso-sigmoïdienne avec suture
du méso (Duval).

l'iléo-sigmoïdostomie, le reflux ne paraît pas devoir
être plus à craindre que dans l'exclusion unilatérale.
On ne saurait pas davantage redouter la stase dans
le segment sus-jacent à l'anastomose. Le péristaltisme suffit à évacuer le contenu cœcal. Cependant
les auteurs sont loin d'être d'accord. Terrier (1) insiste
sur la stase cœcale après les anastomoses iléo-sigmoï-

(1) *Soc. chirur.*, 1900.

diennes. Le Dentu conseille de la compléter par la fistulisation du cœcum. Tuffier, Berger, Hartmann la considèrent comme inutile.

On a signalé quelques cas de persistance de fistules cœcales à la suite d'iléo-sigmoïdostomie. Mais au lieu d'invoquer le reflux, hypothétique, il est plus simple d'expliquer ce fait par le passage continu des matières par le bout inférieur ; l'anastomose est insuffisante à dériver le cours des matières.

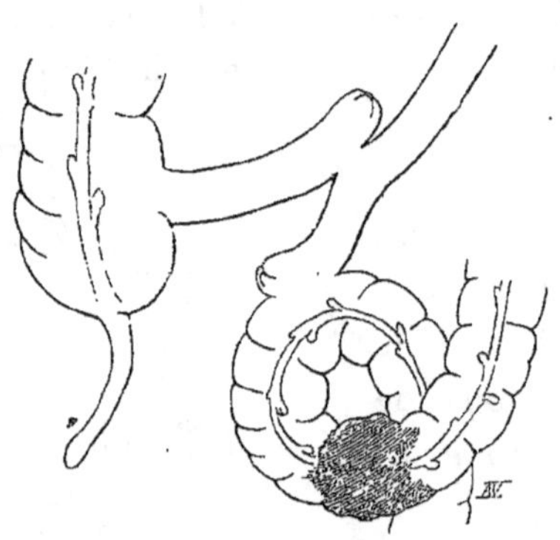

FIG. 12. — Anastomose iléo-sigmoïdienne en *h* (Duval).

Pour éviter cet inconvénient, Duval a proposé de faire au niveau du cœcum une anastomose en λ imitée de la gastro de Roux.

Il ne rapporte dans sa thèse que deux cas sur des chiens qui ont eu d'excellents résultats.

Nous ne connaissons pas de type de cette opération chez l'homme.

A priori on pourrait objecter la longueur plus grande de ces deux anastomoses, — on ne comprend pas bien la supériorité du procédé sur l'exclusion unilatérale beaucoup plus simple et dont l'efficacité n'est plus à démontrer.

En tous cas, il est de toute importance de faire ces

anastomoses en accolant les anses dans un sens *iso-péristaltique*. On met ainsi les matières dans les conditions les plus favorables pour gagner le côlon et abandonner la voie cœcale.

Dans les cancers sigmoïdiens bas placés, on est forcé de faire porter l'anastomose sur le rectum. Les essais d'anastomoser une portion d'intestin sus-jacent à une tumeur sigmoïdo-rectale, dans le rectum ont été nombreuses.

Hartmann (1) a décrit la technique de la sigmoïdo-rectostomie par la suture. Deux fois cette intervention a été suivie de succès. Mais faire des sutures au fond d'un bassin n'est pas chose commode.

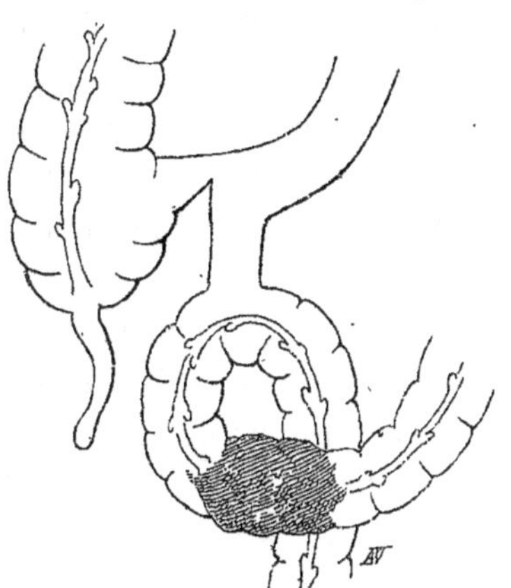

Fig. 13. — Anostomose iléo-sigmoïdienne, en *h* (DUVAL).

Aussi a-t-on été conduit à substituer le bouton à la suture.

La mise en place du bouton dans la portion mobile de l'S iliaque est facile, se faisant avec la technique ordinaire. Il en va tout autrement pour la moitié rectale du bouton et pour l'articulation des deux pièces.

Bacon (2) imagine une pince trocart qui permet de

(1) Chirurgie du rectum.
(2) MATHEWS, *Med. Quarterly*, Louisville, 1894.

placer le bouton rectal en dirigeant le bord libre du cylindre vers la paroi antérieure du rectum. L'opérateur suit du doigt et de l'œil le trajet du bouton et guide l'aide. Le bouton étant arrêté au point où l'on veut perforer la paroi ; il est préférable de dissocier la couche musculaire avec la pince et le bistouri. L'articulation se fait par une pression soutenue — en même temps que l'aide maintient solidement la pièce rectale.

On peut arriver à faire l'anastomose rectale sans instrumentation spéciale, avec un Murphy, un aide présentant la pièce mâle sur la paroi antérieure du rectum, le chirurgien dissocie la paroi rectale et saisit le bouton à travers elle avec une pince. Il y a intérêt à se servir d'un gros bouton analogue à celui de Jaboulay pour le gros intestin. Cet auteur expérimente sur le chien et publie douze succès de cette méthode.

Lardennois emploie un gros bouton de Murphy dont il aiguise les axes par un coup de lime, l'axe de la pièce mâle aiguisée aux dépens de sa face interne, celui de la femelle aux dépens de sa face externe. En s'emboîtant, les deux moitiés peuvent faire emporte-pièce. La pièce femelle est mise en place sur le bord convexe de l'S iliaque. La pièce mâle montée sur une pince à mors courbe et à articulation excentrée. On comprend que par le rapprochement des anneaux, les mors introduits dans le rectum l'écartent, fixant et maintenant le cylindre du bouton par une pression excentrique.

Un aide fixe dans le rectum la moitié du bouton monté

sur la pince. On a pu anastomoser au rectum le côlon transverse abaissé (de Quervain). On pourrait aussi faire la cœco-rectostomie, mais ce sont des opérations d'exception et à indications limitées.

Lardennois a proposé l'*iléo-rectostomie* pour les cancers de l'S iliaque. Grâce à son procédé ingénieux de la pince coupante, on peut passer, à travers la paroi rectale, un bouton qu'il est facile d'articuler avec l'autre portion placée sur l'intestin.

Lardennois a publié une belle observation de guérison par ce procédé peu généralisé encore et dont les indications sont d'ailleurs restreintes aux lésions sigmoïdes basses. La situation basse des lésions est la seule raison qui puisse légitimer la confection d'une opéra-

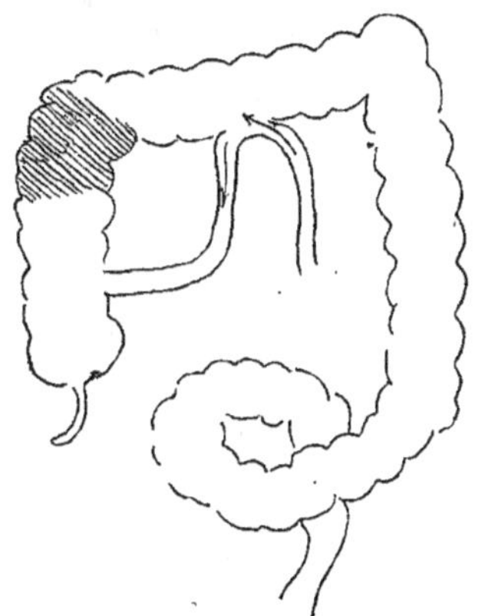

Fig. 14. — Anastomose iléo-colique transverse. — Isolement incomplet de la tumeur.

tion malgré tout aussi difficultueuse qu'une iléo-rectostomie, et qui risque d'exposer le malade à une diarrhée persistante. Entre l'iléo-rectostomie et la sigmoïdorectostomie on donnera la préférence à cette dernière, mais son exécution est plus difficile et elle sera souvent inapplicable. Dans le cancer sigmoïdien, on pourra toujours faire la rectostomie dans la portion péritonéale du rectum, d'une technique plus facile et d'une gravité moindre que la rectostomie extra péritonéale, qui est réservée aux cancers hauts du rectum.

M. le Dr Lardennois, de Reims, a bien voulu, avec grande amabilité, nous donner les renseignements suivants sur sa méthode de l'iléo-rectostomie. Son procédé jusqu'à présent n'a été utilisé que comme opération palliative, mais il pourrait constituer le premier temps d'une opération radicale.

La survie sur 4 cas de cancer a été : Lardennois, 6 mois ; Savariand 1 an, Desguin, 15 mois et 6 mois. La diarrhée, sur 5 cas d'anastomose rectale, n'a persisté que dans un cas au point d'être gênante.

L'anastomose sur le rectum peut être faite très basse sur la portion extra-péritonéale, il est préférable, pour éviter la diarrhée, de la faire plus haut. Dans un cas (Savariand) on a anastomosé par ce procédé l'S iliaque au rectum.

L'auteur recommande d'obturer les lumières des boutons avec du beurre de cacao facilement stérilisable, pour éviter l'issue du contenu intestinal pendant l'anastomose.

OBSERVATION I (Lardennois de Reims). — *Néoplasme du côlon pelvien.* — *Accidents d'occlusion.* *Laparotomie exploratrice et anus contre nature.* — *Six semaines après, iléo rectostomie par le procédé de la pince porte-bouton.* — N..., soixante-cinq ans. Depuis six ans, constipation opiniâtre, a beaucoup maigri. Depuis deux mois a cessé son travail. Le 13 mars 1902, entre à l'Hôtel Dieu de Reims pour accidents d'occlusions remontant à six jours vomissements fécaloïdes. Laparotomie exploratrice et côlostomie iliaque. Le malade guérit mais demande à être débarrassé de l'anus contre nature. 30 avril, *iléo-rectostomie*, intervention facile et rapide, drainage avec petite mèche de gaze. Suites opératoires très bonnes. Le lendemain, premier gaz. Cinquième jour, première selle par l'anus, selle liquide. Septième jour expulsion du bouton. Fin juin, sort de l'Hôtel-Dieu bien guéri. Il ne sort plus rien par l'anus artificiel ; pas de diarrhée, deux selles non moulées chaque jour. Six ou sept mois après, nous apprenons qu'il vient de succomber à une affection des voies respiratoires

OBSERVATION II (Desguin, d'Anvers). — (*Ann. de la Soc. Belge de chir.*; 24 juin 1899.) — *Cancer du rectum inopérable.* — *Iléorectostomie par le procédé de Lardennois.* — *Guérison.* — Cancer du rectum assez haut situé et inopérable. *2 mai 1899* — Laparotomie. L'anastomose avec l'anse sigmoïde étant impossible, on pratique une iléo-rectostomie. Au moment de l'anastomose, écoulement sur les compresses d'une petite quantité de liquide rectal ; le rectum avait été lavé mais non asséché. Suites opératoires bonnes, sauf suppuration de paroi probablement due à incident rapporté plus haut. Dès le lendemain, nombreuses selles liquides. Expulsion du bouton le vingt-deuxième jour. Le malade a survécu quinze mois ; il a dû continuer le bismuth et le laudanum pour combattre la diarrhée, mais pendant douze mois sa situation était très satisfaisante.

OBSERVATION III (inédite) (Desguin, d'Anvers). — *Cancer de la partie inférieure de l'S iliaque.* — *Iléo-sigmoïdostomie par le procédé de Lar-*

L'insuffisance des anastomoses à assurer l'isolement du cancer, voilà le reproche principal à leur
adresser.

Illusoire, l'iléo-cô-
lostomie, parce que le
bout iléal inférieur per-
méable charrie encore
des matières ; le reflux
est possible si l'abou-
chement se trouve trop
voisin du néoplasme.

Les colo-coliques
isolent encore moins la
lésion. L'isolement vrai
ne peut être obtenu
que par une section in-

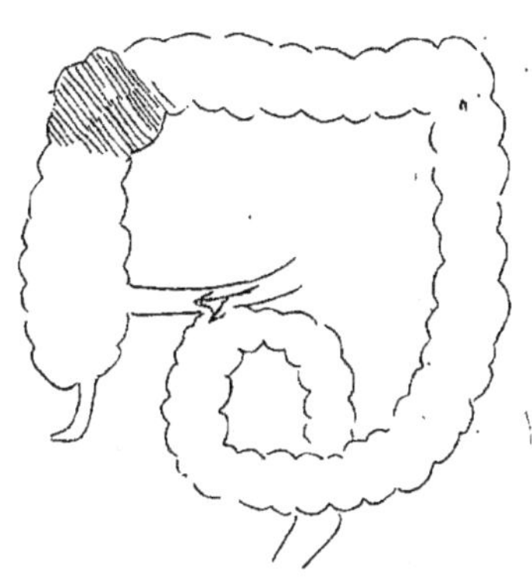

Fig. 15. — Anastomose iléo-sigmoïdienne. — Insuffisante. — Pour cancer
de l'angle droit.

testinale complétant l'anastomose, c'est-à-dire par
l'exclusion. L'iléo-sigmoïdostomie basse reste une
opération possible, mais un pis-aller. L'anastomose,
devient pour ces raisons, d'une application excep-

dennois. — Cancer de la partie inférieure de l'S iliaque. Août 1904.
— Laparotomie exploratrice. Extirpation paraît impossible. Anastomose par le procédé de Lardennois. Comme le cancer est haut
situé, la pièce mâle du bouton, une fois enfoncée dans le rectum,
profondément, l'aide retire la pince, le chirurgien fait cheminer le
bouton très haut jusqu'à la partie inférieure de l'S iliaque. Iléo-
sigmoïdo-tomie. Suites opératoires très bonnes, pas de diarrhée. Le
malade vivait encore douze mois après l'intervention.

OBSERVATION IV (Savariand de Paris). — (Présenté à la Soc.
chir de Paris, 13 juin 1905, Démoulin rapporteur.) — Cancer recto-
sigmoïde. — Accidents d'occlusion. — Laparotomie et côlostomie. —
Dans la suite, sigmoïdo-rectostomie par le procédé de Lardennois. —
Suites opératoires bonnes Survie de plus d'un an. Dans les derniers
temps, la bouche anastomotique est envahie par le cancer. Il faut
joindre un cas de Quivard, iléo-rectostomie avec mort, publié dans la
these de Godineau.

tionnelle. Chez un malade très affaibli, l'anus lui est superieur ; chez un malade plus résistant, l'exclusion donne de meilleurs résultats.

Les anastomoses ne voient pas leurs inconvénients compensés par une grande bénignité opératoire. De Bovis accuse 37 p. 100 de mortalité ; de son propre aveu, ce chiffre est au-dessous de la réalité. Son pourcentage comprend de plus les opérés à froid, de ce fait il perd de sa valeur.

Notre statistique globale donne une mortalité beaucoup plus élevée pour les seules opérations à froid.

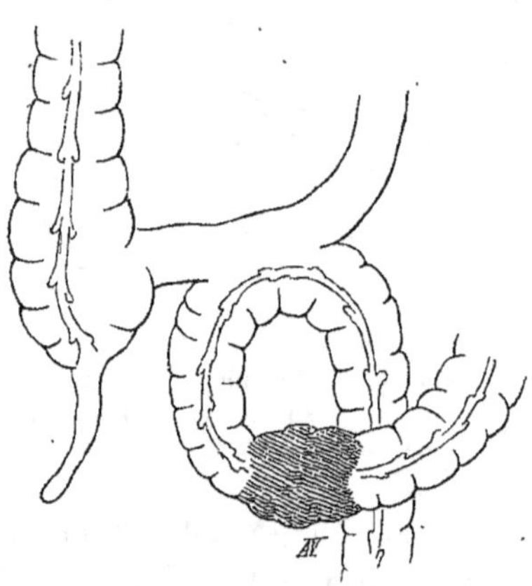

Fig. 16. — Anastomose iléo-sigmoïdienne. — Pour cancer de l'S iliaque (Duval) isolement illusoire.

3 anastomoses colo-colique, 3 morts, 100 p. 100 (Heeferich, Gutberlet, Jaboulay).

Côlon descendant. — *Iléo-côlostomie.* — 6 cas, 3 morts (Villard, Gutbertet, Wittmer) ; 50 p. 100, 3 guérisons (Villard, Gauthier, Wirte).

Côlon sigmoïde. — 1 cas, 1 mort.

Cæcum. — 6 cas avec 5 morts et 1 guérison (Montprofit ; Villard, Wittmer, Kessler, Laroyenne, Sorensen).

Côlon ascendant. — 3 cas, 2 morts.

Côlon transverse. — 1 cas, 1 mort (Gutberlet).

Côlon angle gauche. — 1 cas, 1 mort.

Soit au total, 18 cas avec 13 morts, c'est-à-dire 72 p. 100 de mortalité.

L'anastomose dans le traitement du cancer a donc une mortalité considérable. Il est probable que ce chiffre doit être allégé de tous les cas d'iléo-côlostomie guéris et non publiés actuellement à cause de leur banalité ; néanmoins, la mortalité reste élevée, — ceci pourrait s'expliquer parce qu'on réserve cette intervention aux cas très graves, justiciables souvent d'un anus seulement.

La cause de la mort n'est pas variée : choc ou infection. Il ne semble pas qu'on puisse établir de différence avec le siège de la tumeur, ou selon la technique employée, bouton ou suture.

La *survie* après les anastomoses est des plus variables, nos chiffres ne nous permettent pas de donner une moyenne. De Bovis indique six mois. Nous avons vu un cas d'un an, un autre de trois mois. Mais dans la plupart des opérations, on se contente de mentionner guérison, de sorte qu'il est difficile d'établir la moyenne sincère. Mickuliez donne la statistique suivante :

Survie.

Depuis le début de l'affection		Depuis l'opération.	
1	3 ans 1/2	1	9 mois 1/2
1	2 —	1	9 —
1 . . . . . . ,	1 — 1/2	3	7 —
1	1 — 1/4	1	6 — 1/2
2	11 mois	1	4 — 1/2
1	7 —	1	1 — 1/4
Moyenne : 1 an, 6 mois 1/3		8 mois 1/2.	

D. — L'exclusion

Cantonnée pendant la première partie de son existence dans les laboratoires de physiologie, l'exclusion n'est devenue chirurgicale que secondairement. Frerich, le premier, lia une anse, qu'il abandonnait dans le ventre ; il recueillait ensuite la sécrétion contenue dans celle-ci ; mais le procédé était peu pratique, nécessitant chaque fois le sacrifice de l'animal.

En 1864, Théry imagina d'exclure une portion d'intestin et de recueillir directement ses produits de sécrétion : une portion d'intestin était isolée entre deux sections ; on rétablissait la continuité du tractus par une suture circulaire bout à bout ; une des extrémités de l'anse exclue fermée, on abouchait l'autre à la peau. Ainsi était réalisée une exclusion bilatérale avec fistule cutanée.

En 1882, Vella modifie la technique en abouchant les deux bouts de l'anse exclue à la peau. L'expérience de Théry-Vella a été depuis répétée par une foule d'expérimentateurs : Senn-Gummelsky, Rohmann, Hermann et Halsteld anastomosent l'un et l'autre les deux bouts de l'anse exclue, créant une exclusion bilatérale fermée en anneau.

Trendelenburg, en 1885, appliqua ce procédé à l'homme. La première tentative fut un insuccès et passa tout à fait inaperçue ; on la trouve relatée seulement en 1894 dans un travail de Becker (1).

(1) *Deutsche Jahrsschrift f. Chir.*, Bd XXXIX.

Von Hacker (1), en 1888, signale la possibilité d'appliquer à l'homme l'exclusion de l'intestin. Salzer, en 1891, à la réunion des chirurgiens allemands, pose des indications de cette opération, convaincu de l'utilité, dans certains cas, d'exclure une portion d'intestin du contact des matières ; convaincu aussi de l'inefficacité des opérations utilisées à cette époque. Les idées de Salzer furent mises en pratique par Hochenegg, peu après par Franck et Obalinsky.

L'année suivante, Barack et Obalinsky font chacun une exclusion bilatérale fermée, avec un plein succès ; ils en concluent à l'excellence du procédé.

Cette opinion devra se modifier dans la suite ; on verra vite combien il est dangereux d'abandonner dans l'abdomen une anse fermée dont les sécrétions n'ont aucune voie d'écoulement. Jusqu'à ces dernières années, la polémique s'est continuée autour de l'exclusion, les expériences de laboratoire sont venues confirmer les résultats de la clinique.

L'exclusion continue néanmoins sa marche ascendante. En 1896, Narath (2) rassemble 15 cas connus. L'année suivante, Eiselsberg (3) publie 7 cas personnels. Jusqu'en 1897, on ne trouve rien dans la littérature française, moment où paraît la *Revue générale* d'Heydenreich (4). En 1899, Terrier et Gayet publient chacun un cas heureux d'exclusion. L'année suivante paraissent les deux mémoires, dans la *Revue de chi-*

(1) *Wiener med. Wochenschrift*, 1888.
(2) Narath, *Arch. f. kl. Chir.*, LII.
(3) Eiselsberg, *Arch. f. kl. Chir.*, LIV.
(4) *Semaine médicale*, XCVII.

rurgie, de Delore et Patel, de Terrier et Gosset où sont rassemblés 52 cas, 1 seulement français, 2 lyonnais (Gayet, Jaboulay et Bérard).

Depuis on trouve dans l'article de de Bovis et dans la thèse de Lardennois de timides applications de l'exclusion au traitement du cancer du côlon. La question n'est pas demeurée stationnaire et l'exclusion a été mise au point, étudiée soigneusement dans une série de thèses. Nous citerons le travail expérimental paru à Lille en 1901, sous la signature de Drucbert ; la thèse de Lance où l'on trouve 146 cas de cette opération ; la thèse de Boineau avec les cas opérés par Montprofit ; enfin, en 1903, la question était mise à l'ordre du jour du Congrès de chirurgie avec le rapport d'Hartmann suivi d'une discussion des plus intéressantes.

Tel est, rapide, l'historique de cette opération dont la fortune date d'hier. Accueillie avec réserve, elle a droit de cité aujourd'hui dans la chirurgie intestinale, on tend même à la poser en rivale de l'opération radicale Ce serait là lui accorder trop ; l'exclusion ne devra jamais tendre à être plus qu'une opération palliative ou une intervention préliminaire.

On a aussi multiplié comme à plaisir les procédés et variantes ; il n'est pas de combinaison d'anses que l'ingéniosité des chirurgiens ne se soit amusée à créer. Il faut actuellement chercher plutôt à simplifier la question et à voir ce qu'on doit conserver comme procédé, les résultats qu'on est en droit d'en attendre, les indications qu'elle remplit.

LES DIFFÉRENTS TYPES D'EXCLUSION

Les deux types principaux d'exclusion sont l'exclusion *unilatérale* et l'exclusion *bilatérale*. Mais avant d'étudier les modalités de cette intervention, il convient de limiter exactement ce qu'on doit entendre par exclusion. L'entéro-anastomose, par quelques auteurs, est considérée comme une modalité d'exclusion, et quelques chirurgiens font encore presque indifféremment des exclusions ou des anastomoses. Pour qu'il y ait exclusion, il faut que le cours des matières soit détourné d'une façon définitive et absolue d'un segment d'intestin. Quand on anastomose l'iléon à l'S iliaque par une suture latérolatérale, les matières continuent à circuler en partie par les voies normales.

Ce fait est bien établi par Nanotti avec ses expériences sur le chien. En clinique, on voit souvent la preuve de l'insuffisance de l'anastomose ; lorsque cette méthode est utilisée comme traitement d'une fistule intestinale, les matières continuent à sortir par la fistule. Ces inconvénients de l'anastomose simple, on a tâché d'y parer en rétrécissant le bout intestinal sous-jacent à l'anastomose. Von Hacker, sans succès, y fait des plis transversaux maintenus par des sutures ; au bout de quelques jours, les matières reprennent la même voie. Chaput avait essayé chez le chien de faire deux ligatures sur l'anse inférieure, mais, quelques jours après, le tube intestinal avait repris son calibre ordinaire. On sait bien aujourd'hui le mécanisme de ce phénomène, un fil ligaturant l'intestin passe peu à peu dans la lumière et le résultat ne peut être que temporaire. Chaput, pour parer à ce peu de durée de la ligature par les fils, propose d'y substituer la striction de l'intestin par une lanière de gaze ; chez l'animal, il obtint une fois l'atrophie du bout inférieur. Chez l'homme, il appliqua une fois le procédé, et la gaze fut éliminée quatre mois plus tard par une fistule ; la striction est le fait de la péritonite adhésive due à l'irritation permanente de la gaze, mais c'est un procédé à rejeter ; il est dangereux et d'une efficacité douteuse.

En 1897, Mosetig Moorhof essaie de faire une valvule permanente, en liant l'intestin au-dessous de l'anastomose et en rejoignant les deux lèvres du sillon par des points séro-séreux. Lance rapporte dans sa thèse le cas d'un malade opéré par Ricard, selon ces indications. Après une iléo-côlostomie, on place une ligature sur l'iléon et sur le côlon descendant, puis on suture les lèvres séreuses. Pendant seize jours, le rétrécissement de la ligature persista ; les matières reprirent alors leur direction habituelle. Une laparotomie faite deux mois plus tard montra qu'aucune trace de ligature ne persistait. Duval propose l'anastomose en λ, mais il ne donne à l'appui de son opinion aucune observation chez l'homme.

Les anastomoses simples insuffisantes, les procédés de rétrécissement de l'anse inefficaces, que faut-il pour que soit exclue une portion d'intestin ? A la ligature, au plissement, il faut substituer la section.

Toute exclusion comprend au moins une section intestinale, c'est le point caractéristique de cette opération ; c'est aussi un de ses facteurs de gravité.

Exclusion unilatérale. — Le type le plus simple est réalisé par l'exclusion unilatérale fermée. On sectionne une anse intestinale, la fin de l'iléon ; le bout afférent est implanté dans une portion assez distante du côlon, côlon descendant ou sigmoïde.

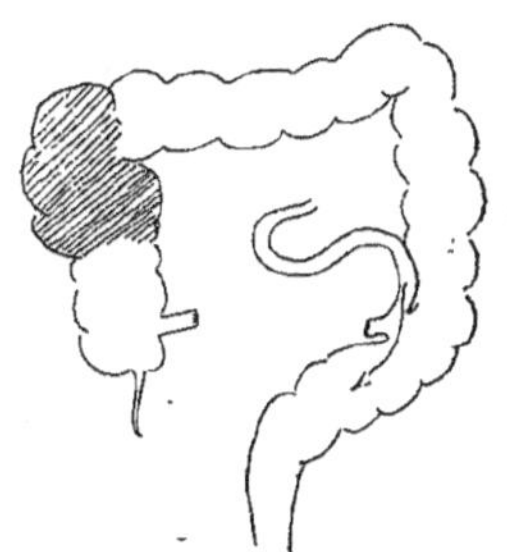

Fig. 17. — Exclusion unilatérale. — Fermée. — Abouchement latéral. — Isopéristaltique. — Bon.

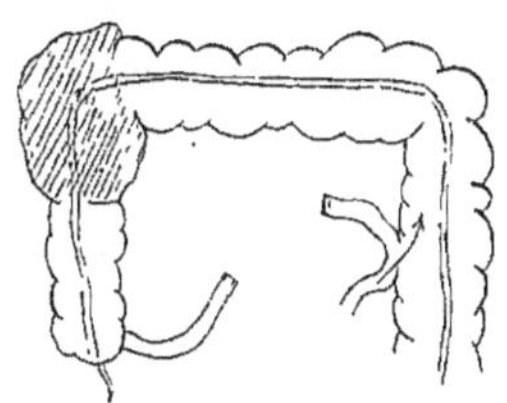

Fig. 18. — Exclusion unilatérale fermée. — Abouchement latéral et sigmoïdien. — Anisopéristaltique. — Mauvais.

Ainsi se trouvent exclue les portions cœcale, coliques ascendante, transverse et descendante ; les matières seront directement déversées de l'intestin grêle dans l'S iliaque.

Faut-il faire une implantation termino-latérale ou une bouche latéro-latérale ? Là encore, une distinction s'impose. Avec le bouton, la termino-latérale nous paraît préférable ; à la suture, la latéro-latérale nous semble meilleure. En une seule région la chose n'est pas indifférente, c'est le côlon transverse ; il faut toujours faire un abouchement latéro-latéral.

L'anse grêle, abouchée terminalement sur le transverse, tiraille sur lui et le coude. On peut avoir des occlusions ; souvent le malade a des douleurs persistantes à ce niveau.

L'anastomose latérale ne doit pas être faite en sens indifférent ; il la faut faire *isopéristaltique*,

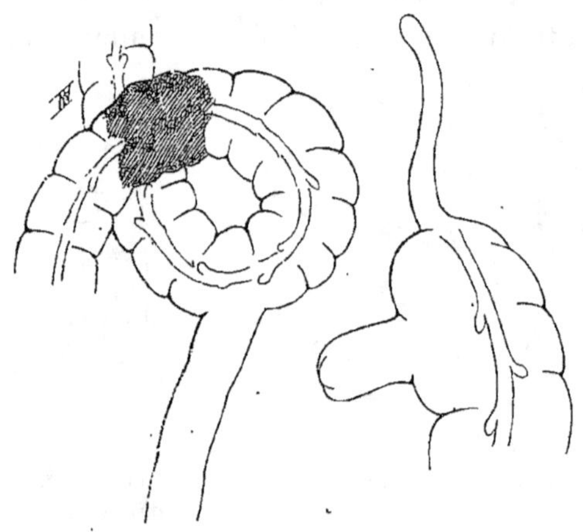

Fig. 19. — Exclusion unilatérale.
Abouchement terminal pour cancer pelvien (Duval).

théoriquement du moins ; ce détail a beaucoup moins d'importance dans l'exclusion que dans l'anastomose.

On peut, au lieu de la suture, aboucher à la peau le bout afférent ; c'est l'exclusion unilatérale ouverte à la peau. On peut encore faire une fistule cœcale ou appendiculaire ; modalités diverses de l'exclusion unilatérale ouverte. Par là, on prévient la stase, qui risquerait de se produire dans tout le segment colique sous-jacent à l'abouchement du grêle. Ce temps opératoire ne paraît pas indispensable, le péristaltisme intestinal étant suffisant pour évacuer les produits de sécrétion de ce segment d'intestin.

Ceci admis, il importe de savoir comment va se faire, dans un tube digestif ainsi modifié, la circulation des matières. Celles-ci vont-elles, par reflux, revenir au contact de la portion qu'on veut exclure, ou bien peut-on la considérer comme vraiment exclue du contact stercoral ?

Un premier point mérite d'être mis en lumière. Si l'on ne veut pas avoir de reflux des matières au niveau du cancer, il faut faire porter l'abouchement loin de la lésion. Si l'on a affaire à un cancer du cœcum, il serait irrationnel d'implanter le bout iléal sur le côlon ascendant ou transverse. On doit porter son anastomose termino-latérale ou latéro-latérale plus bas, sur les côlons descendant ou sigmoïde. Faute de cela, on observera du reflux. Ce fait devient évident dans les fistules cœcales. Lance rapporte six observations où l'anastomose fut faite soit sur le col ascendant, soit sur le transverse, et quatre fois les fistules cœcales continuèrent à donner des matières. Il en est tout autrement dans l'anastomose iléo-sigmoïdienne. Nous ne saurions souscrire aux conclusions de Terrier et Gosset et de Lance, qui déclarent l'exclusion unilatérale, même iléo-sigmoïdienne, incapable d'isoler le segment cœcal, par exemple.

Ils s'appuient sur deux ordres d'arguments, le

premier est la disparition de la diarrhée après les
premiers jours. Ils concluent que cette diarrhée
disparaît parce que les matières refluent dans
le côlon, y séjournent et s'y déshydratent comme
normalement. C'est là une hypothèse et rien de
plus.

Pourquoi ne pas admettre que peu à peu la portion
terminale du grêle retient plus longtemps les matières qui y perdent une partie de leur eau, mécanisme
d'adaptation fonctionnelle d'un organe à des conditions nouvelles qui n'a rien d'irrationnel. Le second
argument est fourni par la persistance d'une fistule
cœcale à la suite d'une exclusion unilatérale. Lance
réunit 9 cas dans lesquels 5 fois la fistule aurait persisté. De ces 5 faits, lui-même en élimine 4 et ne
retient que celui de Kœrte. Ce cas, en effet, n'est pas
sans valeur contre la doctrine que nous défendons
après Delore et Patel. Kœrte fait une exclusion unilatérale avec iléo-sigmoïdostomie, pour une fistule
cœcale. Il eut même soin de fermer le côlon par des
sutures pour fermer le chemin de retour à travers le
côlon descendant et transverse. Pendant six mois et
demi la guérison fut parfaite, les fistules étanches,
quand, brusquement, à cette époque, le contenu
intestinal passa par les fistules. Est-ce suffisant pour
faire la preuve du reflux ? Six mois de sécheresse des
fistules ne peuvent pas suffisamment s'expliquer par
les sutures séro-séreuses mises sur le côlon pour le
rétrécir, nous savons trop le peu d'efficacité de ces
procédés de rétrécissement de l'intestin.

À notre avis, l'exclusion unilatérale assure l'isole-

ment de l'anse placée en amont à une certaine distance. Il est difficile de préciser la distance minimum nécessaire. Cependant, dans des cas de lésions
basses, on obtient d'excellents résultats. Dans un cas
de M. Jaboulay, d'exclusion unilatérale avec iléo-
sigmoïdostomie pour cancer sigmoïdien haut placé,
nous avons observé une survie de dix-huit mois avec
disparition de tous les troubles et cessation des douleurs. Lardennois rapportait récemment une observation d'exclusion unilatérale basse, avec un succès.

D'une façon générale, placer loin du cancer la
bouche anastomotique pour éviter le reflux et l'envahissement par le néoplasme. L'implantation sigmoïdienne pare à ces inconvénients dans le cancer du
côlon, mais elle présente des désavantages.

Aboucher directement l'iléon dans l'anse oméga,
c'est priver le malade de l'usage de tout son côlon
et l'exposer à conserver de la diarrhée, pendant
longtemps quelquefois.

On a surtout reproché à ce procédé de laisser en
amont de l'exclusion tout un long segment d'intestin
dont les sécrétions sont retenues dans un cæcum et
mal expulsées. On a pu voir des douleurs cœcales et
du gonflement de la région iliaque droite. Mais jamais
ces accidents n'ont conduit à une intervention itéra-
tive. C'est cependant dans la crainte de cette stase
qu'on a proposé la fistulisation du cæcum, de l'appendice, ou l'abouchement de l'iléon à la peau ; ce
sont des manœuvres complémentaires inutiles.

Si l'exclusion unilatérale doit rester opération
palliative définitive pour un cancer inopérable, faire

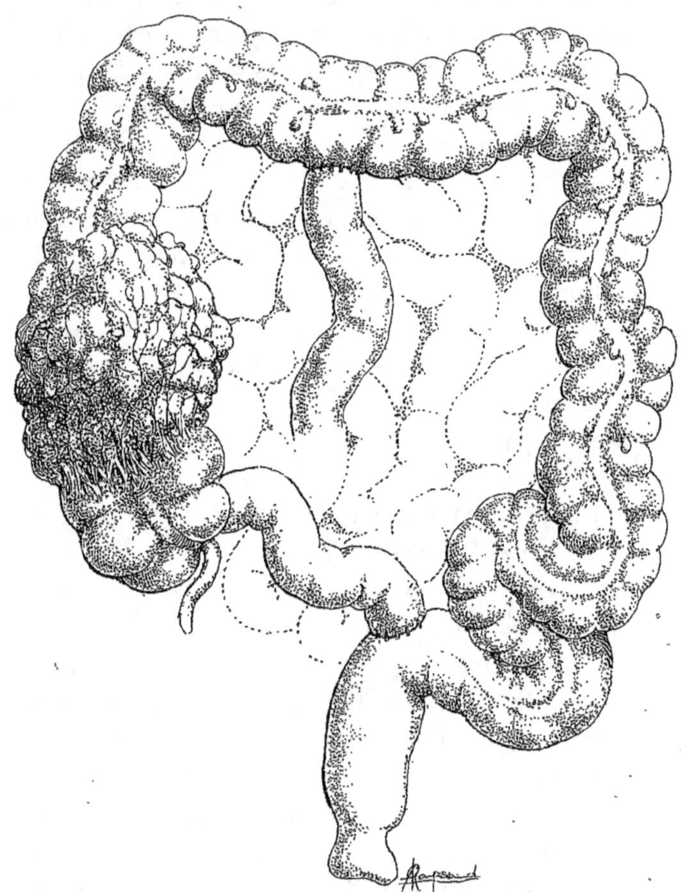

Fig. 20. — Exclusion unilatérale avec drainage à l'intestin (Montprofit).

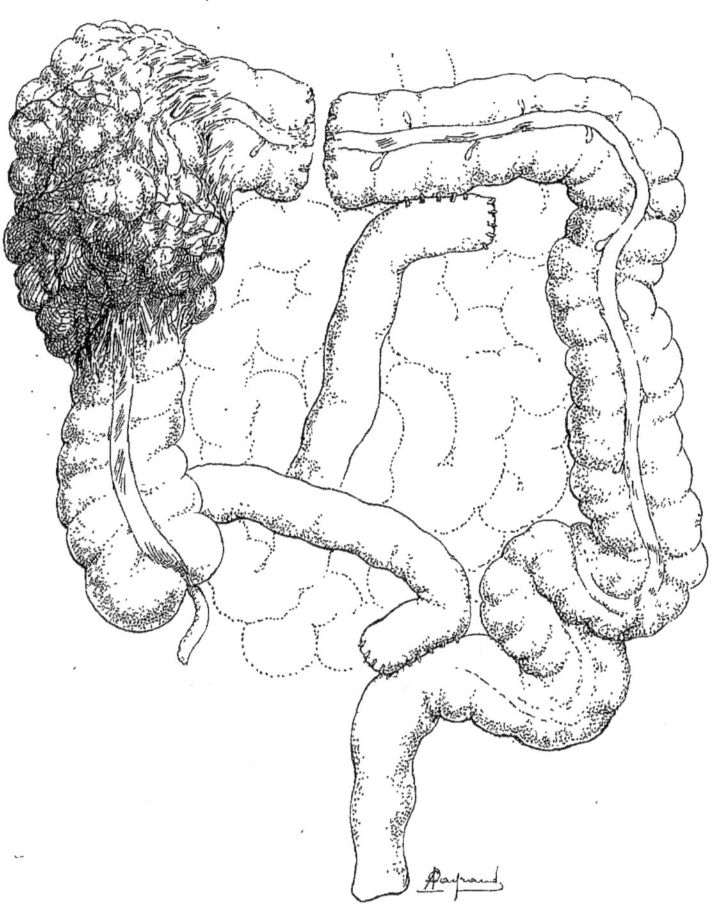

Fig. 21. — Exclusion bilatérale avec drainage à l'intestin (MONTPROFIT).

concurremment un anus cœcal ou une fistule équivaut à priver le malade du bénéfice de l'exclusion, et il vaut presque autant un anus simple Si l'exclusion est faite comme temps préliminaire d'une résection, la fistule tend à infecter la paroi, à créer des adhérences, et l'ablation de la tumeur est compliquée d'autant. L'anus simple assure à moins de frais, et d'une façon plus efficace, l'isolement de la tumeur.

Montprofit, pour éviter l'inconvénient d'une fistulisation cutanée a proposé d'implanter le bout iléal inférieur dans le côlon quelque part au-dessous de l'abouchement du bout supérieur ; il nomme ce procédé « drainage à l'intestin » ou « tout à l'intestin » ; il semble lui avoir donné d'excellents résultats et toutes ses opérations sont des succès. Mais ce drainage paraît illusoire à cause de la valvule iléo-cœcale qui crée une barrière infranchissable aux sécrétions accumulées dans le cœcum.

La non-accumulation des matières dans le cœcum peut s'expliquer mieux par le péristaltisme intestinal normal ; on ne voit pas davantage de stase dans l'exclusion unilatérale simple. La technique de Montprofit, très élégante, et justifiable théoriquement, ne paraît pas avoir sur l'exclusion simple une supériorité permettant d'excuser une certaine complexité de technique.

A tant faire que de drainer l'anse exclue, il apparaît comme plus logique de drainer par le cœcum anastomosé secondairement à l'S iliaque au dessous de l'abouchement iléal. Mais on peut se dispenser de ce drainage, sauf dans les cas de cancer étouffant toute la lumière du côlon et ne permettant pas au drainage de se faire par la voie naturelle.

En résumé, l'exclusion unilatérale simple reste une opération palliative dans le traitement du cancer, qui a sa place bien avant l'anastomose et il restera à en préciser les indications.

Les résultats obtenus sont encourageants. La mortalité est presque nulle. De Bovis, en 1900, rapporte 6 cas d'exclusion avec 4 morts. Aussi discute-t-il à peine la méthode avant de la condamner. On doit rapporter pareille sévérité à son endroit et nous sommes loin d'y souscrire. Il suffit de voir les résultats obtenus par cette opération.

Exclusion unilatérale (de 1900 à 1904).

Cæcum. — Delore, guérison. Kammer, guérison. Morestin, guérison.

Côlon ascendant. — Jaboulay, guérison.

Angle droit. — Delore, guérison. Montprofit, guérison. Montprofit, amélioration, mort de cachexie.

Côlon pelvien. — Jaboulay, guérison.

En somme, 7 cas d'exclusion unilatérale pour cancer, avec 7 guérisons. On est donc en droit de conclure à la bénignité de cette intervention, mais il est difficile de savoir la survie qu'elle donne et de pouvoir la comparer avec celle obtenue par d'autres opérations palliatives. A survie égale, l'exclusion reste supérieure à l'anus, sa gravité n'est pas plus grande et le résultat obtenu n'est en rien comparable à la dégoûtante infirmité d'un anus.

Comme opération préliminaire de l'entérectomie, l'exclusion unilatérale doit être comparée à l'anus;

elle est même la seule, à part l'anastomose, utilisable comme 1er temps d'une résection du cœcum en plusieurs temps ; nous nous réservons de discuter ce point de technique au chapitre des entérectomies en plusieurs temps.

Exclusion bilatérale.

L'exclusion bilatérale est réalisée lorsqu'une portion d'intestin a été sectionnée à ses deux extrémités ; mais on peut appliquer à chacun des bouts

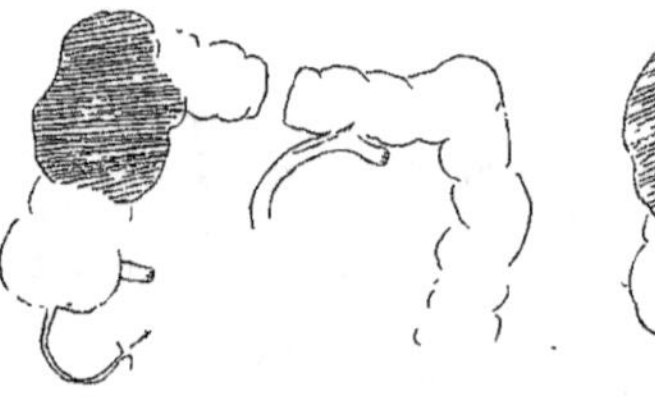

Fig. 22. — Exclusion bilatérale. — Drainage par l'appendice. Abouchement iropéristaltique latéro-latéral. — Bon.

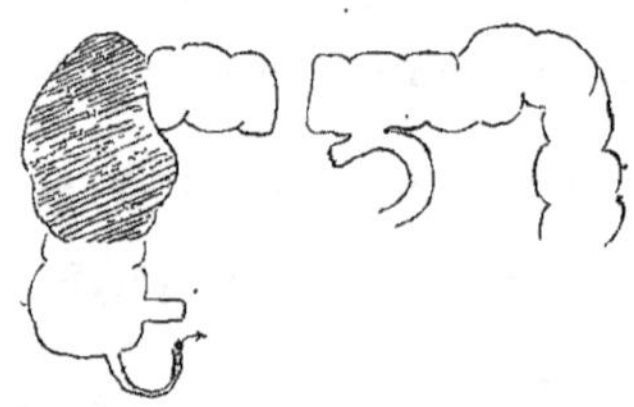

Fig. 23. — Exclusion bi-latérale. — Abouchement anisopéristaltique. — Mauvais.

intestinaux un traitement différent, une fois rétablie la continuité du tube intestinal : ou bien on ferme complètement les deux bouts intestinaux, c'est l'exclusion bilatérale fermée de Baracz et d'Obalinsky ; ou bien on fistulise une portion d'intestin : exclusion bilatérale fermée fistuleuse ; ou bien encore on abouche à la peau un des bouts intestinaux : exclusion bilatérale ouverte.

De l'exclusion bilatérale fermée, nous dirons peu de chose. Méthode dangereuse à rayer de la thérapeutique. Si quelques cas ont pu ne pas être des désastres, c'est là une exception ; on ne saurait sans danger laisser une anse exclue fermée, qui constitue une cavité close où s'accumulent les sécrétions, où s'exacerbent les virulences microbiennes Après des exclusions de segments cancéreux, on a vu des perforations de tumeur et des péritonites généralisées. D'ailleurs, il n'est pas besoin de perforation pour produire la péritonite ; la transsudation au travers des parois de produits septiques y suffit largement. Expérimentalement (Nanotti, Baracz), la preuve est faite.

Quatre fois on a pratiqué l'exclusion bilatérale pour cancer du cœcum.

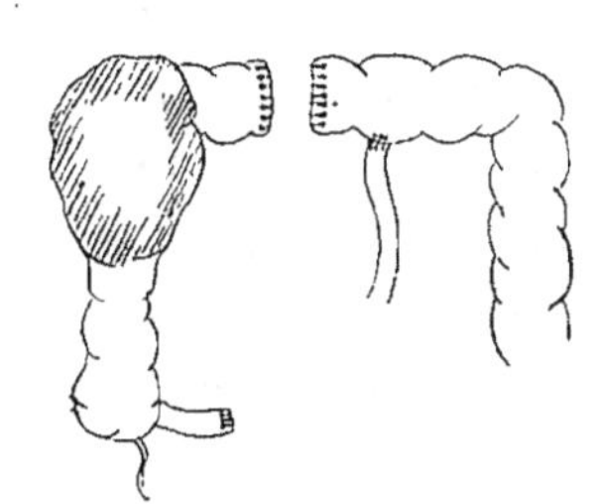

Fig. 24. — Exclusion bilatérale. - Abouchement terminal. — Mauvais.

Le malade de Treudelenburg, celui de Graser, le troisième de Delagenière meurent dans les deux premiers jours de péritonite ; le quatrième, de von Eiselsberg guérit, mais on dut lui inciser l'anse exclue au quatrième jour. Dans un cas, M. Jaboulay a dû faire une exclusion fermée, se réservant d'intervenir rapidement pour enlever la tumeur et par conséquent parer aux accidents prévus. La péritonite apparut dès le deuxième jour, le malade mourut malgré une ablation rapide de l'anse exclue.

L'exclusion bilatérale fermée est donc à rejeter et dans aucun cas, pas plus comme opération palliative que comme opération préliminaire, elle ne doit être conservée.

Exclusion bilatérale ouverte. — Sous ce nom nous comprendrons toute exclusion bilatérale ouverte à la peau, qu'il s'agisse d'une fistule déjà existante, d'une fistule créée, ou d'un abouchement à la peau. Quelle que soit la variante du procédé, le résultat obtenu est le même : l'anse exclue a un drainage et ainsi se trouve conjuré le danger que donne l'anse fermée. Signalons cependant le drainage par l'appendice utilisé en France par Segond, qui l'avait emprunté aux chirurgiens américains. Le drainage de la cavité cœcale par l'iléon ne paraît pas être suffisamment efficace en raison de la valvule certaine; on a proposé de l'effondrer pour laisser libre cours aux sécrétions du côlon.

L'exclusion bilatérale dans ces conditions reste une opération sensiblement plus grave que l'unilatérale. Sa technique est plus complexe et l'on doit faire trop de sutures intestinales. Lance rapporte 4 observations d'exclusion bilatérale pour cancer du cœcum avec une mort. Nous pouvons y joindre 1 cas personnel avec mort. Ceci fait donc : Cinq cas d'exclusion bilatérale avec 2 morts et, si nous ajoutons le cas de Nicoladini, spontanément fistulisé et dans lequel on fit une exclusion bilatérale avec succès, cela fait 2 morts pour 6 opérations, taux sensiblement plus élevé que pour l'exclusion unilatérale. Pour le reste du côlon, nous trouvons seulement 2 cas d'exclusion postérieurement à 1900, celui de Quervain pour un cancer de la flexure sigmoïde guéri et celui de Roschovny avec mort rapide.

L'exclusion bilatérale comme opération palliative apparaît commè une complication inutile à ceux qui croient l'exclusion unilatérale efficace pour éviter le reflux des matières. Pour les autres, elle reste la seule exclusion qui corresponde à la définition de ce terme.

Comme opération préliminaire, l'exclusion bilatérale est plus soutenable parce qu'elle réalise dans la première opération, avant l'exérèse, un temps opératoire de plus que l'unilatérale. Sa gravité la rend néammoins peu applicable et il semble que l'unilatérale ou l'anus doivent lui être préféré.

LES OPÉRATIONS PALLIATIVES EN PLUSIEURS TEMPS

Au cours du dépouillement de nos observations nous avons trouvé quelques cas où des chirurgiens ont fait, après un anus préalable, une exclusion ou une anastomose.

M. Delore, dans un cancer de l'S iliaque en occlusion fait un anus cœcal, puis réalise en un deuxième temps une exclusion unilatérale avec succès. Duval rapporte une observation de Terrier où le second temps opératoire fut une anastome du côlon transverse dans le sigmoïde. Sorensen parle d'une conduite semblable de son maître Hahn, de Leipzig.

Cette façon de procéder n'a été élevée par personne à la hauteur d'une méthode. Elle mérite cependant d'être prise en très sérieuse considération.

Les cas auxquels elle s'applique sont forcément limités, leur nombre doit tendre à diminuer à mesure que les interventions plus précoces permettront d'user plus largement de l'entérectomie.

Nous avons vu quelle gravité est celle des entéro-anastomoses simples et d'exclusions faites en période d'occlusion. A froid, elles donnent de faibles chances de guérison.

Au contraire, les anastomoses et les exclusions faites après l'anus comme premier temps acquièrent une bénignité parfaite. Le nombre de cas est insuffisant pour donner un pourcentage valable. A *priori*, les raisons qui abaissent la mortalité des entérectomies en plusieurs temps (exposées au chapitre suivant) demeurent valables pour les anastomoses ou les exclusions.

Cependant, dans l'exclusion en deux temps, on sera toujours contraint de manier une anse contenant des matières. L'anus aura permis à tous les phénomènes de rétention stercorale de disparaître. L'iléon ne sera ni œdématié, ni dilaté.

On opérera sur un sujet revenu à des conditions de résistance parfaite.

Pour éviter la souillure du péritoine, on pourra user d'un bouton dont la lumière sera oblitérée avec du beurre de cacao stérilisé. Ce produit fondra ultérieurement et le bouton deviendra perméable ; ainsi, pendant le temps d'anastomose, on sera sûr de ne pas répandre de contenu intestinal dans le péritoine.

Un malade guéri d'une occlusion par un anus cœcal, porteur d'une tumeur inextirpable sera, soit anastomosé, soit exclu à froid dans un temps ultérieur. On lui assurera ainsi des chances sérieuses de guérison opératoire et on lui supprimera pour son temps de survie les misères d'un anus.

Une exclusion ou anastomose trouvera son indication dans les cancers fistulisés à la peau. La fistule stercorale agit comme l'anus, c'est-à-dire en soupape de sûreté.

Il vaudra souvent mieux, en présence d'un cancer inextirpable, avoir d'abord recours à l'anus, et faire ensuite l'exclusion. Dans ces conditions, l'exclusion secondaire dans les cancers difficilement extirpables pourra soutenir la comparaison avec l'entérectomie. Mais l'exclusion en un temps perd à être comparée à l'entérectomie en plusieurs temps.

Pour le cœcum, on est contraint de réaliser d'emblée l'exclusion, dans l'impossibilité ou l'on se trouve de faire un anus autre qu'un anus grêle.

A côté des opérations palliatives en un temps, doivent prendre place les opérations palliatives en plusieurs temps. Ainsi l'anus, mis toujours en parallèle avec les anastomoses et les exclusions, ne doit plus être opposé à ces opérations, mais plutôt en constituer un temps préliminaire. La fistulisation de l'intestin en amont de la tumeur a subi des fortunes diverses.

D'abord, seul, le thérapeutique fut condamné au profit d'opérations plus logiques et d'une élégance plus moderne. Elle tend actuellement à reprendre une importance justifiée dans le traitement du cancer colique,

Comme opération définitive, réservée aux cas d'exception, l'anus artificiel mérite d'être utilisé comme temps préliminaire des opérations palliatives et radicales qui tiennent de lui leur bénignité.

OBSERVATIONS

1° OPÉRATIONS PALLIATIVES

Cancer de cœcum

1° Anastomose

AUTEURS	OPÉRATIONS	RÉSULTATS
1. JABOULAY.	Anastomose iléo-colique transversale au bouton.	Amélioration.
2. TIXIER GAUTHIER.	Anastomose iléo-colique ascendante au bouton.	Mort.
3. VILLARD-DEVIC.	Anastomose iléo-colique.	Mort.
4. MONTPROFIT.	Anastomose par implantation double.	Guérison opératoire.
5. —	Anastomose par implantation double.	Guérison opératoire.
6. KEMPE	Anastomose iléo-sigmoïdienne au bouton.	Guérison 18 mois après
7. KRESS.	Anastomose iléo-sigmoïdienne au bouton	Mort 2 mois après.
8. KESSLER.	Iléo-côlostomie.	Mort 1 mois après.
9. —	—	Mort 3 mois après.
10. —	—	
11. SORENSEN.	—	Mort 9 jours après.
12. SCHLOFFER.	—	Mort 5 mois après.
13. —	—	Guérison 3 ans après.
14. —	—	Mort 2 mois 1/2 après.
15. —	—	Guérison 1 an après.
16. VITTMER.	—	Mort 2 mois après.
17. —	Laparotomie exploratrice.	Survie 6 mois.

2° *Exclusions.*

AUTEURS	OPÉRATIONS	RÉSULTATS
1. JABOULAY.	Exclusion bilatérale ouverte avec fistule appendiculaire.	Mort.
2. DELORE.	Exclusion unilatérale.	Guérison.
3. NICOLADINI.	Exclusion bilatérale fistuleuse.	Guérison.
4. GRASER.	Exclusion bilatérale fermée.	Mort.
5. OSTROM.	Exclusion bilatérale ouverte.	Guérison.
6. —	Exclusion bilatérale ouverte.	Guérison 6 mois après.
7. KAMMER.	Exclusion unilatérale.	Guérison opératoire.

Colon ascendant.

AUTEURS	OPÉRATIONS	RÉSULTATS
1. JABOULAY.	Anus cœcal, en 1899; Anastomose iléo-colique; Exclusion unilatérale, 1903.	4 ans de survie.
2. MONTPROFIT.	Entéro-anastomose par implantation double.	Diarrhée pendant quelques jours; guérison.
3. FUSCHIG.	Anastomose iléo-colique transversale au Murphy.	Mort.
4. GUTBERLET.	Anus cœcal.	Guérison.
5. —	Laparotomie exploratrice.	Guérison.
6. CHARRIER.	Anastomose iléo-sigmoïdienne.	Guérison opératoire.
7. LARDENNOIS.	Anastomose recto-sigmoïdienne, après anus deux mois avant.	Guérison opératoire.

Angle droit.

AUTEURS	OPÉRATIONS	RÉSULTATS
1. KORTE.	Anus cœcal.	Mort.
2. GUTBERLET.	Anastomose colo-colique, suture.	Mort.
3. JABOULAY, GAUTHIER.	Anastomose iléo-colique transverse latérale au bouton Jaboulay.	Guérison.
4. VILLARD.	Anastomose iléo-colique transverse latérale au bouton de Villard.	Guérison.
5. KORTE.	Anastomose iléo-colique transverse latérale, suture.	Guérison.
6. WITTMER.	Anastomose iléo-colique transverse latérale, plus excision de fistule.	Mort.
7. DELORE.	Exclusion unilatérale.	Amélioration. Guérison opératoire.
8. MONTPROFIT.	Exclusion unilatérale avec double implantation.	Guérison.
9. —	Exclusion unilatérale avec double implantation.	Amélioration.

Cancer de colon transverse

AUTEURS	OPÉRATIONS	RÉSULTATS
1. GUTBERLET.	Laparotomie exploratrice.	Survie 7 mois.
2. —	Laparotomie exploratrice.	Survie 3 mois.
3. —	Iléo-côlostomie transverse à la suture.	Mort.
4. KAMMERER.	Exclusion latérale fistulisée.	Mort.

Angle gauche.

AUTEURS	OPÉRATIONS	RÉSULTATS
1. Jaboulay.	Colo-côlostomie du trans-verse avec l'ascendant.	Mort (phlegmon ster-coral).
2. Gutberlet.	Laparotomie simple.	Mort.
3. —	Colo-sigmoïdostomie.	Mort.
4. Schloffer.	Colo-côlostomie.	Guérison.
5. Reuger.	Anus, puis anast. iléo-sig-moïdienne.	Guérison opératoire.
6. Gabrow.	Anastomose iléo-sigmoï-dienne.	Mort par perforation de tumeur.

Côlon descendant.

AUTEURS	OPÉRATIONS	RÉSULTATS
Villard.	Anastomose iléo-colique.	Mort.
Gutberlet.	Laparotomie exploratrice.	Mort.
Delore.	Anus cœcal.	Guérison 8 mois après.
Roskoschny	Exclusion bilatérale ou-verte.	Mort.

Cancer de l'S iliaque.

AUTEURS	OPÉRATIONS	RÉSULTATS
1. Jaboulay.	Exclusion unilatérale.	Guérison 18 mois après.
2. De Quervain.	Invagination du côlon transverse dans le rectum ; exclusion bilatérale ouverte du côlon descendant.	Guérison.
3. Fuschig.	Anastomose latérale iléo-colique à la suture.	Mort.
4. Helferich.	Colo-sigmoïdostomie au Murphy.	Guérison.
5. Potherat.	Anus cœcal.	Guérison 17 mois après.
6. Duval.	Anus contre nature terminal.	Guérison 1 an et demi après.
7. Kessler.	Anus contre nature terminal ; suture du bout inférieur.	Guérison 2 ans après.
8. —	Anus sur côlon ascendant en deux temps.	Mort 3 semaines après.
9. —	Anus latéral.	Guérison 1 an après.
10. Delore.	Côlostomie.	Guérison 5 mois après.
11. Sorensen.	—	Guérison 8 mois et plus.
12. Wittmer.	—	Guérison.

1° *Cœcum*.

1. — SERVICE DE M. LE PROFESSEUR JABOULAY (1). — *Cancer du cœcum inextirpable. — Anastomose iléo-colique transverse. — Diminution consécutive de la tumeur des deux tiers environ.*

Louis M., soixante et onze ans, peintre plâtrier, entré à l'Hôtel-Dieu, salle Saint-Sacerdos, le 19 mai 1905 Sorti le 12 juillet 1905.

Pas d'antécédents héréditaires ou personnels notables.

Bonne santé habituelle.

Début de l'affection par des coliques au mois d'octobre 1904, à la suite d'une chute d'ail eurs peu sévère. Progressivement augmentation des douleurs abdominales. diminution de l'appétit et des forces, digestions longues, amaigrissement considérable. Pas de vomissements, seulement quelques nausées. Du côté des selles, sans constipation préalable, diarrhée liquide, trois ou quatre fois par jour.

A l'entrée. — Malade cachectique et faible. Rien au cœur et aux poumons.

Abdomen. — Météorisé légèrement. De temps en temps, quelques ondes de péristaltisme exagéré dans l'abdomen inférieur. Surtout grosse tumeur du volume du poing dans la fosse iliaque droite. mate, résistante, manifestement adhérente à la paroi et aux plans profonds, absolument immobile.

Diagnostic tumeur du cœcum inextirpable. Indication d'une opération palliative de dérivation des matières.

23 mai 1905. — Laparotomie sous-ombilicale médiane. Un peu d'ascite. Anses grêles pâles, lavées. Le diagnostic de grosse tumeur cœcale adhérente et inextirpable est vérifié. On ne peut affirmer s'il s'agit de tuberculose ou de cancer. mais l'âge avancé, l'absence d'antécédents tuberculeux, la localisation exclusive au cœcum font penser beaucoup plus au cancer. On fait choix comme opération palliative de l'exclusion unilatérale.

(1) Due à l'obligeance de M. GAUTHIER, chef de clinique,

La terminaison du grêle attirée au dehors. on reconnaît qu'une adhérence fixe celui-ci au cœcum à 75 centimètres de la valvule de Bauhin. En conséquence, on sectionne le grêle à 25 centimètres de celle-ci après écrasement préalable. Enfouissement séro-séreux fermant les deux bouts. Section au mésentère permettant la mobilisation facile du bout grêle supérieur. Puis anastomose latéro-latérale de celui-ci avec le milieu du côlon transverse au moyen du bouton moyen de Jaboulay. Fermeture de la paroi sans drainage.

Durée de l'opération : trente minutes environ.

Les suites furent assez simples. Mixtion spontanée d'emblée. Selle spontanée au bout de trois jours, puis diarrhée sans coliques pendant huit jours attribuable à la diminution de longueur du gros intestin utile. Suppuration légère de la paroi ayant retardé la cicatrisation complète jusqu'au quarante-cinquième jour. D'ailleurs pas d'éventration.

Il sort de l'Hôtel-Dieu le 12 juillet 1905. A ce moment, il n'a plus de troubles intestinaux, va et vient, a bon appétit. Il a une selle par jour de matières molles bien moulées. Son ventre est souple, plat. La tumeur a diminué apparemment des deux tiers. C'est maintenant une boule de la dimension d'un gros abricot qu'un observateur, la cherchant pour la première fois, a de la peine à trouver au milieu de la fosse iliaque droite. Elle est mobilisable dans un faible rayon. N'était le grand âge du malade, et d'ailleurs son refus, on serait en droit, anatomiquement, d'en tenter l'ablation.

Le malade est revu le 20 juillet. Contre notre défense, il a fait trois journées de maçon qu'il a bien supportées. Il est très content.

2. — SERVICE DE M. TIXIER (1). — *Cancer du cœcum inextirpable.* — *Anastomose iléo-colique ascendante, n'ayant donné aucun résultat par suite d'une fistule cancéreuse avec l'intestin grêle adhérent, située en amont. — Mort par cachexie en quarante jours.*

Femme de soixante ans, malade depuis un an. Vient à l'hôpital pour un affaiblissement considérable qu'elle attri-

(1) Due à l'obligeance de M. GAUTHIER, chef de clinique.

bue à une diarrhée incoercible. De temps en temps coliques coïncidant avec de la constipation opiniâtre qui alterne avec la diarrhée. Grosse tumeur dans la fosse iliaque droite, volume d'une orange, immobile et adhérente.

On diagnostique une tumeur inextirpable du cœcum et on décide une laparotomie. L'opération confirme le diagnostic. Elle révèle aussi l'adhérence d'un paquet grêle considérable au cœcum

Voulant faire une exclusion unilatérale, on cherche l'anse grêle terminale. Après quelques hésitations, on croit l'avoir trouvée, et après section et fermeture des deux bouts, on en fait l'anastomose latéro-latérale avec le milieu du côlon transverse au moyen du bouton de Jaboulay. Fermeture du ventre sans drainage, suppuration de la paroi.

La malade ne se remonte pas ; une diarrhée incoercible, encore pire que celle d'avant l'opération, s'établit, sans alternatives de constipation cette fois. La mort survient dans le marasme quarante jours après l'opération. *A l'autopsie.* — Le diagnostic de cancer du cœcum adhérent au péritoine pariétal de toute la fosse iliaque fut vérifié.

L'anastomose côlo-grêle portait bien sur les derniers centimètres de l'iléon, mais elle n'était d'aucune utilité pour exclure la tumeur car une autre anastomose, cancéreuse celle-là, existait au sein d'un paquet grêle considérable entre le cœcum et un point du petit intestin situé en amont. Cette anastomose était tortueuse, irrégulière, ce qui expliquait les alternatives de diarrhée et de constipation. Elle siégeait à 1 m. 5o environ de l'anastomose chirurgicale.

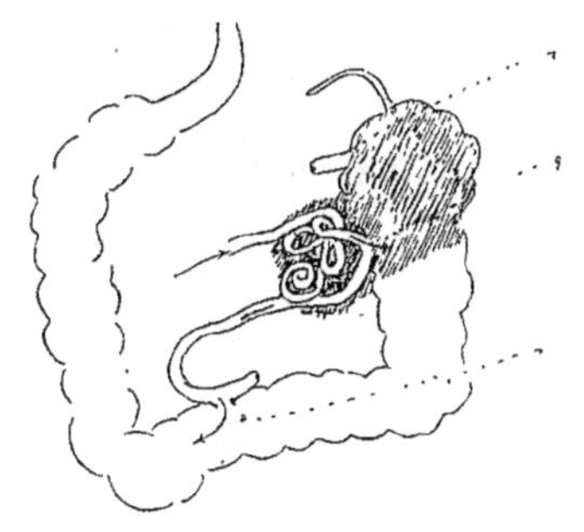

Fig. 25.

N. B. — Cette malade est morte autant par privation d'une portion considérable du grêle que du fait de son cancer. L'intervention ne semble avoir rien fait ni pour ni contre.

3.— *Cancer du cœcum (1). — Anastomose jéjuno-colique transverse.— Mort six semaines après.— Abcès stercoral.*

D. M..., soixante-deux ans, couturière. 1904.

A. P. — Rhumatisme articulaire aigu à vingt ans. A eu neuf enfants dont un seul a survécu. Pas de fausses couches. Dernière grossesse il y a vingt-sept ans. Ménopause à quarante-sept ans.

Il y a douze ans, albumine qui a duré cinq semaines. Depuis, palpitations, dyspnée d'effort. Les jambes sont enflées de temps en temps.

En septembre 1903, elle entre à l'Hôtel-Dieu, service de M. le Dr Josserand. Est déjà très amaigrie, presque cachectique, avec une teinte jaune paille. Elle présente une diarrhée persistante, avec des douleurs abdominales siégant à droite et très vives. L'appétit a disparu, l'anorexie s'exerçant surtout à l'égard de la viande. Les vomissements sont fréquents ; ni hématémèse, mœlena, on considère la malade comme atteinte d'un néoplasme viscéral probablement gastrique.

En décembre 1903. — Elle entre dans le service de M. le Dr Devic, à l'hôpital de la Croix Rousse. Léger œdème bimalléolaire ; pas d'albumine, pas de diarrhée, pas de signes d'obstruction pylorique ; toucher rectal et vaginal négatifs. Dans la fosse iliaque, on sent une tumeur du volume du poing, qui ne semble pas se continuer avec le foie ; elle est collée contre la fosse iliaque, dirigée en bas et en dedans.

16 avril 1904. — La malade fait un nouveau séjour dans le service. Amaigrissement notable. La tumeur a augmenté de volume ; pas de phénomènes d'obstruction.

Le 16 avril, la diarrhée s'installe, abondante, persistante, pas de météorisme. Tumeur perçue dans la fosse iliaque; elle a le volume d'une tête de fœtus, peu mobile, la paroi abdominale paraît lui adhérer.

La malade passe en chirurgie le 29 juin 1904. La diarrhée est persistante ; l'amaigrissement extrême ; léger œdème des membres inférieurs ; pas de signes d'occlusion.

(1) Inédite. due à l'obligeance de MM. Devic et Villard.

Le 22 juin 1904. — Laparotomie latérale droite. On reconnaît une volumineuse masse plaquée contre la fosse iliaque, formée du cœcum, d'un paquet d'anses grêles agglutinés, de l'épiploon qui est venu adhérer à ce niveau, entraînant avec lui le côlon transverse qu'il abaisse ; volumineuse masse ganglionnaire prevértébrale.

M. Villard fait une anastomose latérale iléo-colique transverse avec son bouton On utilise le signe de Bert-Laroyenne pour reconnaître le bout inférieur du grêle.

Le 1er juillet, on enlève les fils, la paroi est réunie, mais la malade ne va pas bien. Aspect cachectique. Température autour de 38° 5.

6 août. — L'opération n'a pas amené de modification, la malade continue à se cachectiser et la tumeur de la fosse iliaque à augmenter de volume.

1er septembre.— Cachexie progressive, torpeur complète, diarrhée intense et horriblement fétide. La masse néoplasique paraît avoir beaucoup augmenté.

Œdème des jambes.

Meurt le 3 septembre.

Autopsie. — Très légers exsudats péritonéaux, agglutinant les anses grêles à distance du néoplasme ; la face profonde de la cicatrice adhère médiocrement à la masse néoplasique ; le péritoine ne contient pas de liquide. Dans le petit bassin, cavité remplie de pus sur une paroi de laquelle se trouve accolé, au fond de l'utérus, le bouton anastomotique placé au mois de juin ; il n'avait d'ailleurs qu'un rapport de contiguïté, sans adhérence.

La tumeur occupe le cœcum sur toute son étendue ; il s'agit d'un épithélium bourgeonnant et saignant ; la limite inférieure est exactement formée par la valvule, en très grande partie détruite. Sa hauteur est de 10 centimètres environ. La limite supérieure, assez nette, forme un épais bourrelet ; au-dessus, l'intestin prend son aspect et sa consistance normaux. De nombreuses adhérences néoplasiques fixent le cœcum à diverses anses intestinales, à l'utérus et aux annexes droites. L'anastomose a porté sur le côlon ascendant et sur l'iléon, à 15 centimètres de l'embranchement cœcal.

Endocardite ancienne. Rétrécissement aortique. Aux poumons. tubercules. Foie gras, sans noyaux de généralisation, sans calculs dans la vésicule. Reins scléreux, substance corticale très amincie, capsule adhérente.

4. — Montprofit, in Barbary, 1904. — G..., soixante-neuf ans. Néoplasme du cæcum et de la partie inférieure du côlon ascendant paraissant inextirpable. Entéro-anastomose par implantation double pour exclure le cæcum. Section de l'iléon. Implantation du bord supérieur dans le côlon transverse et du bout inférieur dans l'S iliaque. Diarrhée. Guérison opératoire.

5. — Barbary. — *Néoplasme du cæcum* et du côlon ascendant inextirpable. Section de l'iléon. *Abouchement* terminal du bout supérieur dans le côlon transverse. *Abouchement* du bout inférieur dans le côlon sigmoïdien. Drainage de l'intestin. Guérison opératoire. *Cachexie*.

6. — G. Kempe. — *Brit. med: Journal.*, 1901. — Mme C..., entrée en mai, avec des phénomènes d'occlusion. Extirpation impossible à cause des adhérences du côlon ascendant. Iléo-sigmoïdostomie au bouton; lavage du péritoine; pas de drainage. Neuf jours de selles, bouton rendu le neuvième jour. Carcinome colloïde. *Dix-huit mois après, état général meilleur.* Douleur autour de la tumeur par poussées de péritonite.

7. — Kress 1899, in Kœrte, *Arch. f. Chir.*, 1900. — Cancer du cæcum s'étant révélé auparavant par de la constipation et des douleurs dans la fosse iliaque droite. Laparotomie droite. Tumeur inextirpable avec adénopathie considérable. Anastomose iléo-sigmoïdienne le 24 février 1899. Bonnes suites opératoires. *Mai 1899*. Mort. Carcinome du côlon ascendant et du cæcum. Extension métastatique. Gros abcès rétropéritonéal par ulcération cæcale ayant perforé la plèvre. Anastomose perméable à son niveau. Ulcération carcinomateuse.

8. — Kessler. — L. N..., cinquante-trois ans, 26 janvier 1889. Début lointain. Quatre semaines de symptômes très accusés. *A l'entrée*, amaigrissement considérable. Péristaltisme. Obstruction. Tumeur perçue. Incision latérale. Métastases ganglionnaires. Iléo-côlostomie. Le 7 février, on enlève les fils. Le 14 février, fistule pyo-stercorale. Œdème des jambes. Albuminurie. Mort le 27 mars. *Autopsie :* Derrière le cæcum, collection purulente. Pleurésie purulente. Métastases cancéreuses (foie, rate, etc.).

9. — KESSLER. — A.-N., cinquante-neuf ans, opération en 1889. Tumeur cœcale perçue. Diarrhée. Péristaltisme grêle. *Incision.* Foyer purulent péricœcal ; drainage. Fistule consécutive. *Deuxième intervention.* On ferme provisoirement la fistule. Adhérences du grêle et du cœcum. Anses grêle dilatées. Liquide et fausses membranes péritonéo-intestinales. Anastomose iléo-colique transverse. *Mort* en trois mois. *Autopsie.* Cancer colloïde du cœcum ; métastases (foie, rate, poumon, grêle).

10. — SORENSEN. — *Carcinome du cœcum.* H., cinquante-deux ans. Entéro-anastomose. *Cachexie.* Épigastre météorisé ; péristaltisme. Région dure dans la région cœcale. *Opération.* Incision du bord droit du droit. Tumeur = tête d'enfant, adhérente, Iléon dilaté. Anastomose entre côlon ascendant et iléon au Murphy. Éraillure de la paroi intestinale. Mort en neuf jours. Autopsie. *Péritonite.*

11. — SCHLOFFER (Prague). — *Carcinome du cœcum. Iléo-colostomie.* Mort cinq mois après. H., cinquante-trois ans. Obstruction chronique depuis quatre mois et douleurs. Météorisme de l'intestin grêle. *Opération* : Sérosité dans le péritoine. Tumeur grosse comme le poing. Murphy, entre iléon et côlon transverse. Bonnes suites.

12. — *Cancer du cœcum.* F., trente ans. Troubles chroniques. Tumeur palpable. Laparotomie, tumeur dure, adhérente. Iléo-côlostomie (côlon ascendant) par Murphy. Bonnes suites. Bien guérie après trois ans.

13. — *Cancer du cœcum.* — F., quarante-neuf ans. Troubles chroniques douloureux et fonctionnels, très affaiblie. Tumeur palpable, grosse comme deux poings. Gros ganglions inguinaux. Anesthésie locale. Iléo-côlostomie (côlon transverse, au Murphy). Bonnes suites. Mort deux mois et demi après.

14. — SCHLOFFER. — H., soixante-deux ans. Troubles chroniques. Grand amaigrissement et anémie. Troubles stomacaux graves (ulcère). Laparotomie. Invagination entraînant la tumeur, grosse comme une pomme, sur la valvule de Bauhin et circulaire. Gros ganglions infiltrés mésentériques. Iléo-côlostomie (côlon transverse) au bouton de Hildebrandt. Mort un mois après de broncho-pneumonie. Autopsie.

15. — SCHLOFFER. — F., cinquante-neuf ans. Troubles chroniques peu graves. Tumeur inextirpable. Iléo-côlostomie (côlon transverse). Bonnes suites. Guérison. Mort un an après.

16. — WITTMER, novembre 1899. — Tumeur adhérente inextirpable. Anastomose iléo-colique ascendante. 16 décembre, érysipèle. Janvier 1900, sortie. Mort ?

17. — **Service de M. le professeur Jaboulay** (1). —
*Néoplasme du cœcum et du côlon ascendant. Exclusion
bilatérale ouverte avec double fistulisation iléale et appendiculaire — Mort. — Péritonite développée autour d'un
abcès périnéoplasique.*

Janvier 1905. — Pas de maladies antérieures.

L'affection qui amène la malade à l'hôpital date du mois
de septembre 1904. Mais depuis le mois de mai, elle a maigri considérablement. Ses forces ont décliné, l'appétit a
diminué et souvent les aliments ont été rejetés par le vomissement.

Le 14 septembre, la malade fut prise brusquement d'une
douleur siégeant dans la fosse iliaque droite, s'accompagnant
de vomissements et d'arrêt des matières. On a traité la maladie en ville comme une appendicite : glace, repos, morphine.

Les accidents aigus, sous l'effet de cette médication, se
sont amendés. Mais l'état général ne s'est pas relevé avec la
disparition des accidents fébriles. Le côté droit est resté
douloureux, la constipation n'a disparu que pour faire place
à une diarrhée persistante, enfin l'amaigrissement est tel
que la malade a perdu 23 kilogrammes depuis le mois de
mai.

A l'entrée, teinte jaune des téguments, œdème malléolaire,
aspect cachectique, les muqueuses sont décolorées.

La malade se plaint d'inappétence, surtout à l'égard de la
viande. La digestion s'accomplit sans douleurs, ni troubles ;
mais la diarrhée persiste, tenace, avec dix à douze selles
liquides par jour. Les selles n'ont jamais été sanglantes ; elles
ne contiennent pas de glaires. La malade ne souffre ni
d'épreintes, ni de ténesme.

L'abdomen est souple, non ballonné, sans météorisme
général ni localisé. Jamais cette femme n'a observé de ballonnement ou de péristaltisme.

Dans la fosse iliaque droite se perçoit une masse irrégulière, bosselée, douloureuse, ne suivant pas les mouvements
respiratoires, mais mobile.

(1) Inédite (personnelle).

On obtient le ballottement antéro-postérieur. Pas de gargouillements. Cette zone est submate. Foie petit. Rate perçue. Eruption de nævi sur toute la surface du corps. Léger œdème lombaire. Aucun trouble urinaire. Toucher rectal négatif. Rien au cœur ni aux poumons.

Le 18 janvier. Intervention. M. le professeur Jaboulay. Laparotomie latéralisée sur le bord externe du grand droit. La paroi saigne abondamment. Le sang coagule mal. Le péritoine a l'aspect lavé des ascites, bien qu'on n'en trouve pas de liquide.

Sous le foie, on sent une tumeur n'adhérant pas à cet organe. Mais elle adhère fortement en arrière dans la fosse lombaire. Bloc d'adhérences compactes, impossibles à dissocier. Des anses grêles sont venues s'y fixer. On ne perçoit pas de ganglions. Mais la tumeur apparaît comme inextirpable.

Exclusion bilatérale. La portion terminale de l'iléon est implantée dans la partie droite du côlon transverse par un bouton de Jaboulay. Cette anastomose est renforcée par quelques points séro-musculaires de suspension.

Le côlon transverse sectionné en amont de l'anastomose iléo-colique, les deux bouts suturés en bourse et enfouis.

Le bout inférieur de l'iléon sectionné et l'appendice sont fixés à la peau.

Autopsie. — A l'ouverture de l'abdomen, liquide purulent dans les fosses iliaques et le petit bassin. Les anses grêles ne sont pas dilatées. L'anastomose iléo-colique est solide, enfoncée profondément dans un paquet d'épiploon ramené autour d'elle dans un dernier temps opératoire. Le bouton est senti dans le bout colique.

Le cœcum est enfoncé dans un bloc d'adhérences solides, limitant des logettes purulentes. Adhérences en haut, à la vésicule biliaire ; en bas, à l'utérus lui-même envahi par contiguïté. Une anse grêle adhère au cœcum en dedans. La libération de la portion initiale du côlon est laborieuse. La dissection de la face postérieure conduit sur une collection purulente rétro-cœcale. Le cœcum a atteint le volume d'une tête de fœtus. Il est irrégulier, fortement bosselé. A l'ouverture de sa cavité, on voit une muqueuse bourgeonnante,

tomenteuse, avec une série de nodosités ramollies sur le
point de se détacher. Ganglions dans l'angle iléo-colique.

Pas de ganglions lombaires ni dans le méso-côlon ascendant. Pas de noyaux hépatiques, mais foie d'apect gras. Pas
d'autres noyaux de généralisation.

En résumé, tumeur inextirpable du cœcum ; mort par
péritonite purulente due à la diffusion d'un abcès péricœcal
d'origine néoplasique.

18. — M. Delore. — H., quarante-sept ans, service de
M. Poncet, entre le 12 août 1903. Signes d'obstruction
cœcale depuis trois mois. Actuellement, diarrhée. On sent
l'anse sus-jacente au cœcum dilatée, clapotante. Cœcum gros
et dur. Laparotomie sous-ombilicale. on reconnaît le cœcum
dur, adhérent à la fosse iliaque. L'anse sus-jacente est dilatée,
épaissie et adhérente au cœcum par des fausses membranes
de péritonite chronique ancienne. On ne peut songer à
l'ablation de la tumeur cœcale et M. Delore pratique l'exclusion unilatérale par implantation du grêle dans le côlon sigmoïde. Suites simples, part guéri le 30 août.

19. — Nicoladini, in Lance (obs. 125). — *Cancer du cœcum*. Ouvert à
la peau. Fistule. Ouvert dans la vessie. Exclusion bilatérale fistuleuse.
Rapidement les phénomènes vésicaux cèdent. La fistule ne donne
plus qu'un peu de mucosité. Guérison.

20. — Graser, Langemack, *Zeitschrift f. Chir.*, 1902. — *Cancer du
cœcum*. Exclusion bilatérale préliminaire. On n'a pas fermé la paroi ;
le lendemain, sérosité rouge dans le pansement. Extirpation de la
tumeur. *Mort*.

21. — Ostrom, *Med Times*, New-York, 1901. — *Cancer iléo-cœcal*. Exclusion bilatérale ouverte. Survie onze mois. Cinq mois après, opération, fermeture de la fistule.

22. — *Cancer du cœcum*. Exclusion bilatérale fistuleuse. Guérison. Six
mois.

23. — Kummer, *Soc. méd.*, Genève, 1903. — *Cancer du cœcum*. Occlusion — Laparotomie, puis anus sur le grêle. — Secondairement,
exclusion unilatérale, iléo-côlostomie, implantation sur le côlon
transverse. Guérison opératoire.

2". — *Côlon ascendant.*

24. — 1° *Cancer au-dessus du cœcum; 3 novembre 1899* (1).
anus contre nature sur cœcum; 2° anastomose de por-
tion terminale du grêle avec gros intestin au-dessus du
cœcum; anastomose latéro-latérale; 3° rentrée dans le
service le 2 mars 1903 avec généralisation néoplasique
à l'abdomen au niveau de l'anus artificiel; le 31 mars
1903, exclusion unilatérale du gros intestin; abouche-
ment de l'anse grêle dans le côlon descendant.

Mère morte à cinquante-sept ans de pneumonie. Père mort
à soixante-dix ans. La malade appartient à une famille de
neuf enfants dont elle est la seule survivante. Tous les autres
sont morts, les uns en très bas âge, deux autres à trente
et quarante ans. Aucun d'eux n'a présenté de tumeur. On ne
relève pas davantage de néoplasme dans l'hérédité colla-
térale.

La malade a eu une enfance un peu maladive, sans affection bien caractérisée. Réglée à onze ans. A treize ans a eu
des accidents classés sous le nom de fièvre cérébrale. Mariée
à vingt ans. A eu neuf grossesses. Pendant la quatrième
grossesse a eu une dothiénentérie très grave qui aurait duré
quatre mois et pendant laquelle elle croit avoir eu des
hémorragies intestinales.

Des neuf enfants, quatre restent vivants et bien portants.
Parmi les cinq autres, une fille morte à vingt et un an d'une
péritonite. Les autres sont morts en bas âge avec des
convulsions.

L'affection actuelle a débuté en 1899 vers le mois de
septembre, sans événement brusque; et, progressivement,
s'est installé le tableau clinique d'obstruction chronique de
l'intestin.

Les selles se suspendaient par intermittence, le ventre se
ballonnait. Des vomissements alimentaires, quelquefois
bilieux, se produisaient. Les selles ne devenaient possibles
que sous l'influence de lavements répétés et de purgatifs.
Jamais la malade n'a eu de débâcle abondante de matières

(1) Service de M. le professeur JABOULAY.

solides ou sous forme de diarrhée. Les selles n'ont jamais contenu du sang, mais, par contre, de très abondantes mucosités glaireuses.

La malade se présente alors à l'hôpital de la Charité où on lui applique un pessaire. Elle n'en retire aucun résultat.

La malade rentre en octobre 1899 dans le service de M. Jaboulay en accusant un grand amaigrissement (10 kilogrammes environ), présentant un aspect très cachectique, mais n'ayant pas cependant d'œdème des membres inférieurs. L'alimentation était devenue impossible à cause des vomissements provoqués par l'absorption de la moindre quantité de liquide, ou bien, si l'estomac la tolérait, son passage dans l'intestin était tellement pénible que la malade le compare aux douleurs de l'accouchement.

Ces douleurs n'étaient pas localisées dans l'abdomen. Tout le ventre était douloureux. La malade se souvient qu'elle avait des contractions péristaltiques nettement perçues.

Le ventre était très ballonné. Le toucher rectal, le toucher vaginal restaient complètement négatifs. A peine pouvait-on soupçonner quelque chose du côté du cœcum en raison de l'empâtement de la région, empâtement d'ailleurs mal perçu à cause du ballonnement de l'abdomen.

Les moyens médicaux ayant échoué, la malade est opérée le 3 novembre 1899 M. Jaboulay pratique une laparotomie médiane sous-ombilicale. Les anses grêlés, afférentes au cœcum, apparaissent distendues. Quant au cœcum, il est exploré et on peut se rendre compte qu'un néoplasme occupe la portion initiale du côlon ascendant au-dessus de la valvule iléo-cœcale. L'état de la malade, l'adhérence de la tumeur et l'adénopathie contre-indiquent d'une façon absolue l'extirpation du néoplasme. On se contente, pour parer aux accidents d'obstruction, de pratiquer un anus cœcal.

Pour profiter de l'incision médiane, le cœcum est attiré au niveau d'elle et suturé à la paroi.

A la suite de cette intervention, la malade est considérablement soulagée. Elle peut évacuer librement ses matières par son anus artificiel.

Mais ce premier résultat ne la satisfaisait pas : elle

demande une intervention qui la débarrasse de son anus artificiel.

Le 3 décembre 1899, M. Jaboulay reprend la malade, l'anesthésie à l'éther et pratique une anastomose latéro-latérale de la portion terminale de l'iléon avec la portion du côlon ascendant sus-jacente au néoplasme. Cette anasto-mose est faite au bouton. L'anus cæcal n'est pas fermé. Les suites opératoires furent simples. Les matières reprirent pendant quelque temps leur cours normal; mais cependant, quelques mois après, les matières passaient tantôt par le rectum, tantôt par l'anus artificiel.

Néanmoins l'état général de la malade s'améliorait consi-dérablement. Les vomissements avaient disparu, l'alimen-tation était possible, les selles reprirent leur aspect normal.

La malade engraisse et, deux mois et demi après l'inter-vention, elle sort de l'hôpital dans un état très satisfaisant.

Il est vrai de dire que, par intermittence, les matières sor-taient par l'anus artificiel, et contraignaient la malade à porter un appareil.

Pendant les trois ans suivants, la malade a pu reprendre ses occupations et sa santé a été en somme excellente.

Il y a six mois seulement, des phénomènes nouveaux se sont produits du côté de l'anus artificiel.

L'expulsion des matières glaireuses à l'état isolé, accom-pagnées de matières fécales, est devenue la règle. D'autre part, la paroi a été envahie par des bourgeons néoplasiques qui se sont ulcérés et ont fréquemment donné du sang.

La malade entre à nouveau, dans le service le 23 fé-vrier 1903.

A son entrée, c'est une femme dont les téguments ont la teinte néoplasique. La face est un peu bouffie, les muqueuses sont décolorées, mais, néanmoins, on ne constate pas d'amaigrissement extrême, et l'œdème des membres infé-rieurs n'existe pas. L'appétit est conservé, les digestions sont relativement faciles. La malade ne souffre pas de l'abdomen. Celui-ci n'est pas ballonné. Il est sonore partout, sauf au niveau de la fosse iliaque du côté droit, où il existe de la submatité. La palpation de l'abdomen est facile. Il est souple partout; mais, en déprimant la fosse iliaque du côté droit, on sent un empâtement, du volume approximatif du poing, qui est plaqué contre la paroi latérale de l'abdomen. Pas d'ondes péristaltiques. Pas de clapotage cœcal.

Le foie et la rate ont leur volume normal. L'estomac ne paraît pas dilaté. Mais, sur la ligne médiane de l'abdomen, on aperçoit, au-dessous de l'ombilic, l'orifice de l'anus artificiel complètement envahi par des bourgeons néoplasiques qui lui forment comme une couronne. Leur surface est un peu ulcérée, saignant facilement.

L'ombilic n'est pas envahi. Il existe de petits ganglions inguinaux, bilatéraux, durs, roulant sous le doigt.

Le pouls est normal comme tension et comme nombre de pulsations. La malade ne tousse ni n'expectore. Les poumons sont sonores partout. L'auscultation n'y révèle aucun signe pathologique. Rien au cœur.

Au toucher vaginal, l'utérus est un peu fixé ; les culs-de-sac sont entièrement libres. Toucher rectal nul. Examen des urines : pas d'albumine. La malade demeure dans le service, au repos, sous un régime alimentaire suffisant. Son état général ne tarde pas à s'améliorer d'une façon très notable. Aussi demande t-elle une nouvelle intervention qui la débarrasse de son anus artificiel.

Le 31 mars. M. Jaboulay pratique une laparotomie médiane sus-ombilicale, l'incision s'arrêtant à deux travers de doigt environ de l'anus artificiel.

On recherche alors l'anse intestinale primitivement anastomosée au côlon ascendant. Cette recherche est rendue difficile par une torsion du côlon transverse, qui s'est opérée autour d'une bride qui enserre sa région moyenne. Cette torsion est corrigée, puis l'anse grêle isolée.

On la sectionne, entre deux pinces, à 8 ou 10 centimètres de son abouchement colique. Une suture en bourse, puis un surjet séro séreux oblitèrent le bout périphérique de l'anse grêle.

Le bout central est abouché à la partie moyenne du côlon descendant au moyen d'un bouton de Villard. L'anus cœcal n'est pas touché. On ne pratique pas la section du côlon transverse au-dessus de l'anastomose et la fermeture des deux bouts, comptant sur l'occlusion relative produite par la bride péritonéale pour empêcher le reflux des matières dans le côlon transverse et le côlon ascendant.

Les suites opératoires ont été simples. La malade s'est remise parfaitement de son intervention.

Le 4 avril les matières avaient repris leur cours habituel et l'anus médian ne donne plus issue qu'à une sécrétion muqueuse.

Le 10 avril l'état général semble s'améliorer ; la malade s'alimente davantage mais la diarrhée s'installe.

Le 20 avril l'état de la malade s'aggrave. Pas de température; un peu d'œdème des membres inférieurs,

Le 25 avril légère augmentation de la température, dyspnée.

Mort le 3 mai 1903.

Autopsie. — A l'incision de la cavité abdominale, l'intestin est affaissé ; il n'existe pas d'occlusion. Le péritoine est parfaitement libre. Le cœcum et le côlon ascendant sont venus adhérer sur la ligne médiane, et le néoplasme est venu se généraliser à la paroi, L'anastomose ancienne, faite entre la portion terminale du grêle et le côlon ascendant dans la portion sus-jacente du néoplasme, est parfaitement perméable. Quant à l'anastomose récente, faite au bouton de Villard dans le côlon descendant, elle est parfaitement étanche.

En somme le résultat opératoire a été parfait.

La première intervention par l'anastomose latéro-latérale a donné à la malade une survie de trois ans. La deuxième intervention a délivré la malade de l'infirmité d'un anus artificiel, Sa survie n'a pas été très longue, mais l'état cachectique de la malade et la stase pulmonaire par décubitus rendent bien compte de cette terminaison.

25. — Montprofit in Barbary et Buineau. — G., soixante-neuf ans, juin 1903. Néoplasme du cœcum et du côlon ascendant. Entéro-anastomose par implantation double pour exclure le cœcum, par section de l'iléon avec implantation du bout supérieur dans le côlon transverse, et implantation du bout inférieur dans l'S iliaque. Diarrhée pendant dix jours en abondance. On n'a pas de nouvelles.

26. — Fuschig. — *Carcinome du côlon ascendant.* Anastomose iléocolique au Murphy. *Mort.* Trente-cinq ans. Opéré en anémie. *Novembre 1899.* Incision latérale droite. Grêle normal. Du cœcum à l'angle droit tumeur. Deux résections. Ligature du mésocôlon. Occlusion des deux bouts. Anastomose au Murphy de l'iléon à l'angle droit. Quelques points de suspension pour l'iléon. Mort vingt-quatre heures après. Adéno-carcinome. Anastomose parfaite. Hydronéphrose par envahissement de l'uretère.

27. — Gutberlet. — H., soixante-onze ans. *Anus contre nature.* Douleurs abdominales depuis un mois. Depuis seize jours aggravation. Il ne va plus à la selle, sans ricin, etc., et massage. Encore des vents. Abdomen météorisé à droite. Se laisse déprimer à gauche. Insufflation de l'estomac qui est petit. Insufflation du rectum. On ne gonfle que le côlon droit jusqu'à l'angle gauche. On fait un anus contre nature à droite en deux temps: *a)* fixation du côlon ascendant à la paroi par quatre fils *b)* le lendemain, ouverture au thermo (23 septembre 1902). *Le 2 octobre,* la fistule fonctionne bien. *23 novembre.* Tout va bien.

28. — Gutberlet. — H., quarante-cinq ans. *Carcinome du côlon ascendant. Laparotomie exploratrice.* Douleurs depuis trois mois, plus fortes depuis quatre semaines. — A droite, à deux travers de doigt sous les fausses côtes, tumeur de la grosseur d'une pomme. Laparotomie. Ascite. Sur le côlon ascendant, tumeur en anneau. Adhérences aux anses voisines de la fosse iliaque; gros ganglions. Métastase sur le côlon. On ferme sans rien faire. Le malade s'en va après douze jours.

29. — Charrier, *Société de chirurgie 1900.* — Sans antécédents intestinaux. Début en mars 1898 par fausse attaque d'appendicite. Quatre crises semblables jusqu'en avril. En août, laparotomie en obstruction iléo-sigmoïdostomie à la suture. Guérison opératoire. En décembre, cessation des douleurs, selles régulières, augmentation de 3 kilogrammes.

30. — Lardennois, in Crespin, th. Lille, 1903. — *Côlon ascendant. Mars 1902.* Entre en occlusion avec vomissements fécaloïdes. Depuis 1896, constipation opiniâtre. Amaigrissement. *En mars.* Anus iliaqué gauche. Guérison. *En avril,* le malade désirant être débarrassé de l'anus, on fait une iléo-rectostomie par le procédé de Lardennois. Guérison. Pas de diarrhée, mais les selles ne sont pas moulées. L'anus artificiel ne livre plus passage à rien.

3° *Angle droit.*

31. — Kœrte. — *Angle droit. Anus cœcal. Mort.* F., soixante-huit ans et demi. Depuis un an, tumeur perçue dans la fosse iliaque droite sans douleurs, mais depuis trois mois, douleurs sous forme de crises. Dans la fosse iliaque droite, tumeur du volume de deux poings sous les fausses côtes. Anus artificiel. Mort.

32. — GUTBERLET. — *Angle droit.* Anastomose colo-colique. Il., soixante et un an. Depuis trois mois, douleurs en allant à la selle avec des crises de diarrhée durant de huit à quinze jours et crises d'obstruction cédant spontanément. A la palpation, on sent une anse dilatée à gauche dans la fosse iliaque ; empâtement avec péristaltisme. *8 octobre,* diagnost : cancer du côlon. *Le 10 octobre,* crises d'obstruction qui se continuent avec alternatives d'amélioration jusqu'au 4 novembre. Au-dessus du pli de l'aine on sent une masse boudinée. Tumeur à l'angle droit avec ganglions le long de la colonne vertébrale. *Anastomose colo-colique* descendante à la suture. Pas de drainage. Mort en trois jours. Autopsie. Lésions de péritonite ; carcinome au milieu de l'angle droit.

33. — *Cancer de l'angle droit du colon adhérant au foie avec métastase à distance dans ce viscère. — Forme hémorragique. — Anastomose iléo-colique transverse latérale au bouton de Jaboulay. — Guérison (1).*

B..., vingt-huit ans, cultivateur.

Antécédents héréditaires et personnels muets au sujet de la tuberculose. Bonne santé habituelle.

En décembre 1904, en pleine santé apparente, douleurs coliquatives dans l'hypocondre droit avec irradiations dans l'épaule droite.

Pas d'ictère, Durée des phénomènes douloureux : deux ou trois jours. Constatation d'un peu d'albuminurie. Reprise du travail.

En mars 1905, réapparition des mêmes douleurs sans irradiations scapulaires. Depuis, faiblesse progressive, amaigrissement, pâleur du visage, impossibilité de travailler. De plus, phénomène nouveau, mœlenas rouges et noirs abondants, coïncidant ou non avec la défécation.

Examen à l'entrée, le 25 avril 1905.

Facies pâle, tiré. Abdomen souple, non ballonné, facile à explorer, Le malade, interrogé à ce sujet et sur le chapitre

(1) Inédite. Service de M. le professeur JABOULAY. Due à M. le Dr GAUTHIER, chef de clinique.

de l'évacuation des matières fécales, ne révèle d'ailleurs rien.

L'attention est immédiatement attirée par une tumeur de la grosseur d'un œuf de dinde, située au dessous des fausses côtes sur le bord externe du muscle grand droit à droite. Le malade en ignorait d'ailleurs l'existence. Elle est dure, résistante. Sa forme est hémisphérique. Rien ne la relie apparemment au foie. Un intervalle sonore l'en sépare d'ailleurs. On perçoit de chaque côté d'elle des brides qui la fixent transversalement. Elle ne semble pas mobile avec la respiration. Par la palpation lombo-abdominale elle fournit du faux ballottement.

Le diagnostic est hésitant entre une fausse vésicule hydropique avec calcul du cystique et une tumeur du côlon transverse (a. d.); soit tuberculeuse, soit cancéreuse. L'examen physique et les caractères des crises douloureuses font pencher pour la première hypothèse, les mœlenas pour la deuxième. En définitive, le diagnostic de tumeur intestinale expliquant mieux l'ensemble des symptômes, ce dernier avis prévaut. Une laparotomie est décidée.

Laparotomie le 28 avril 1905 (GAUTHIER).

Incision sur le bord externe du droit correspondant à la tumeur.

On touche sur celle-ci qui est bien développée dans l'angle droit du côlon transverse. Elle fait corps en haut avec la vésicule biliaire et le bord tranchant du foie. En arrière le méso est infiltré. Une adhérence avec la paroi est sectionnée entre deux ligatures. En relevant les côtes on voit un noyau blanc de métastase hépatique à 10 centimètres du bord inférieur du foie. Il a la dimension d'une noisette.

En raison de cette preuve absolue de généralisation, la tumeur n'est pas extirpée. Son exérèse eut d'ailleurs été malaisée. Anastomose latérale entre la fin de l'iléon et le milieu du côlon transverse au moyen du bouton de Jaboulay.

Fermeture du ventre sans drainage. Dans les jours qui suivirent, élévation de la température due à de la suppuration de la paroi qui nécessita son drainage. Jamais aucune menace péritonéale.

26 mai 1905. — Le malade va bien. Il se lève, va et vient. Les mœlenas n'ont pas reparu. La circulation intestinale se fait sans encombre. Pas de douleurs spontanées ou provoquées. Fistule purulente au niveau de la suppuration de la paroi qui sécrète de moins en moins.

Le malade sort le 27 mai 1905 en bon état.

Les nouvelles reçues en novembre 1905 sont bonnes, disparition de la diarrhée, plus de mœlena.

34. — *Néoplasme de l'angle droit du côlon. — Syphilis tertiaire. — Périostites multiples. — Anastomose iléocolique au bouton. — Guérison (1).*

Es..., soixante et un ans, marchand des quatre saisons. Ses affections antérieures se résument à une fièvre thyphoïde à quarante ans et des attaques de rhumatisme presque annuelles. Alcoolisme.

Au régiment, chancre vraisemblablement spécifique. Six mois après, poussée d'ecthyma, une des plaques a eu l'allure phagédénique. Au niveau de la jambe gauche, on trouve une cicatrice souple, gaufrée, pigmentée sur les bords, pigmentée à la périphérie. D'autres cicatrices se retrouvent à la surface du corps.

L'affection actuelle a débuté il y a six mois, par des douleurs abdominales surtout périombilicales ; ces douleurs étaient calmées par l'apparition de crises diarrhétiques.

Ces évacuations très fréquentes se composaient de matières noires (dix à quinze selles par jour), jamais le malade n'a constaté la présence de sang pur. Dans l'intervalle des débâcles, le malade souffrait de coliques, allait irrégulièrement à la selle, le plus souvent, il était constipé, une selle tous les trois jours.

Depuis quinze jours, il présente des vomissements assez fréquents.

A l'entrée, novembre 1902. — Teint coloré, pas de subictère. L'abdomen est saillant en avant, élargi dans les flancs, pas d'ascite décelable, pas de péristaltisme intestinal, pas de douleur à la palpation, pas de circulation complémentaire.

(1) Inédite, due à M. le Dr Mollard.

Il semble qu'il y ait du ballonnement le long du côlon transverse et ascendant.

Le foie déborde les fausses côtes de deux travers de doigt.

Aucune tumeur perceptible à la palpation, pas d'œdème des membres inférieurs. Toucher rectal négatif.

Tumeur douloureuse sur le bord antérieur du tibia et sur le cubitus. Le malade sort amélioré de l'hôpital.

Deuxième séjour, 18 mai 1903. — Constipation opiniâtre coupée par des crises de diarrhée, il souffre pendant la période de constipation, il est soulagé par la diarrhée ; il a dû réduire son alimentation, se borner à des aliments liquides et la restreindre en quantité.

Pendant son séjour dans le service, il se produit une crise d'obstruction, arrêt des matières, vomissements bilieux peu abondants, le ventre se ballonne, les anses intestinales distendues roulent sous la peau, l'estomac lui-même semble par instants entrer en tension.

Sonorité normale, pas d'ascite.

Cette crise cède au traitement médical.

Le 25 avril, on insuffle l'estomac et on constate qu'après le dégonflement de l'estomac, la portion sous-ombilicale de l'abdomen reste très tendue.

On sent une tumeur sous les fausses côtes gauches paraissant appartenir au foie, car on sent un rebord tranchant ; elle disparaît sous le rebord costal dans les mouvements d'expiration.

Le 30 avril, M. Villard fait une anastomose iléo-colique au bouton, *drainage à la gaze.*

Le 12 mai, *fistule stercorale.*

Le 25 mai, le malade sort guéri.

En juin 1904, le malade va bien.

35. — KŒRTE, *Verhand. der deut. Gesell, für Chir.,* 1900. — P., soixante-neuf ans, iléo-côlostomie transverse, douleurs abdominales partant de la région cœcale, s'irradiant vers l'estomac : vomissements, constipation. A l'examen, on trouve à travers la paroi abdominale, un peu à droite de l'ombilic, une tumeur grosse comme une pomme, mobile. Pas de modifications chimiques ni motrices de l'estomac.

Opération le 31 juillet 1899. — On trouve le cœcum assez haut placé vers le foie; au-dessus de lui, et jusqu'au coude hépatique inclus, il y a une tumeur dans la paroi intestinale. La lumière intestinale est rétrécie, le côlon transverse affaissé. A cause de l'âge du malade, on n'ose pas pratiquer l'extirpation et on abouche l'extrémité du petit intestin au côlon transverse.

Guérison. — Le malade sort le 18 août avec des selles régulières. Il ne souffre plus.

En octobre, on apprend qu'il souffre du ventre. Depuis plus de nouvelles.

36. — Wittmer. — F., quarante-huit ans. A eu un anus antérieurement. A son entrée, fistule insuffisante. Tumeur à droite. *4 novembre 1895.* – Côlon transverse vers angle droit. Anastome iléo-sigmoïdienne. Excision de fistule. Mort le 15 novembre. Péritonite.

37. — Poncet-Delore. — *Cancer de l'angle droit du côlon. — Exclusion unilatérale.*

H., soixante ans, de Culoz (Ain). Cachectique. Début des signes d'un cancer de l'angle droit du côlon, il y a douze ans : douleurs colliquatives dans la fosse iliaque droite, suivies de débâcles. Ondes péristaltiques nettement appréciables sur l'anse grêle sus-jacente au cœcum et clapotage cœcal. Ascite.

Le 20 juillet 1903, M. le professeur Poncet pratique une exclusion unilatérale par implantation de l'intestin grêle dans le côlon sigmoïde. Guérison rapide. Disparition des douleurs. Deux mois après, le poids a augmenté de 18 kilogrammes.

Trois mois après, nouveaux troubles mal définis, pour lesquels on croit devoir faire un anus cœcal.

Mais il n'y a pas d'amélioration et cet opéré, deux mois après, succombe assez brusquement, probablement par perforation de sa tumeur.

38. — Montprofit, in thèse Barbary. — *Cancer de l'angle droit. — Exclusion unilatérale avec double implantation colique. — Guérison.*

Louis B....., trente-cinq ans, septembre 1903. Début huit mois auparavant par des douleurs sous les fausses côtes droites, continues avec des exacerbations. Diarrhée. Pas de sang. En mars, il constate la présence d'une tumeur. Selles teintes de sang. Depuis, les selles sanglantes se sont produites à différentes reprises, abondantes. Les crises douloureuses ont eu lieu plusieurs fois.

Opération. — Première incision de découverte à droite, refermée après qu'on a exploré la tumeur. Deuxième incision médiane. Section de l'iléon, abouchement du bout supérieur dans le côlon transverse; du bout inférieur dans l'S iliaque, par implantation à la suture. Suites opératoires, conserve de la diarrhée pendant un mois. En janvier 1904, va bien.

39. — Montprofit, in thèse Lance. — *Cancer du foie propagé au côlon. Exclusion unilatérale. Amélioration.* Rosalie L., cinquante-sept ans, entre en mars 1903. Depuis trois mois, violentes coliques, constipation, vomissements, douleurs vives. Il y a quinze jours, mœlena, hématurie. A l'examen de l'abdomen. on sent à droite une tumeur de la grosseur du poing. *Opération le 17 mars.* Cancer du foie propagé à l'angle du côlon. Exclusion unilatérale du cœcum et du côlon ascendant. Dès le troisième jour, les selles sont normales, mais le cancer du foie continue à évoluer.

4° *Angle gauche.*

40. — Jaboulay, 1904. — Tumeur de l'angle gauche, s'étant manifestée depuis six mois par des troubles digestifs, constipation, crises douloureuses suivies de vomissements. Tumeur perçue au niveau des fausses côtes gauches.

Laparotomie. — Côlo-anastomose, transverso-descendante au bouton. Les jours suivants, phlegmon à type gazeux au niveau de la fosse iliaque gauche. On fait sauter les fils, pointes de feu. *Mort dix jours après.*

Autopsie. — Bouton retrouvé dans la poche d'un abcès développé autour de l'anastomose, ayant fusé vers la paroi.

41. — Gutberlet. — *Cancer de l'angle gauche, laparotomie exploratrice.*

H., cinquante et un ans. — Dans le voisinage de l'ombilic. tumeur sentie contre la colonne vertébrale. Tympanisme.

sans disparition de la matité hépatique. L'insufflation de l'estomac ne modifie pas.

Opération. — Cancer de la petite courbure, ayant envahi le côlon, s'étend jusqu'à un travers de main de l'angle colique gauche ; ganglions dans le méso-côlon. Il aurait fallu faire une gastro-entéro-anastomose, complétée par une iléo-côlostomie, mais l'état général ne le permet pas. On referme l'abdomen. *Mort en dix jours.*

42. — Gutberlet. — *Carcinome, de l'angle gauche du côlon.*
Colo-côlostomie.

F., cinquante-neuf ans. — Depuis peu de temps, perte de forces et d'appétit. Depuis six jours, aggravation. A la palpation, tumeur dans l'hypogastre gauche élastique allant à droite jusqu'à la ligne médiane, remonte jusqu'aux fausses côtes. En arrière, va jusqu'aux lombes. Difficile à isoler des fausses côtes. En bas, aucun rapport avec l'intestin, un doigt dans le vagin toucher la main qui palpe l'abdomen. La malade est examinée, repart, revient un mois après. Les douleurs ont augmentées, la tumeur aussi, elle descend jusqu'au ligament de Poupart. Laparotomie, anastomose du côlon transverse et de la convexité du côlon sigmoïde. Mort en dix-neuf jours, après quelques selles.

43. — Gutberlet. — H., cinquante et un ans. Tumeur grosse comme le poing. Gros ganglions péritonéaux.
Anastomose entre côlon transverse et anse sigmoïde par le Murphy. Guérison relative.

44. — Kœrte, *Arch. f. Chir.*, 1900, obs. de Reugen. — Tumeur de l'angle gauche. Cœcostomie en février 1895. Amélioration. Revient six mois après pour faire fermer sa fistule. La tumeur a augmenté de volume, douloureuse, peu mobile. Iléo-sigmoïdostomie à la suture. Fermeture de l'anus. Matières passant par le rectum. Guérison opératoire.

45. — Grabow, in *Kœrte Arch.*, Fischer, 1900. — Tumeur de l'angle gauche du côlon opérée en obstruction. *Iléo-sigmoïdostomie.* Mort par perforation de la tumeur le lendemain de l'opération. Péritonite due aux tiraillements pendant l'opération.

5° *Colon transverse.*

46. — Gutberlet. — *Cancer du côlon transverse.* Anastomose. H., cinquante-deux ans. Début trois ans auparavant. Tumeur peu mobile, non modifiée par l'insufflation de l'estomac. *Opération :* Ascite. Tumeur sur le milieu du côlon transverse. Résection et ablation des ganglions impossible. Entéro-anastomose iléo-colique transverse à la suture en-deçà. Pas de drainage. Mort en quatre jours. *Autopsie :* Péritonite circonscrite autour de la suture. Cœcum plein de matières. Tumeur au niveau du côlon transverse. La lumière intestinale n'admet pas le doigt. La muqueuse est ulcérée. Ganglions dans le mésocôlon.

47. — Gutberlet. — *Côlon transverse.* H., quarante-deux ans. Tumeur sentie au niveau de l'ombilic, du volume du poing, non mobile. Laparotomie. Tumeur comme une pomme enserrant le colon transverse et adhérant à une anse grêle. Ganglions de l'épiploon. Extirpation impossible. *Mort sept mois après.*

48. — Gutberlet. — *Côlon transverse.* H., trente-trois ans. — Souffre depuis un an. Depuis un mois, coliques violentes. Tumeur sentie sous les fausses côtes. L'insufflation de l'estomac rend plus difficile la perception de la tumeur. L'insufflation par le rectum ne la modifie pas. *Opération :* Laparotomie oblique. La tumeur a envahi la paroi et les anses grêles ; elle est dure. Enormes ganglions. On ne fait rien. *Mort trois mois après.*

49. — Kammerer, *Centralblatt f. Chir.*, mai 1902. — Tumeur du côlon transverse. Exclusion bilatérale. Anse fixée à la paroi. Perforation spontanée le lendemain, après trente-six heures.

6° *Côlon descendant.*

50. — *Symphyse du péricarde. — Cancer du côlon descendant. — Deux anastomoses iléo-coliques consécutives. — Mort* (1).

F. M., quarante et un ans, ménagère, Lyon.
La malade fait un premier séjour dans le service pour une

(1) Due à l'obligeance de M. le Dr Mollard, médecin des hôpitaux.

pleurésie. A cette époque, en mai 1903, on ne trouve rien de noté concernant des troubles abdominaux.

En août 1903, nouveau séjour. Le ventre est tendu, dur, douloureux, sans points qui le soient plus spécialement, la température est de 40°. Les vomissements sont fréquents, abondants, verdâtres. Les selles sont suspendues.

Ces accidents sont traités par la glace, le repos, la morphine, et, le 4 septembre, tout était dans l'ordre. On avait des selles, le ventre était déballonné et l'on s'occupe seulement des phénomènes pleuro-péricardiques.

Le 11 décembre 1903, la malade rentre pour des phénomènes péritonéaux. Depuis son départ, sa santé a été parfaite, ses selles régulières et normales. Cependant, depuis quinze jours, la constipation tendait à s'installer, et brusquement, il y a huit ou dix jours, apparaissaient des douleurs abdominales très vives accompagnées de vomissements. La température prise deux fois s'élevait à 39°.

A son entrée, la malade se plaint de souffrir au niveau de la fosse iliaque gauche.

L'abdomen est souple sauf à ce niveau où l'on sent un plastron remontant assez haut dans la direction de la fosse lombaire, la palpation réveille de la douleur.

La constipation est très accentuée.

Le pouls normal à 84. Pas de température.

Toucher vaginal et rectal négatifs.

On fait donner un lavement de 500 grammes d'huile d'olive, le 12 décembre. Selle abondante.

Le 13, lavage de 500 centimètres cubes à l'eau, pas de selle, à peine quelques gaz par l'anus. L'abdomen reste plus douloureux encore à gauche. La malade raconte que cette région se gonfle, lui donnant une sensation de tension, puis il se produit quelques borborygmes suivis d'émissions gazeuses qui la soulagent pour un instant.

Cet état se maintient jusqu'au 25 décembre avec des alternatives d'amélioration et d'aggravation. On fait passer la malade en chirurgie.

Le 29 décembre. — Laparotomie. On découvre une tumeur au niveau du côlon descendant. Les anses grêles sont, les unes aplaties, d'autres distendues. M. Villard, pensant que

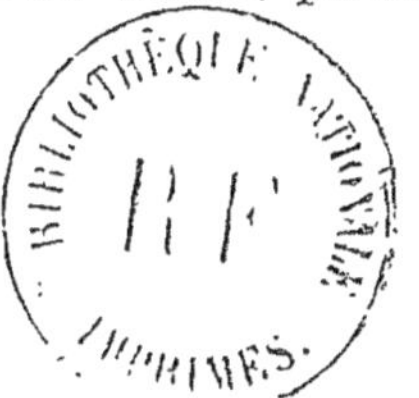

l'intestin grêle est comprimé en un point quelconque, anastomose une anse dilatée, au côlon descendant, bien que cette anse lui paraisse haut placée.

Les suites opératoires ont été bonnes et la malade rentre en médecine.

Mais l'intervention n'améliore en rien son état. En février, on la retrouve avec son météorisme variable, avec des douleurs abdominales. Plusieurs fois par jour il y a des vomissements.

Enfin la diarrhée existe, cinq à dix selles par jour contenant des aliments à peine modifiés. La malade se cachectise. On décide une nouvelle intervention.

Le 22 février. — M. Villard fait une anastomose latéro-latérale iléo-colique descendante au bouton L'anse grêle, grâce au signe de Bert-Laroyenne, est reconnue pour juxta-cœcale.

Le 25 février. — Mort avec des accidents péritónéaux. .

Autopsie, 27 février (M. Froment).

A l'ouverture de l'abdomen, il s'échappe des gaz et du pus. En écartant simplement les anses pour les examiner. on fait échapper le bouton dernièrement placé. Sur le côlon descendant, à sa partie moyenne, tumeur peu exubérante, n'oblitérant pas complètement la lumière intestinale. Adhérence au péritoine pariétal. Aucune autre tumeur sur l'intestin qui n'est comprimé sur aucun de ses points. Quant aux deux anastomoses, la première est représentée par un large orifice par lequel on introduit facilement quatre doigts, très souple, établissant une communication entre l'extrémité inférieure du côlon descendant et une anse grêle située à 60 centimètre du pylore. Le bouton est retrouvé au milieu des matières, dans le rectum.

La seconde anastomose, qui avait lâché, établissait la communication entre le côlon (2 à 3 centimètres au-dessous de la précédente) et le point situé à 1 m. 60 de la valvule de Bauhin.

Symphyse pleurale.

Symphyse cardiaque.

51. — Gutberlet. — *Côlon descendant.* — H., soixante-trois ans. Depuis quatre semaines, hémorragies intestinales. Tumeur sentie à gauche dans l'abdomen, mobile et dure. Opération. Tumeur inextirpable, grosseur d'une tête d'adulte. On referme sans faire plus. Mort en quatre jours. Pas d'autopsie.

52. — Poncet-Delore. — *Cancer diffus de l'S iliaque et du côlon descendant. — Cœcostomie.*

H., quarante ans, habitant Vienne (Isère). Il y a deux ans, hémorragies rectales. Depuis six mois, signes d'obstruction du gros intestin. On a constaté l'existence d'une tumeur sous-ombilicale, il y a un mois. Actuellement, tumeur, hémorragies rectales, alternation de constipation et de diarrhée. Pas d'antécédents tuberculeux.

Laparotomie exploratrice le 25 janvier 1904. Tumeur du côlon descendant, S iliaque et pelvis longs de 30 centimètres au moins, avec rétraction des mésos et gros ganglions iliaques. Légère ascite ; quelques noyaux sur le péritoine (histologiquement, il s'agit de cancer). L'exclusion est impossible, la tumeur descend trop bas. Cœcostomie en deux temps. L'amélioration fut considérable pendant trois mois. Le malade a dû succomber huit mois après.

53. — *Tumeur encéphaloïde de la portion fixe du côlon iléo-pelvien ; obstruction intestinale. Anus cœcal maintenu dix-neuf jours. Exclusion unilatérale du gros intestin ; implantation terminale de l'iléon dans l'S iliaque. Guérison* (1).

E. J..., 37 ans, chapelier (Saône-et-Loire). Aucun antécédent héréditaire.

Personnellement, bonne santé antérieure : pas de syphilis, ni d'alcoolisme. A eu trois enfants bien portants ; sa femme n'a pas eu de fausse couche.

Il y a douze ans, il eut une fièvre typhoïde bénigne, qui n'aurait duré qu'une quinzaine de jours. Aucune complication. La guérison a été parfaite.

Il y a six mois, le malade a eu pendant trois jours une

(1) Service de M. le professeur Jaboulay.

diarrhée très abondaute, sans que jamais les selles aient contenu du sang. Cette crise diarrhéique a cédé au bismuth et à l'opium. Elle est restée unique.

Depuis quatre mois, les coliques sont devenues fréquentes, apparaissant sans cause, disparaissant de même. Avec cela, aucun trouble dans les évacuations intestinales, qui restent normales dans leur nombre et leur aspect.

Ces phénomènes douloureux sont restés, pendant deux mois, les seuls symptômes de l'affection. Puis les selles, sans modifier en autre chose leur aspect, sont devenues fréquemment sanglantes. Il ne s'agissait pas de rectorrhagies à proprement parler; mais, de temps en temps, le malade évacuait avec une selle la valeur d'une à deux cuillerées à café de sang rouge.

Il y a un mois, brusquemment, se produit un arrêt complet des matières et des gaz; le ventre se ballonne au maximum. Les vomissements, d'abord alimentaires, deviennent bilieux. Puis le hoquet fait son apparition. Le malade ressent lui-même les contractions péristaltiques de son intestin.

Sous l'influence d'un traitement médical, une débâcle se produit, et le malade raconte qu'il aurait eu une évacuation de pus avec pseudo-membranes, par le rectum.

Depuis, son état s'est amélioré; mais il entre à l'hôpital et demande une intervention radicale.

A son entrée, en janvier, on se trouve en présence d'un homme très anémié, dont l'état général paraît atteint sans qu'il soit cachectique.

Les selles sont toujours difficiles, et la constipation reste la même. A ce moment se produit un accès d'obstruction passagère, caractérisé par des douleurs, puis des gargouillements dans la fosse iliaque gauche. L'accès cesse brusquement par une débâcle.

L'abdomen n'est pas très météorisé. Mais dans la *fosse iliaque gauche*, la paroi se défend et il faut pratiquer une palpation attentive pour sentir une masse dure, boudinée, avec des bosselures, entourée d'une zone d'empâtement assez large. Cette masse est peu mobile sur les plans profonds. Elle est en contact direct avec la paroi abdominale, avec laquelle elle paraît adhérer. Toute la région est mate, et son exploration ne se fait pas sans douleur.

On ne perçoit plus d'ondes péristaltiques; mais cependant, par la palpation large de la région, on sent des gargouillements, qui sont généralement perçus par le malade lorsqu'il a un arrêt passager des matières.

Le côlon transverse n'est pas senti. Par contre, le cœcum apparaît dilaté, et on y provoque du clapotage.

Le foie n'est pas augmenté de volume. La rate est normale.

La langue est rose et vernissée. Les gencives sont déchaussées, avec leur rebord alvéolaire de coloration bleuâtre.

Le toucher rectal ne permet pas d'atteindre le néoplasme. La palpation combinée au toucher ne donne pas de résultat plus positif.

Dans l'aine, ganglions de petites dimensions, durs, roulant sous le doigt, aussi bien d'un côté que de l'autre.

Pas de phénomènes douloureux autres que quelques tiraillements dans la fosse iliaque gauche. Pas d'irradiations dans les lombes, les testicules. Pas de douleurs dans les jambes. Le pouls est régulier de faible tension. Rien au poumon ni au cœur.

Le 8 janvier, M. Jaboulay pratique un anus cœcal d'orifice très petit. L'intervention est parfaitement bien tolérée. L'anus fonctionne pendant dix-neuf jours. Cela permet de faire des lavages dans le bout inférieur et de réaliser une asepsie relative de cette région.

Le malade est fort soulagé par cette mise au repos de son S iliaque, mais il demande à être débarrassé de son anus cœcal. La tumeur, pendant cette période, n'a pas diminué de volume.

L'exclusion unilatérale est décidée avant l'intervention.

Le 27 janvier, M. le professeur Jaboulay pratique une laparotomie médiane sous-ombilicale. On aperçoit alors la portion fixe du côlon iléo-pelvien, à peu près adhérent, partout irrégulière, bosselée, entourée d'une gangue de graisse et de fausses membranes qui rendaient impossible l'extirpation totale. D'autre part, la présence de nombreux ganglions dans le méso et le long de la colonne lombaire engageait peu à pratiquer une intervention d'une pareille gravité. On se contente d'anastomoser la portion terminale à l'iléon avec la portion d'intestin sous-jacente au néoplasme. L'iléon est sectionné entre deux pinces à 8 centimètres de son abouchement cœcal.

La surface de section du côté du cœcum est suturée sur deux plans. L'autre surface est facilement amenée au contact de l'anse sigmoïde. On pratique l'incision de celle-ci entre deux bandes longitudinales, et l'anastomose est faite terminolatérale avec un bouton Jaboulay gros calibre.

Le 10 février, le malade va relativement bien; l'anus cœcal a complètement cessé de fonctionner, ne donnant qu'un peu de mucus, et le cours régulier des matières s'est rétabli.

La plaie abdominale est cicatrisée, les douleurs de la fosse iliaque ont complètement disparu. Diarrhées pendant quinze jours environ. Le malade sort le 15 juillet, guéri. Survie de dix-huit mois.

54. — DE QUERVAIN, n° 114, in thèse de LANCÉ. — *Extirpation d'un cancer sigmoïdien. Implantation du côlon transverse dans le rectum. Exclusion temporaire bilatérale ouverte du côlon descendant.*

J..., femme de cinquante ans, Hernie inguinale gauche, prolapsus et rétroflexion.

29 juin 1901. — Opération, cure radicale de la hernie. Laparotomie. On trouve au fond du Douglas un cancer de l'anse sigmoïde. Extirpation, on ne peut réunir les deux bouts de l'S iliaque, on sectionne alors le côlon transverse entre deux ligatures, son bout distal est fermé. Ainsi se trouvent exclus tout le côlon descendant et la partie supérieure de l'anse sigmoïde. L'extrémité distale de cette anse exclue est abouchée à la paroi, puis le côlon transverse est invaginé dans le rectum et suturé à l'anus; tamponnement à la Mikuliez dans le Douglas. Dans les jours suivants un peu de matières fécales passent par la paroi abdominale, mais la plus grande partie passe à l'anus. Après l'élimination d'un bout de muqueuse par l'anus, on observe un peu de sténose, qui est combattue par les dilatations. La malade, sortie de l'hôpital le 30 août, revient le 16 octobre pour obstruction intestinale.

21 octobre. — Laparotomie, ablation de l'anse exclue; l'occlusion vient de ce que le grêle s'est engagé sous l'arcade du méso-côlon transverse et s'y est étranglé; on débride ce méso, qu'on aurait dû sectionner à la paroi abdominale postérieure. Guérison.

55. — Fuschig. — *Cancer sigmoïde.* Anastomose latérale. Mort. Laparotomie médiane sous-ombilicale, *dilatation intestinale.* Cancer constaté d'anse sigmoïde. Résection. Anastomose à la suture, latérale. *Mort en* vingt-quatre heures. *Autopsie.* Péritonite. Suture et anastomose bonnes.

56. — Helferich, in thèse Lance. — *Cancer de la portion initiale de l'anse sigmoïde avec perforation dans la vessie.* — Anastomose au bouton de Murphy du côlon tranverse, près de l'angle, avec l'anse sigmoïde. Mort de péritonite.

57. — Potherat, in thèse Recoully, Paris, 1902. — *Cancer de l'S iliaque.* Obstruction intestinale. Anus cœcal. Survie de dix-sept mois.

58. — Duval. — *Cancer recto-sigmoïde.* — Anus contre nature iliaque gauche terminal. Guérison. Pendant quelques jours, écoulement de mucosités par l'anus. Mort un an et demi après.

59. — Kessler. — *Cancer de l'anse sigmoïde.* H., soixante-neuf ans. Entré le 1ᵉʳ octobre 1898. Le 5 octobre, opération. Incision parallèle à l'arcade. Tumeur sur le promontoire. Tumeur élevée séparée de l'autre par un pont d'intestin sain. La *résection* paraît dangereuse en raison de l'étendue des lésions. Anus terminal. Suture du bout périphérique. Survie *deux ans.* Le 3 octobre 1900, mort.

60. — Kessler. — *Cancer de l'anse sigmoïde,* 1893. — H., quarante-trois ans. Vomissements fécaloïdes depuis quelques jours. Ascite. Tumeur perçue par le palper combiné. *Opération.* Ascite. *Anus* contre nature en deux temps; on ne peut pas extérioriser les intestins à cause des adhérences. L'ascite fait sauter les fils. *Mort* le 21 juin. Trois semaines.

61. — Kessler. — *Cancer de l'anse sigmoïde,* 1889. H., cinquante-huit ans. Tumeur sentie dans la région hypogastrique gauche, perçue aussi par toucher rectal combiné. *Opération :* incision dans la fosse iliaque. Tumeur difficilement mobilisable. Ganglions. Extirpation paraît impossible. *Anus* latéral. Sort au bout de sept semaines. Survie, *un an,*

62. DELORE. — *Cancer de l'S iliaque inopérable. Côlostomie iliaque gauche.* F.... soixante ans, service de M. le professeur Poncet ; très cachectique. Elle entre le 2 mars 1901, et raconte que, depuis sept à huit jours, elle ne fait plus de vents et souffre de coliques. Actuellement, arrêt des gaz et issue de quelques matières. On fait le diagnostic d'obstruction intestinale par cancer de l'S iliaque ou par tumeur pelvienne ; au toucher vaginal, on sent, en effet, une grosse masse douloureuse saillante dans le Douglas. Météorisme abdominal. Laparotomie sous-ombilicale. On trouve le côlon pelvien adhérent au promontoire, rétracté, de consistance dure et bosselée et son méso infiltré. Côlostomie iliaque gauche. *1ᵉʳ mai 1901.* — Quitte l'Hôtel-Dieu cachectique.

63. — SORENSEN. — *Cancer de l'anse sigmoïde, une côlostomie.* B..., soixante et onze ans. État *actuel.* Pas d'occlusion. Mauvais état général. Tumeur sentie à gauche sans douleurs locales. *Côlostomie gauche.* Au bout de huit mois, vit encore.

64. — WITTMER. — *S iliaque.* W. M., trente-quatre ans. *23 septembre 1901, malade pâle.* Symptômes abdominaux. Tumeur sentie à gauche dans la fosse iliaque. Novembre, toucher rectal. Masse néoplasique dure à gauche. Muqueuse rectale saine *16 novembre, laparotomie gauche,* tumeur inextirpable. Anus contre nature. *30 novembre.* Sort 17 décembre carcinome. Mort depuis.

LES ENTÉRECTOMIES

Enlever la lésion avec ses dépendances lymphatiques, rétablir ensuite la continuité du tube intestinal dans des conditions de fonctionnement à peu près physiologiques reste l'idéal de la thérapeutique chirurgicale du cancer colique.

A priori l'exérèse doit être supérieure aux meilleures des opérations palliatives telles que l'exclusion, nous ne parlons pas des anus ou entéro-anastomoses pour lesquels ces conclusions s'imposent.

Mais il faut, pour bien donner à l'entérectomie la place qui lui revient dans ce traitement, l'étudier aux points de vue divers de ses résultats post-opératoires immédiats et lointains ; cela revient à montrer la mortalité opératoire, la récidive et la survie après l'entérectomie.

Mortalité dans l'entérectomie. — La mortalité opératoire de l'entérectomie du gros intestin est encore considérable. De Bovis donne le chiffre de 40 p. 100 et il ne fait figurer que les entérec-

tomies simples, sans complications opératoires, soit
171 cas de résection avec 54 morts, mais en distin-
guant les résections faites avant 1889 et celles pratiquées après cette date, on voit la mortalité passer
de 58 p. 100 à 37 p. 100.

Ces chiffres n'ont sans doute que la valeur des
statistiques, c'est-à-dire une valeur toute relative,
d'autant qu'il s'agit d'une statistique faite avec des
cas publiés épars dans la littérature parmi lesquels ne
figurent sûrement pas toutes les morts. Et de Bovis
pouvait espérer que l'amélioration des statistiques
se produirait le jour où se serait perfectionnée la
technique et précisées les indications de cette intervention. Cependant, les opérateurs publient toujours des statistiques lourdes de morts, au point que
certains proclament contre toute vraisemblance qu'il
vaut mieux donner quelques mois de survie par un
anus ou une anastomose que d'exposer un malade
aux chances de mort de l'entérectomie. En effet, si
l'on s'en tient aux statistiques d'entérectomie en un
temps, on voit que c'est une opération grave, meurtrière, qui donne de fréquents insuccès entre les
mains des meilleurs opérateurs.

Mickuliez accuse 48 à 50 p. 100 d'insuccès et,
chose curieuse, il remarque que, tandis que les cas
opérés avant 1891 lui donnaient 36 p. 100 de mortalité, il arrive à avoir 50 p. 100 depuis cette date
jusqu'au jour où l'opération en plusieurs temps a
transformé ses résultats.

Il est intéressant au premier chef de voir l'évolution suivie par Mickuliez ; ces résultats en série

d'un même opérateur sont des plus instructifs.
Mickuliez constate que sa morbidité d'entérectomie
pour cancer augmente à mesure que sa technique
de chirurgie abdominale se perfectionne, à mesure
aussi que ses résultats d'opérations analogues s'amé-
liorent. De cette constatation il conclut que la mortalité tient aux conditions mêmes de l'opération, et
que sa mortalité croissante tient à ce qu'il avait
étendu les indications opératoires, Madelung, Rydi-
gre, Sachs ont 30 à 40 p. 100 de morts opératoires.

Kœrte. . . .	19 cas.	7 morts.	36 p. 100
Czerny . . .	18 —	9 —	50 —
Braman . . .	14 —	6 —	33 —
Krœnlein . .	12 —	6 —	50 —
Kessler . . .	15 —	9 —	60 —
Wœlfler. . .	9 —	6 —	70 —

La lecture de ces chiffres ne laisse pas d'être
instructive. Tous ces opérateurs publient leur
insuccès et c'est là un enseignement. Devant cette
concordance de résultats malheureux entre les mains
d'opérateurs comme Czerny, Krœnlein, Kœrte, Billroth, tous gens rompus à la chirurgie abdominale,
on est tenté de conclure que l'entérectomie est une
mauvaise opération, meurtrière et qu'on n'est pas en
droit de tenter.

Il en est tout autrement si l'on compare aux résultats de l'entérectomie en un temps ceux de l'entérectomie en plusieurs temps, qu'il s'agisse de la
méthode de Mickuliez, Hochenegg, de celle de Wœlfler ou de celle de Bloch et Hahn.

Hochenegg publie 5 cas sans mort.
Mickuliez.   —   16 —   avec 12 p. 100
Riedel . .   —   9 —   avec 6   —
Czerny . .   —   5 —   sans mort.
Wœlfler .   —   7 —   —
Schloffer .   —   7 —   dont 1 mort.
Morton . .   —   5 —   sans mortalité.

Chez M. le professeur Jaboulay, nous avons pu observer 3 malades, opérés par cette méthode en trois temps, et les malades sont tous actuellement vivants et bien guéris opératoirement.

Pour l'un d'eux (cancer du côlon transverse), la première opération date du mois de mai 1904; il a engraissé beaucoup depuis et ses selles sont régulières. Un second était porteur d'un cancer de l'angle gauche du côlon transverse; la guérison a été parfaite, et actuellement ses fonctions intestinales s'exécutent très bien. Le troisième, opéré plus récemment, vient de subir la fermeture de son anus cœcal. Tout fait présager que le résultat définitif sera le même que pour les deux autres.

Dans notre statistique globale portant sur des cas réunis après 1900, nous arrivons aux chiffres suivants (p. 109). Il importe de diviser les entérectomies en deux classes; celles faites à froid, celles pratiquées pendant une période d'occlusion.

Ces résultats, nombreux, confluents pour ainsi dire, obtenus dans les services les plus divers, par les chirurgiens de pays différents, sont le contraire des résultats obtenus par l'entérectomie en un temps.

On gagne à cette façon de procéder une bénignité opératoire qui permet de comparer l'opération radi-

Entérectomies à froid

	EN UN TEMPS				EN PLUSIEURS TEMPS			
	Nombre	Morts	Guérisons	Morts o/o	Nombre	Morts	Guérisons	Morts o/o
Cœcum	38	12	26	34 0/0	8	4	4	50 0/0
Côlon ascendant .	8	4	4	50 0/0	»	»	»	»
Angle droit	14	4	10	28 —	3	0	3	0 0/0
Côlon transverse. .	11	7	4	63 —	1	0	1	0 —
Angle gauche . . .	5	3	2	60 —	3	0	3	0 —
Côlon descendant .	10	4	6	40 —	2	0	2	0 —
S iliaque	23	11	12	47,8 —	7	2	5	29 —
Total, sauf cœcum.	71	33	38	46 0/0	16	2	14	13 0/0

Entérectomies faites en période aiguë

	EN UN TEMPS				EN PLUSIEURS TEMPS			
	Nombre	Morts	Guérisons	Morts o/o	Nombre	Morts	Guérisons	Morts o/o
Côlon ascendant . .	0	0	0	»	1	0	1	0 0/0
— transverse. .	0	0	0	»	1	0	1	0 —
Angle droit	1	1	0	100 0/0	1	1	0	100 —
— gauche . . .	1	1	0	100 —	4	0	4	0 —
Côlon descendant. .	0	0	0	»	1	0	1	0 —
S iliaque	8	5	3	62 —	3 / 19	0 / 6	3 / 13	0 — / 37 —
	10	7	3	70 0/0	30	7	23	23 0/0

cale aux opérations palliatives (exclusion, anastomose), et ceci avec avantage pour la première.

Ces conclusions ne sauraient s'appliquer au cœcum ;
les caractères spéciaux de ce cancer créent des
conditions opératoires particulières que nous étudierons dans un chapitre spécial.

*Des causes de la mort dans les entérectomies en un
temps.* — La péritonite opératoire constitue la grande
cause de mortalité dans ces interventions. Dans les
observations complètes on note toujours l'élévation de
la température, le ballonnement du ventre, l'accéléra-
tion du pouls, etc., en un mot, la péritonite n'est pas
douteuse. Les congestions pulmonaires ou l'adipose du
cœur sont notées dans quelques cas, mais elles arri-
vent mal à dissimuler les phénomènes infectieux. En
règle générale, on meurt de péritonite. Il faut joindre à cette cause les occlusions post-opératoires, qui
doivent rentrer de plus en plus dans la péritonite. Il
faut donc rechercher les causes de cette infection péritonéale.

L'entérectomie emprunte sa gravité à l'ouverture
de la cavité intestinale, milieu septique par excellence.

Sans doute une coprostase bien faite peut rendre
impossible l'issue des matières dans la cavité abdominale pendant l'opération, bien que dans un cas
de M. Pollosson, la mort ait été rapportée à de la péritonite consécutive à la souillure du péritoine pendant l'opération. Mais il est difficile d'éviter ce petit
écoulement de matières qui se fait au moment

de la section. Sans gravité si la tumeur est mobilisable, il devient menaçant lorsque la tumeur est fixée et que le chirurgien est tenu d'opérer mal à l'aise dans la profondeur du ventre. La moindre erreur de technique, une compresse mal placée ou insuffisamment maintenue, une anesthésie accidentée sont autant de possibilités d'infections. Mais supposons l'ablation faite, il va falloir rétablir la continuité. Le mieux est de faire l'anastomose colo-colique. On obtient ainsi le rétablissement anatomique parfait du tube digestif. Les difficultés seront surtout fournies par la différence de calibre des deux sections intestinales. On peut bien, par des artifices, soit rétrécir le bout dilaté, soit, par la section de Chaput, agrandir le bout rétracté, mais ce sont là des complications opératoires et qui ne sont pas toujours d'une application facile. C'est en tout cas l'impossibilité absolue de la pose d'un bouton anastomotique. On devra le plus souvent renoncer à la suture termino-terminale et pratiquer la fermeture des deux bouts avec anastomose latéro-latérale. Mais il y a plus, les tissus d'une anse intestinale placés au-dessus d'un obstacle sont œdématiés, moins résistants aux fils de suture; ces conditions viennent ajouter à la difficulté de la réunion. La suture faite, les inconvénients de ce procédé ne sont pas moindres. Si l'on a opéré chez un malade obstructionniste ou diarrhéique, les matières vont circuler rapidement au niveau de la suture. Voilà une nouvelle cause d'infection. Si les matières sont dures, elles soumettront à des tiraillements incessants les fils de la suture et celle-ci risquera de

céder. Si l'on a des matières liquides, la moindre fis-
sure sera mortelle. Telles semblent être les raisons
du danger de la résection en un temps pour les cancers du côlon placés au-dessus du cœcum. Et, de fait,
dans les autopsies, on retrouve la péritonite née au
niveau de l'anastomose à laquelle est venu adhérer
l'épiploon. Celui-ci présente le plus souvent une
teinte verdâtre ou noire, quelquefois même du pha-
cèle. C'est un abcès stercoral développé autour d'une
suture, ou d'un bouton. Les uns viennent migrer à la
peau ; ils s'ouvrent, il s'établit une fistule stercorale accidentelle qui est le salut. D'autres fois on a
vu le bouton d'anastomose colo-colique éliminé par
ce mécanisme.

Si l'abcès stercoral évolue vers la cavité péritonéale ou si l'enkystement se fait mal, apparaît la
fâcheuse péritonite. Dans les observations où les
suites sont indiquées jour par jour on trouve souvent
ces phénomènes capitaux de l'infection péritonéale
mal dissimulés sous des qualifications diverses.
D'autres auteurs avouent franchement leurs insuccès opératoires.

A ces insuccès on ne saurait reconnaître pour
cause la difficulté de l'acte opératoire lui-même, nulle
ou à peu près. Sauf quelques cas complexes avec
adhérences solides et envahissement d'organes voisins, etc., la difficulté technique de l'ablation d'un
segment de côlon, n'est pas supérieure à celle d'une
résection du pylore ou une d'hystérectomie pour cancer. Il faut donc chercher ailleurs l'explication de
ces insuccès réguliers entre les mains des meilleurs

opérateurs. Le danger des opérations en un temps est l'infection par le contenu intestinal. Les matières ultra-septiques contenues dans le côlon sont une menace, pendant et après l'acte opératoire.

Opérer en dehors du contact des matières, laisser les sutures intestinales en dehors du contact du contenu intestinal, ne pas intervenir, par des manœuvres intra-abdominales, sur un côlon où circulent des matières fécales, telles sont les conditions des succès réalisés par les opérations en plusieurs temps que nous étudierons dans un chapitre prochain.

Les opérations en plusieurs temps dans le cancer du cæcum. — La résection du cæcum en un temps n'offre pas du tout la même gravité que les colectomies d'un segment bas placé du tube digestif.

La raison en est difficile à donner. On peut cependant en invoquer plusieurs. L'anastomose [pratiquée pour rétablir la continuité, au lieu de porter sur deux portions du côlon réunis du grêle et du gros intestin. L'accolement se fait mieux ; il semble que le péritoine du grêle ait une faculté de coalescence plus grande. On a, avec l'iléon, un segment plus mobile, ou plus mobilisable et il est toujours facile d'avoir des sutures qui n'aient aucune tendance à tirer.

Les matières, au niveau du cæcum, sont encore liquides et d'une circulation facile ; au contraire, plus tard, déshydratées, elles deviennent plus résistantes et sont une cause d'irritation et de traction sur les sutures. On peut encore invoquer les différences anatomiques des cancers cæcaux et des autres. En général, le cancer du cœcum a un développement muqueux, vers la lumière du conduit.

Moins encore que celui du côlon, il a de tendance à s'extérioriser et envahir les tissus voisins.

Rarement il est sténosant, et on n'a pas affaire avec un segment sus-jacent présentant beaucoup de lésions.

Les malades atteints de cancer cœcal sont des diarrhéiques, fort rarement des constipés, de sorte qu'on opère rarement un cœcum pour des phénomènes d'occlusion, au point que, sur plus de 80 cas que nous avons rassemblés, il existe 2 cas seulement d'occlusion.

Le cœcum présente un péritoine mobile, facilement isolable, soit qu'il y ait persistance du méso-cœcum, cas le plus favorable, soit qu'il y ait un enveloppement séreux complet de l'organe. Seulement dans 5 ou 6 p. 100 des sujets le cœcum est directement appliqué, sans interposition de séreuse, contre la paroi abdominale postérieure.

La technique de la résection est par ce fait très simplifiée. Enfin, par l'ablation, on n'a pas créé une large brèche ou un décollement péritonéal étendu susceptible de s'infecter, à la suite d'épanchement sanguin sous séreux.

Telles paraissent être les raisons pour lesquelles la résection du cancer cœcal en un temps est bénigne relativement. Nous avons réuni 40 cas de résection cœcale pour cancer, avec 13 morts et 27 guérisons, soit 34 p. 100 de mortalité.

Les opérations en deux temps que nous avons

rassemblées au nombre de 8 donnent 4 morts et 4 guérisons, soit 50 p. 100 de mortalité.

Ces résultats sont donc peu encourageants et les opérations en plusieurs temps pour le cœcum ne paraissent pas devoir être substituées aux opérations en un temps.

La mortalité de la résection peut encore être abaissée de beaucoup par le perfectionnement de la technique abdominale.

D'ailleurs, l'opération palliative pour le cœcum est déjà par elle-même une intervention grave. Pour le côlon, l'avantage de la méthode en plusieurs temps est la bénignité grande de l'opération préliminaire. Un anus fait à froid est sans risque aucun. L'anus artificiel est impraticable pour le cœcum, sauf à faire un anus grêle, — opération détestable qui doi être et rester une méthode d'exception ; on a donc le choix entre l'anastomose iléo-colique et l'exclusion. L'anastomose iléo-colique simple réalise mal pour le cœcum l'isolement du contact des matières.

Pratiquer, comme l'ont fait certains chirurgiens, une anastomose de l'iléon dans le côlon ascendant au-dessus du néoplasme est illusoire. Seule, l'anastomose iléo-sigmoïdienne peut, dans certains cas, assurer une mise au repos relative de la tumeur. Encore est-il à craindre que le bout d'iléon sousjacent à l'anastomose, toujours en continuité avec le cœcum, continue à y déverser une partie du contenu intestinal. Il y a là plus qu'une supposition : dans le cas de cœcum fistulisé accidentellement, traités part l'iléo-sigmoïdostomie simple, on a vu revenir des matières par les orifices fistuleux ; il y a tout lieu de penser que ce procédé est insuffisant.

Aussi a-t-il semblé logique de préférer à l'anastomose, l'exclusion. Avec cette opération, on sectionne l'iléon, interrompant la communication avec le cœcum. Le bout supérieur est abouché quelque part sur le côlon, le bout inférieur fermé par une suture. On n'a plus à craindre la persistance de la circulation des matières dans le bout inférieur. Seul, le reflux dans le côlon est à redouter. Si l'implantation a porté haut, sur le côlon ascendant ou transverse, ce reflux vers la tumeur peut se produire ; il apparaît comme impossible si l'implantation est située sur l'S iliaque. Mais avec l'anastomose basse ou l'exclusion à implantation basse, on se crée des conditions mauvaises pour une opération radicale ultérieure.

L'iléon abouché terminalement dans l'S iliaque, c'est l'abandon pour les matières de tout le trajet colique. Quand, dans un deuxième temps, le cœcum sera réséqué, le chirurgien sera très embarrassé pour rétablir dans des conditions normales le cours des matières. Il pourra fermer le côlon au niveau du point où aura porté la section et laisser fonctionner l'anastomose iléo-sigmoïdienne ; ou bien faire une nouvelle anastomose dans une région voisine du point où aura porté la section du côlon, et en même temps fermer l'anastomose préliminaire.

Ce temps opératoire ne serait pas sans inconvénient et sans danger. Avec l'exclusion unilatérale ou l'anastomose, on est pris entre deux difficultés : ou faire porter haut l'abouchement iléo-colique et ne pas isoler le néoplasme, ou faire des anastomoses basses et créer pour une opération ultérieure des conditions peu heureuses.

Le malade sera privé de l'usage de tout son côlon transverse et du descendant. La diarrhée persistante sera la règle.

En amont de l'anastomose, il restera un recessus en cœcum, portion laissée en place du côlon, qui se drainera mal et dans laquelle peut se faire de la stase.

Le chirurgien pourrait encore réséquer, pour éviter cet inconvénient, toute la partie du côlon sus-jacente à l'anastomose. Cette conduite chirurgicale ne vaut pas qu'on s'y arrête, la gravité de ces colectomies presque totales est effrayante et mieux vaudrait encore exposer le malade aux inconvénients de la précédente façon de procéder.

On pourrait enfin faire une nouvelle anastomose iléo-colique.

Logiquement on était donc conduit à penser que l'opération prémonitoire la meilleure pour le cœcum est celle qui permet d'isoler complètement le cancer pendant la première période, et qui, après l'ablation, laisse au malade un tube digestif se rapprochant le plus possible de la normale. Cette opération, c'est l'exclusion bilatérale.

On abouche l'iléon au niveau du côlon transverse, ou même de l'ascendant. Le côlon est sectionné entre l'abouchement iléal et le cancer. Les deux bouts sont obturés. Quant au bout inférieur de l'iléon adhérent au cœcum, on peut, soit le clore et réaliser l'exclusion fermée, soit l'aboucher à la peau et ouvrir l'exclusion. Rappelons. le procédé de Segond, qui draine par l'appendice.

En procédant ainsi, dans un deuxième temps, il ne reste plus qu'à enlever le néoplasme ; le tube intestinal fonctionne à peu près normalement. Tout d'abord, il faut rejeter formellement l'exclusion bilatérale fermée, d'un danger considérable. C'est à elle que nous devons rapporter une mort survenue chez un malade du service de M. le professeur Jaboulay. Trois jours après l'exclusion, on trouvait le segment exclu ballonné, tendu, rempli de liquide. Le péritoine contenait des exsudats ; les accidents péritonéaux menaçants forcèrent la main pour faire faire d'une façon précise le second temps opératoire. La résection du cœcum fut faite dans de mauvaises conditions, sur un malade déjà infecté et le résultat fut malheureux.

L'exclusion bilatérale ouverte ne présente pas de danger pareil, elle reste une intervention grave avec toute une série de manœuvres intra-péritonéales, longues, difficiles, aussi dangereuses qu'une ablation du cœcum. Sauf la libération de la tumeur, les temps opératoires sont d'ailleurs les mêmes. On ne voit pas bien l'intérêt qu'il y a à sérier ainsi l'opération.

Le malade qui pourra subir une exclusion bilatétérale peut supporter une résection du cœcum. On lui évitera par la résection d'emblée les ennuis des opérations en plusieurs temps, sans lui donner des

chances plus grandes de mort. Les opérations palliatives, possibles pour le cœcum, sont chargées d'une
mortalité assez lourde, 18 à 30 p. 100 selon les auteurs. Il suffit de consulter plus haut les tableaux
d'opérations palliatives dans le cancer du cœcum
pour acquérir cette conviction.

Il existe cependant des cas où l'on peut tenter
l'opération en deux temps. Il s'agit de tumeurs du
cœcum compliquées. En présence d'un néoplasme
ayant diffusé dans le péritoine sus-jacent des adhérences dures, cartonneuses, souvent néoplasiques, le
plaquent à la paroi ou le relient à des organes tels
que le foie, le pancréas, dont la blessure opératoire
n'est pas sans danger.

La tumeur peut former avec des anses grêles un
magma où il est difficile de se reconnaître. Dans un
cas observé par Ch. Gauthier chez M. Tixier, nous
avons vu une anse grêle fistulisée dans un cancer
cœcal. Dans un autre cas de M. le professeur Jaboulay, une anse grêle adhérait fortement à la paroi
cœcale et on dut la réséquer en même temps.

Le cancer du cœcum se présente d'autres fois
avec cette forme de fausse pérityphlite si souvent
prise en clinique pour l'appendicite. On ne saurait
songer à une exérèse cœcale au milieu de fausses
membranes et de pus.

Toutes ces conditions sont défavorables à une ablation radicale d'emblée. Il vaut mieux se contenter
d'opérations palliatives, qui donnent une survie
appréciable, un an à dix-huit mois, et ne pas exposer
le malade à une intervention logique, mais mortelle,

Souvent, d'ailleurs, l'opération palliative amènera une amélioration de l'état général et une régression de la tumeur qui permettront une résection ultérieure dans d'excellentes conditions. Chez un malade du service de M. Jaboulay, nous avons assisté à une régression remarquable d'une tumeur cœcale à la suite d'une exclusion. La résection devenue possible n'a pas été faite à cause du grand âge du malade.

On peut conclure :

Dans le cancer du cœcum non compliqué, ne présentant pas de lésions trop étendues, il vaut mieux faire l'ablation en un temps.

Quand le cancer du cœcum est très adhérent à la paroi, quand il existe des propagations de voisinage à des organes importants voisins, quand on a un cancer infecté (forme de fausse appendicite) l'opération en deux temps sera de mise.

Comme opération prémonitoire on exécutera, selon les cas, l'exclusion unilatérale ou l'exclusion bilatérale ouverte.

On doit rejeter l'anastomose iléo-colique comme inefficace et l'exclusion bilatérale fermée comme dangereuse.

Le procédé de l'extériorisation de la tumeur, avec résection secondaire immédiate ou ultérieure, suivie de la cure de l'anus au temps ultérieur (méthode de Bloch-Hahn, Jaboulay, Reclus) trouvera des indications, mais la difficulté de la cure des anus ainsi créés n'est pas sans être un désavantage de la méthode, racheté, il est vrai, pàr la grande bénignité de la résection faite dans ces conditions.

Les opérations en un temps doivent être la règle pour le cœcum ; les opérations en plusieurs temps, l'exception. — La règle est inverse pour le reste du côlon.

LA TECHNIQUE

1°. — Les Opérations en un temps

A. — *L'Exérèse* (1).

Les conditions du succès en matière de résection
intestinale tiennent dans une technique minutieuse
qui doit viser à deux buts : une hémostase parfaite,
une asepsie impeccable. Il n'est pas de détail ou de
minutie qui n'ait son importance.

Le ventre étant ouvert, le chirurgien doit d'abord
explorer la tumeur. Celle-ci repérée, il faut se rendre compte du degré de son adhérence et des géné-

---

(1) Dans ce chapitre, nous ne parlerons pas de la technique des interventions abdomino-péritonéales pour les cancers bas placés recto-
sigmoïdiens. C'est là une opération trop spéciale. Le lecteur se repor-
tera à la *Chirurgie du rectum* de Guérin et Hartmann et à l'article de
MM. Guérin et Duval, *Revue de chirurgie*, p. 981. Ces interventions
s'adressent plus à des cancers du rectum, ou à ceux limités appelés
recto-sigmoïdes. Leur évolution basse et leurs caractères anatomiques
doivent les faire classer dans les affections rectales, ne doivent être
gardés comme cancers iliaques que ceux de la portion mobile, ceux
que Duval appelle cancers hauts, les autres sont des cancers rectaux
et relèvent d'une thérapeutique identique.

ralisations ganglionnaires viscérales. Si la tumeur est tenue pour extirpable, c'est-à-dire si elle n'adhère à aucun organe voisin au point que son ablation risque de le léser ; si les adhérences péritonéales ne la

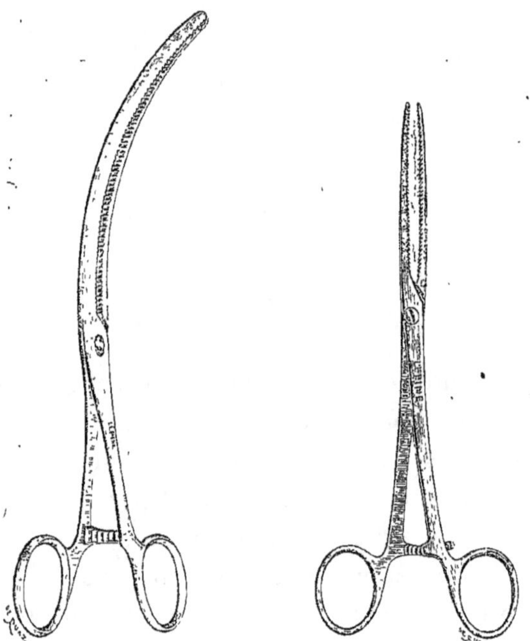

FIG. 26. — Pince à coprostase de Doyen.   FIG. 27. — Pince à coprostase.

fixent pas trop à la paroi profonde de l'abdomen ; si les adédopathies ne sont ni trop volumineuses, ni trop lointaines ; si le foie a une surface extérieure lisse sans noyaux néoplasiques, s'il n'existe pas d'ascite en grande quantité, on procède à l'ablation. Le premier temps consiste à libérer la tumeur pour l'extérioriser ; *tout doit tendre à opérer en dehors du ventre*, sur des compresses. La tumeur est mobile, la question est simple, les cas bénins sont ceux-là. Ce sont ceux que permettent des succès mais dans les opérations en un temps. La tumeur est adhérente, il faut la mobiliser rapidement en clivant les adhérences clivables, en sectionnant entre des pinces celles qui tiennent et qui sont vasculaires.

La tumeur mobilisée, on procède à la *coprostase*. Nous rejetons complètement la méthode manuelle, qui a le tort d'immobiliser un aide et d'être insuffisante. Il faut user des pinces à mors élastiques de Doyen, avec ou sans tube de caoutchouc, ou placer deux pinces à chacune des extrémités présumées du néoplasme. On fera passer la section entre ces deux pinces. La pose des pinces est un point important. On doit les mettre à distance du néoplasme, en tissu franchement sain, sans cet esprit de fausse économie qui coûte si cher quelquefois. La résection doit être large ; on doit toujours avoir l'air de couper trop. Les pinces placées ; on coupera à ras de la pince située vers le cancer, on laissera dépasser quelques millimètres d'intestin au-delà de la pince placée en dehors de façon à pouvoir placer une suture sur ce bout avant de relâcher la pression. Quelques chirurgiens conseillent dans ce but de faire une suture en bourse, entre les deux pinces, avant la section, ou de faire une ligature entre elles de façon à avoir déjà un bout obturé lorsqu'on coupe.

Ce procédé, théoriquement excellent, en pratique ne donne pas ce que l'on attend de lui, et même avec son application on voit quand même la muqueuse de l'intestin. La section faite, il faut se hâter de moucher au tampon la muqueuse et faire rapidement une suture d'enfouissement. En même temps la surface de section du côté du cancer est enveloppée dans

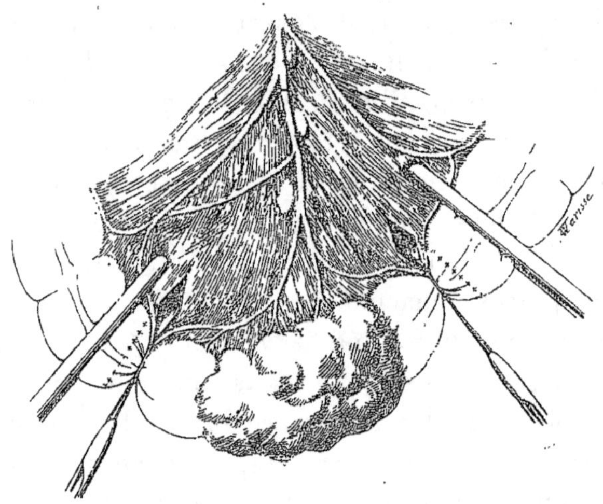

Fig. 28. — Colectomie pelvienne, résection du côlon pelvien et de son méso. — Le segment néoplasique est exclu, totalement fermé par deux ligatures à la grosse soie qui embrassent et l'intestin et son arcade artérielle. Deux clamps souples sont apposés sur les segments coliques supérieur et inférieur, à 2 centimètres des ligatures. Le pointillé montre la résection triangulaire du méso ; l'artère qui se distribue au segment néoplasique est liée tout en haut, à sa naissance ; les ganglions sont enlevés en masse avec les voies lymphatiques. Un ganglion trop haut situé pour être compris dans la résection méso-colique est extirpé par une incision spéciale du feuillet péritonéal antérieur.
Cette figure montre que la résection très haute du méso avec ligature haute d'une sigmoïdienne ne compromet pas la vitalité des segments coliques supérieur et inférieur qui restent munis de leurs artères et de leur arcade vasculaire juxta-intestinale. (DUVAL.)

une compresse pour l'isoler. On procède d'une façon identique de l'autre côté de la tumeur.

Quant à l'*écrasement* des bouts intestinaux, Doyen en parle en ces termes :

« J'écrase en amont et en aval de la tumeur les tuniques moyennes et internes de l'intestin avec la pince à pression progressive. Seule, la séreuse subsiste. La pression réalisée donne 1.200 kilogs.

La pince enlevée, j'applique aux deux points où elle a été serrée, deux solides ligatures à la soie. A 2 centimètres de ces ligatures, du côté de la tumeur, le calibre de l'intestin est fermé avec des pinces longues. Je sectionne à 8 ou 10 millimètres des ligatures, entre elles et chacune des pinces qui isolent le calibre du tronc à réséquer. Le peu de muqueuse qui pourrait persister est détruit au thermo-cautère, et le segment malade est isolé, après ligature des vaisseaux mésentériques qui viennent à donner du sang. L'hémostase du mésentère terminée, le champ opératoire est parfaitement aseptique.

« Il est loisible de fermer les deux bouts par un double fil en cordon de bourse, rejetant plus profondément le fil de soie primitif qui a été coupé au ras du nœud, et de pratiquer une entéro-anastomose latérale, une implantation terminale, un entéroraphie circulaire. Lorsque la suture doit être faite bout à bout, je détache le mésentère de l'intestin sur une petite étendue, et je réunis les deux extrémités par deux plans superposés correspondant à la demi-circonférence mésentérique. Je termine alors, sur la moitié de la demi-circonférence antérieure restée libre, le surjet profond.

« Si l'on prend bien ces précautions, aucune trace

du contenu intestinal n'apparaît au dehors, son calibre étant fermé en aval et en amont par deux pinces à pression. »

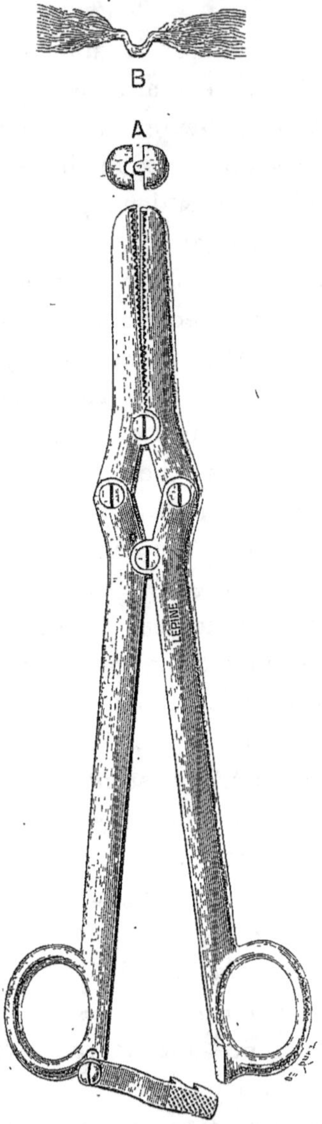

Fig. 28.—Pince écraseur de Condamin.

Nous n'avons jamais vu appliquer cette méthode et il ne nous est pas possible de dire quels sont, en pratique, les avantages de l'écrasement, peu de chirurgiens l'utilisent, on n'en trouve nulle mention dans les observations.

Nous savons cependant que Roux, de Lausanne, l'emploie systématiquement. Écraseur et thermo-cautère entrent en jeu continuellement entre les mains de ce chirurgien de valeur quand il pratique des exérèses ou des anastomoses intestinales.

M. Jaboulay rejette l'emploi de l'écrasement auquel il reproche la production d'embolies et la création d'un foyer prêt à s'infecter.

L'écrasement peut être

utilisé pour le méso seulement pour en assurer l'hémostase; on pourrait, à cet effet, se servir de l'écraseur de Condamin, avec lequel cet auteur écrase les
pédicules après l'hystérectomie.

Le deuxième temps *comprend la section du mésentère*. On peut, dans le cas de tumeur peu mobile, sectionner d'abord l'attache péritonéale; ceci permet de
mobiliser la tumeur et de l'extérioriser d'emblée. Quelques auteurs (Hartmann) conseillent même de commencer par la section du mésentère et l'hémostase de
celui-ci. On ouvre ainsi plus tard la cavité intestinale,
au moment où la tumeur est déjà extra-abdominale.
D'autre part, les manœuvres, que l'on a à faire après
la résection, temps infectant, sont réduites et les
chances d'infection diminuées d'autant. Cette technique est facile avec une tumeur peu adhérente;
d'autres fois on ne pourra faire l'hémostase de la
tranche méso-colique qu'après l'ablation de la
tumeur. En règle générale, il faut tendre à faire le
plus possible avant l'ouverture de l'intestin et à ne
garder à pratiquer après ce temps opératoire que le
minimum de manœuvres intra-péritonéales.

La section du méso doit être conduite avec grand
soin; enlever toutes les portions envahies, mais
laisser aux extrémités intestinales un pédicule vasculaire suffisant. Faute de cette précaution, on
observe du sphacèle et des péritonites consécutives.
Au niveau du côlon transverse, cette précaution prend
une nouvelle importance. On pratique *la résection en
coin à angle postérieur, vers les vaisseaux*. Il faut
s'abstenir de réséquer le méso selon deux lignes

parallèles et continuant la section colique. Il faut s'abstenir le plus possible d'avoir à lier des artères coliques, ou les branches des arcades.

L'intestin coupé en dehors du ventre est alors enlevé rapidement, le danger d'infection est encore réduit. Les temps de la résection doivent être rapidement exécutés; nous verrons qu'il en est autrement dans les temps suivants, hémostase, anastomose, où il faut, au contraire, multiplier les précautions.

Mais auparavant, il faut veiller à ne pas infecter le péritoine ; les compresses, les doigts du chirurgien doivent à ce moment être considérés comme suspects. Le chirurgien doit, ou se relaver les mains, ou mettre des gants, ou en changer selon sa coutume habituelle. Les compresses, il faut se garder de les changer comme on le voit faire trop souvent, une compresse en place et bien mise est immuable, mais on la recouvre d'une nouvelle couche de gaze propre ; enfin la règle absolue doit être de mettre de côté tout instrument utilisé dans la première partie de l'opération.

Ces détails paraîtront puérils à quelques-uns ; ils sont cependant indispensables si l'on veut éviter l'infection du péritoine ou celle de la paroi.

Quel que soit le moment où l'on pratique la section péritonéale, il faut veiller avec soin sur l'hémostase. Des pinces hémostatiques placées au fur et à mesure assureront l'hémostase immédiate. Plus tard, pour l'assurer, il sera de toute importance d'éviter le moindre suintement sanguin. Ligature isolée de chaque vaisseau. Suture du péritoine en arrière; il faudra repéritoniser en arrière, comme après une hystérectomie abdominale.

Il importe de fermer très soigneusement la brèche faite au méso, de façon à éviter tout suintement sanguin : l'hématome rétro-péritonéal si facilement infectieux, soit l'engagement possible d'une anse, venant s'y étrangler, réalisant ainsi une occlusion post-opératoire (cas d'Heidenhain).

Recherche des ganglions. — Clogg, se basant sur les recherches sur les lymphatiques du cancer colique conseille de réséquer très en dehors de la tumeur, d'abord pour être sûr d'enlever tout le mal, mais surtout pour pouvoir couper beaucoup de mésentère en dehors du territoire immédiatement en rapport avec la tumeur. Pour cet auteur, la récidive est exclusivement lymphatique; d'où l'indication de ne point se montrer avare de mésentère; comme réséquer du mésentére équivaut à réséquer en même temps de l'intestin, il conseille de larges ablations. Pour le cœcum, enlevez, dit-il, la fin de l'iléon et la première portion du côlon ascendant; pour un angle, la moitié du côlon transverse et la portion supérieure du descendant ou de l'ascendant.

Cette recherche des ganglions ne paraît pas devoir être poussée très loin. Rarement, dans le cancer de l'intestin, on observe de récidive ganglionnaire. Il serait imprudent de conclure à l'envahissement ganglionnaire, uniquement parce qu'on trouve des ganglions hypertrophiés. Nous avons fait examiner systématiquement en coupes sériées les ganglions des cancers enlevés ; sur 4 cas, on a trouvé toujours de la congestion et de l'hyperplasie folliculaire, mais jamais de formation néoplasique. L'hypertrophie des ganglions ne doit pas empêcher le chirurgien de réséquer le cancer ; il ne lui impose pas davantage, en ce qui concerne l'intestin, la poursuite lointaine de ganglions simplement infectieux dans la majorité des cas ; ce temps opératoire prolonge, non sans danger, la durée de l'intervention pour un bénéfice douteux.

On ne saurait d'ailleurs voir dans la présence de ganglions hypertrophiés une contre-indication à l'ablation de la tumeur. Trop souvent on entend dire : Il y a des ganglions dans le mésocôlon, il est inutile d'enlever la tumeur. Ganglions hypertrophiés ne veut pas dire ganglions cancéreux, et si, cliniquement, on ne peut pas se prononcer, *il faut se comporter comme si les ganglions étaient simplement inflammatoires, c'est-à-dire enlever la tumeur et les ganglions voisins.*

Clairmont et Petersen rapportent, dans leur article remarquable sur l'anatomie du cancer de l'intestin et de l'estomac, une observation des plus curieuses. Au cours d'une pylorectomie pour cancer, Kocher se trouve en face d'une masse ganglionnaire pré-pancréatique telle que l'ablation en apparaît impossible. On prend un ganglion placé au delà dans le mésocôlon transverse, ce ganglion est trouvé bourré de cellules néoplasiques. Quatre ans après, on réopère cette malade pour une hernie ombilicale. — *Les ganglions pancréatiques ont disparu. Est-ce à*

dire que les ganglions cancéreux rétrocèdent après
l'ablation de la tumeur ?

On ne saurait répondre à cette question en l'état
actuel, pas plus d'ailleurs par la négative que par

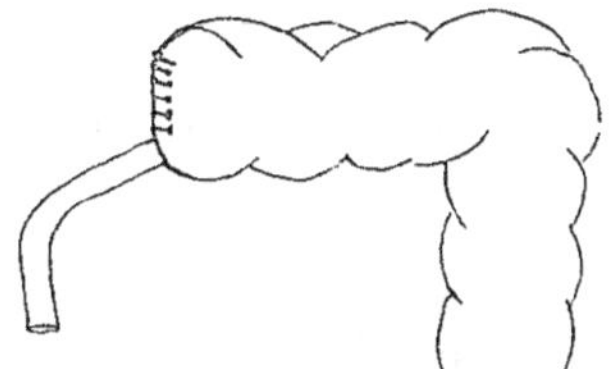

Fig. 29. — Anastomose termino-
latérale, après résection.

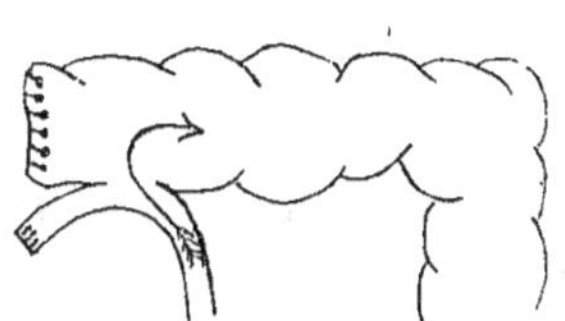

Fig. 30. — Anastomose latéro-la
térale, avec fermeture des
deux bouts. Anisopéristaltique.

l'affirmative. Les ganglions inflammatoires sont susceptibles de disparaître, la cause de leur infection
ayant disparu. Mais on ne saurait accepter en aucun
cas la limite de l'opérabilité d'un caneer viscéral,

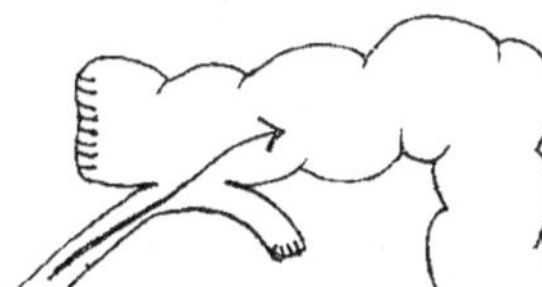

Fig. 31. — Anastomose latéro-
latérale, avec fermeture des
deux bouts. Isopéristaltique.

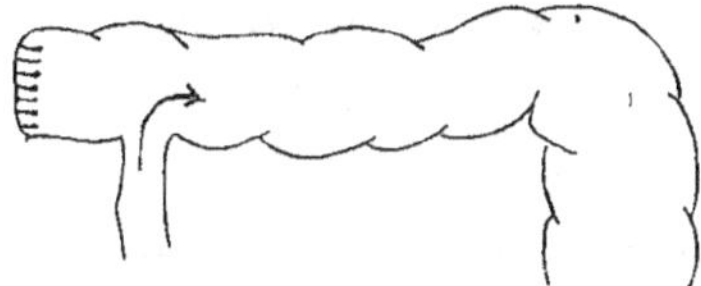

Fig. 32. — Anastomose latéro-terminale.

fixée à la présence de ganglions au voisinage de la
tumeur ; ce serait priver beaucoup de malades des
chances sérieuses de guérison que leur donnerait une
opération radicale.

La lésion enlevée, reste à rétablir la continuité.
Dans cette partie de l'opération, il ne faut pas viser

à la vitesse, mais, au contraire, il importe d'être méticuleux, au risque d'être lent dans la confection des anastomoses. S'il s'agit du cœcum, la seule opération est l'iléo-côlostomie. On peut la faire termino-terminale, ou latéro-latérale après fermeture des deux bouts, ceci dépend du cas et de l'opérateur. L'anastomose latéro-latérale paraît présenter moins de difficulté et, partant, un danger moindre. Fera-t-on ces anastomoses termino-latérales en implantant la fin de l'iléon quelque part sur le côlon ascendant ou transverse ? Cette façon de procéder ne paraît pas exempte de danger. L'anastomose par implantation est difficile, laborieuse à la suture. Enfin l'anastomose faite, l'anse grêle tire souvent et l'on a vu des coudures se produire.

L'anastomose bout à bout après rétrécissement du bout colique est préférée par quelques chirurgiens. On pourra utilement en pallier les inconvénients et les dangers, en *invaginant* l'iléon dans le côlon, sans se contenter de faire une simple coaptation.

Il faut préférer l'anastomose latéro-latérale qui permet d'accoler les anses sur une certaine étendue ; on aura soin de la faire dans un sens isopéristaltique pour éviter la projection des matières contre le néocœcum. (Voir fig. 30-31.)

Est-il nécessaire de faire l'anastomose loin de la section du côlon ? Aller porter l'iléon au niveau de l'S iliaque paraît une exagération. On prive ainsi le sujet de tout son côlon, on rend inutile cet organe sans raison plausible. Il vaut autant l'utiliser au point de vue de l'absorption et de la déshydration des matières. En un mot, l'exclusion de tout le côlon à la suite d'une entérectomie cœcale ne paraît pas indiquée. Est-ce à dire qu'il vaille mieux faire l'anastomose immédiatement au-dessus du cœcum enlevé ? Il ne semble pas. Si, plus tard, à cela il n'y a aucun inconvénient, dans les jours qui suivent l'opération, on risque de faire du néo-cœcum un réceptacle aux matières liquides du grêle, l'infection de la ligne des sutures peut en être la conséquence. Il vaut mieux faire porter l'abouchement sur le côlon transverse, de façon à éviter le passage des matières dans le néo-cœcum, on aura soin d'accoler le grêle au transverse sur une certaine étendue, pour qu'il ne le tiraille ou ne le coude pas.

Fera-t-on l'anastomose à la suture ou au bouton ? Il ne nous appartient pas de prendre parti dans ce débat, sur lequel l'accord ne semble pas près de se faire. Les chirurgiens utilisent l'un ou l'autre des procédés selon leurs goûts, leurs habitudes, leur éducation. Le bouton ne présente pas là les inconvénients qu'il a dans les anastomoses colo-coliques et on peut l'utiliser dans les iléo-côlostomies où il n'a jamais eu de conséquences fâcheuses, à notre connaissance. Il aura l'avantage de la rapidité et ceci n'est point négligeable lorsque l'anastomose intestinale doit être faite à la fin d'une séance opératoire déjà longue. Gouilloud a proposé, pour le cancer du cœcum, de commencer par l'anastomose et de terminer par la résection lorsqu'est déjà assuré le cours des matières. Cette façon de procéder paraît avoir des avantages appréciables.

Pour le cancer du côlon, la question ne se pose plus avec autant de simplicité. Toute une série d'opérations permettent de rétablir la continuité.

La première, la plus simple, est la réunion des deux bouts par une suture circulaire. Ici, le bouton doit être tenu pour suspect parce que la coalescence entre les tranches intestinales est moins rapide et moins intense. Souvent la coaptation du bouton lui-même est difficile. Enfin on a noté un certain nombre d'oblitérations mortelles du bouton. Nous en avons vu un cas pour une côlo-côlo-anastomose qui s'est terminée par un énorme phlegmon stercoral bronzé et par la mort. M. Pollosson nous a parlé d'un cas d'oblitération du bouton par des matières dures. Poirier a rapporté un fait identique à la Société de chirurgie. Il est difficile enfin de placer un bouton sur deux bouts inégaux. Le bouton est-il trop petit, la coaptation est insuffisante; trop gros, on s'expose au sphacèle des parois. Pour toutes ces raisons, il semble que le bouton ne doive pas être conseillé dans la chirurgie du côlon.

On peut donc réunir bout à bout les deux extré-

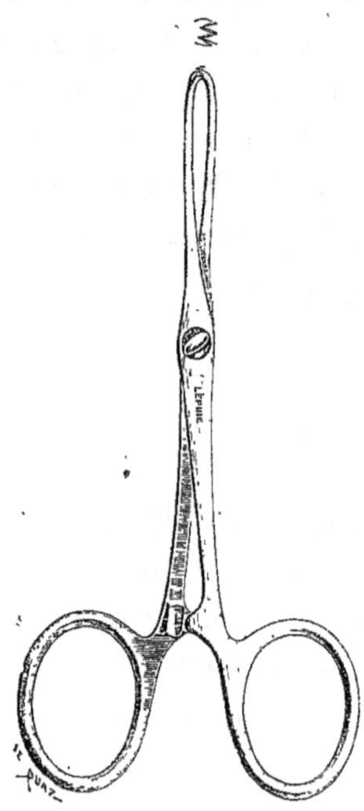

Fig. 33. — Pince de Chaput.

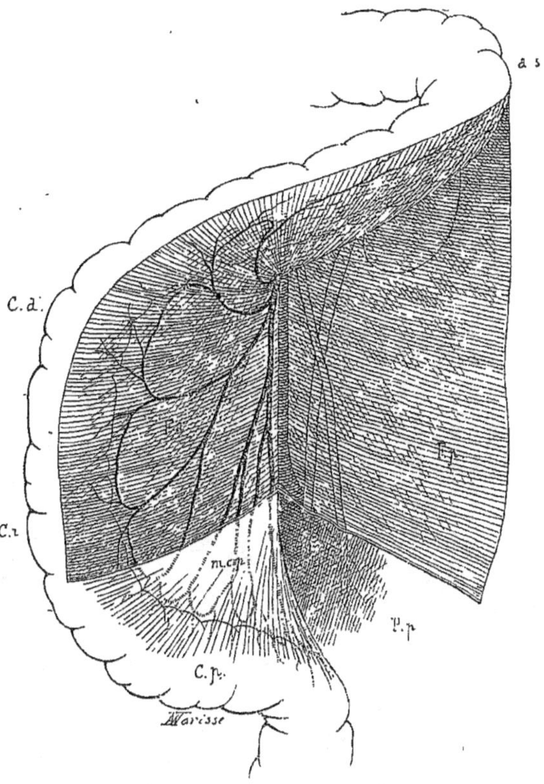

Fig. 34. — Décollement pariétal des côlons descendant et iliaque. — Le péritoine pariétal est incisé le long du bord externe de l'intestin : la racine secondaire du méso-côlon pelvien est sectionnée. — Le décollement a lieu entre le feuillet profond du fascia rétro-colique, qui reste sur la paroi abdominale postérieure recouvrant l'uretère, les vaisseaux spermatiques, et la moitié gauche de l'aorte, et le feuillet antérieur qui vient avec le côlon recouvrant la face profonde des artères coliques. — Le feuillet postérieur du fascia se continue avec le péritoine pelvien, l'antérieur avec le feuillet inférieur du méso-côlon pelvien, tous deux se confondent au-devant de l'aorte. — Le côlon terminal, ramené en position médiane, a repris sa situation embryonnaire primitive. a. s., angle splénique ; c. d., côlon descendant ; c. i., côlon iliaque ; c. p., côlon pelvien ; f. p., feuillet postérieur du fascia ; p. p., péritoine pelvien ; f. a., feuillet antérieur du fascia ; m. c. p., méso-côlon pelvien.

(Duval).

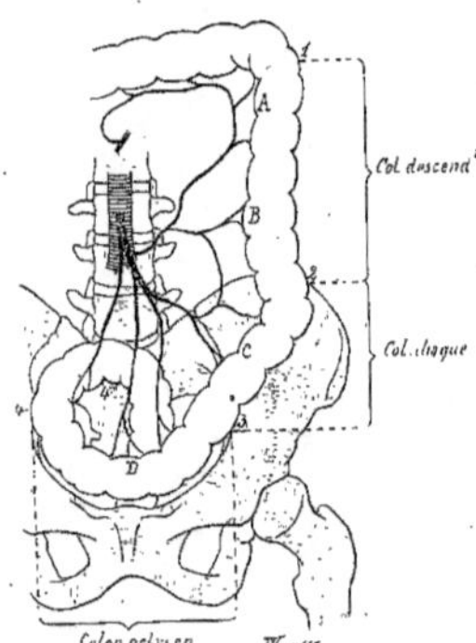

Fig. 35. — Portion gauche du gros intestin en place (Duval).

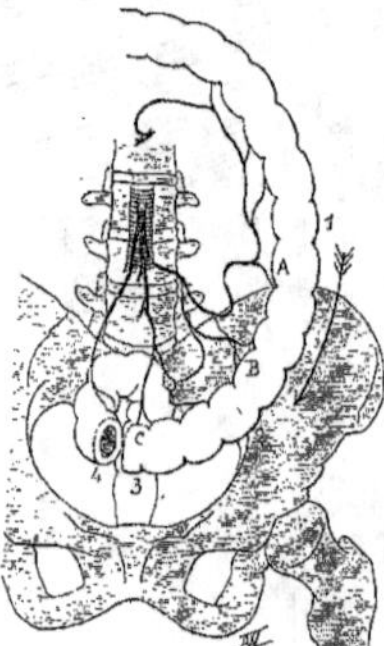
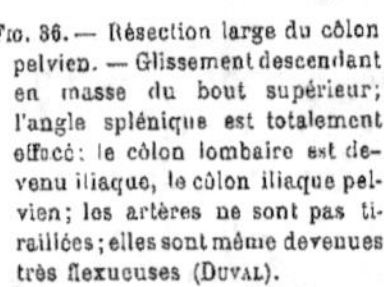

Fig. 36. — Résection large du côlon pelvien. — Glissement descendant en masse du bout supérieur; l'angle splénique est totalement effacé: le côlon lombaire est devenu iliaque, le côlon iliaque pelvien; les artères ne sont pas tiraillées; elles sont même devenues très flexueuses (Duval).

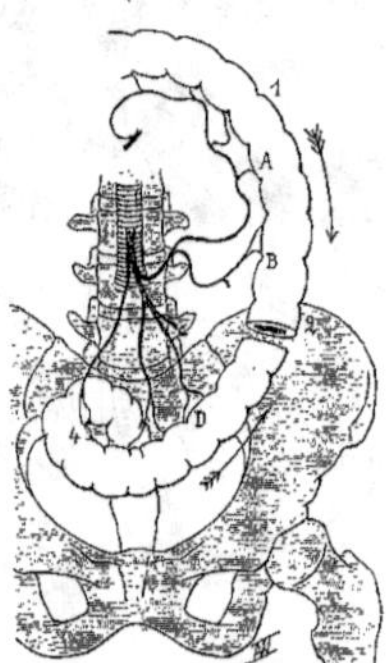

Fig. 37. — Résection du côlon pelvien. — Glissement descendant du côlon lombaire (l'angle splénique s'efface); glissement ascendant du côlon pelvien (la bouche pelvienne est très rétrécie; les artères ont pivoté dans les deux sens (Duval).

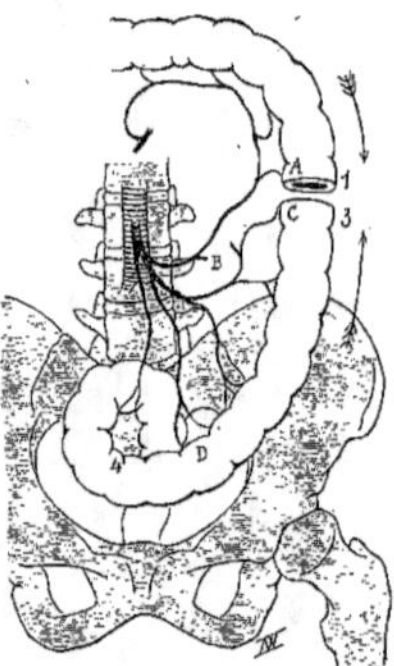

Fig. 38. — Résection du côlon descendant de A à C. — Léger glissement descendant du bout supérieur; glissement ascendant du bout inférieur; coaptation possible. — Le côlon pelvien rétrécit sa bouche et monte dans la région iliaque; les artères se sont simplement élevées (Duval).

mités coliques par une suture circulaire ; elle sera très facilitée si l'on peut adosser l'une à l'autre les deux tranches de section postérieures en les maintenant par des pinces à dents très fines, telles celles de Tuffier ou de Chaput (fig. 33). Les fils de suspension, selon la technique indiquée par Jaboulay et Briau (1), donneront la même commodité. Mais cette suture est difficile et on a parlé de rétrécissement consécutif. Il vaut mieux, quand on a suffisamment d'intestin mobile, fermer les deux bouts en cœcum et faire une latéro-latérale. En pareil cas, la difficulté est souvent de mobiliser l'intestin. Duval a proposé le glissement de l'S iliaque, par décollement du péritoine. Anatomiquement, cet auteur a montré que le mésocôlon sigmoïdien était venu, après rotation, se fusionner avec le péritoine pariétal postérieur, mais cette fusion n'est qu'apparente. Il est possible de restituer à chacun des feuillets son individualité. Il suffit d'inciser sur le bord externe du côlon et de cliver au doigt. On sépare en avant le méso avec les vaisseaux, la lame pariétale reste accolée. Ce fait est évident sur le cadavre, et on peut l'appliquer au cœcum et au côlon ascendant aussi bien qu'à l'S iliaque, nous l'avons vérifié maintes fois à l'amphithéâtre. On arrive ainsi à amener au contact des points fort éloignés du côlon, mais peut-être sur le vivant ce procédé crée-t-il des décollements trop étendus avec une surface péritonéale suintante prête à s'infecter. Le nombre de cas où a été appliquée la méthode est

(1) In Delbet-Le Dentu, article hernies.

encore trop peu nombreux pour permettre une conclusion.

Est-on dans l'impossibilité d'amener au contact

**Procédés d'anastomose, après résection, d'une tumeur
du côlon transverse.**

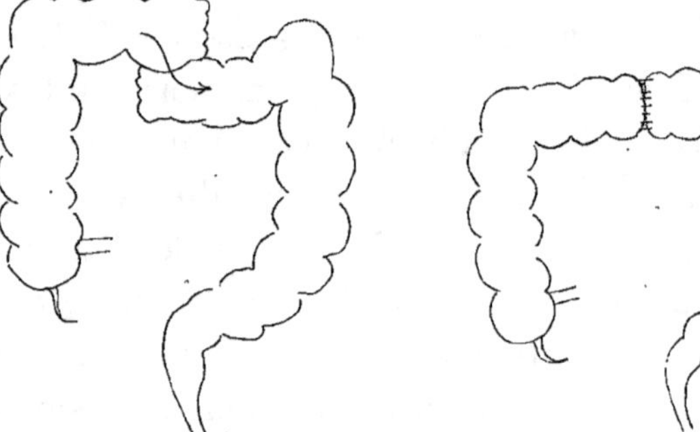

Fig. 39, — Latéro-latérale.   Fig. 40. — Termino-terminale.

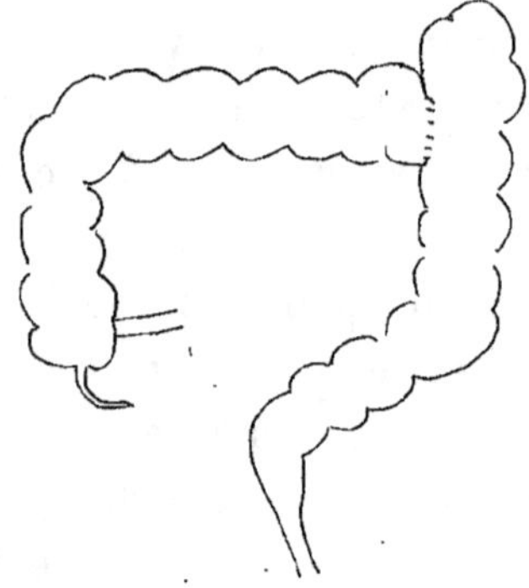

Fig. 41. — Implantation termino-latérale.

les deux tranches de section, tout l'effort doit tendre
à éviter l'anus contre nature définitif ; on priverait
ainsi le malade d'un des bénéfices de l'opération

radicale. En règle générale, on peut dire que jamais un chirurgien n'est obligé de finir par un anus définitif. Quelques cas particuliers peuvent seuls excuser une semblable thérapeutique, cancers bas placés recto-sigmoïdes qui sont à vrai dire plus des cancers du rectum que des cancers du côlon (1). Lardennois, avec son iléo-rectostomie fournit un excellent moyen d'éviter l'anus même dans ces cas : on abouche la fin de l'iléon dans l'ampoule rectale, ou au-dessus par un procédé très élégant. L'inconvénient peut être une diarrhée persistante, mais cela n'est rien auprès de l'anus permanent. Dans tous les cancers haut placés on a à sa disposition une foule d'anastomoses qui permettent de rétablir la continuité. Le type le plus simple est l'anastomose ou l'implantation iléo-colique au-dessous de la section. Mais ce procédé crée la nécessité de réséquer immédiatement toute la portion de côlon sus-jacente à l'anastomose. Supposons un néoplasme du côlon transverse, enlevé si largement qu'une réunion bout à bout est impraticable, en aucun cas on n'est autorisé à laisser un anus définitif. On aura le choix entre deux techniques : ou implanter l'iléon en quelque point au-dessous de la section (iléo-côlostomie descendante ou sigmoïdienne) ; ou bien anastomoser le cœcum dans l'S iliaque.

(1) Madelung, en 1886, pour éviter le danger de la coloraphie, conseille de former le bout inférieur, transformé ainsi en cul-de-sac ouvert à l'anus, et d'aboucher le bout supérieur à la peau. Préconisé par de Thirion et Chavannez, l'établissement de cet anus doit être rejeté, et cette méthode reléguée au rang de procédé de fortune.

Dans le premier cas, on laisse en amont de la section toute une portion d'intestin (cœcum, côlon ascendant), séparée de toute attache. On ne saurait penser à la transformer en anse exclue complètement en suturant ses extrémités ; nous avons montré par ailleurs le danger et l'illogisme de l'exclusion bilatérale fermée. Aboucher le cœcum à la peau pour drainer par la portion exclue, mais n'est-ce pas condamner le malade à une fistule ? Il semble préférable de faire après l'anastomose iléo-colique, destinée à rétablir la continuité du tractus intestinal, une deuxième anastomose latéro-latérale entre le cœcum et l'S iliaque ; cette

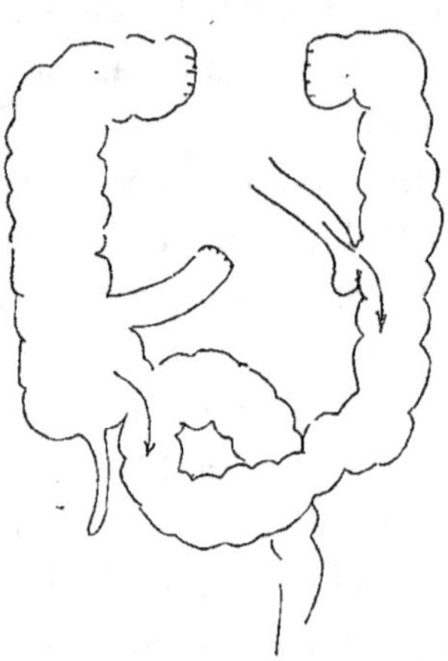

Fig. 42. — Résection d'une tumeur du transverse. Réunion bout à bout impossible. Drainage de la portion exclue par le cœcum. On pourrait se contenter de la cœco-sigmoïdostomie.

anastomose sera une voie de drainage pour la portion exclue. Le drainage par l'iléon (Montprofit) pourra être préféré chez les sujets où il y a absence de méso-cœcum, un méso-côlon pelvien court rend impossible la mobilisation du cœcum ou de l'S iliaque. On pourrait aussi drainer à l'intestin par l'appendice. Nous ne croyons pas que ceci ait été exécuté. En somme, on ne doit pas abandonner dans la cavité abdominale une anse fermée ; le drainage par la peau est plein d'inconvénients. Il vaut mieux drainer à l'intestin soit par un abouchement dans l'S iliaque du cœcum, de l'iléon (bout cœcal) ou de l'appendice.

Une méthode cependant doit nous arrêter un instant : *c'est la résection de tout un segment d'intestin sus-jacent au cancer.* Pour prendre un exemple, on vient d'enlever un angle droit ; il est impossible de réunir les bouts ; on résèque le côlon ascendant et le cœcum et on anastomose l'iléon au côlon. Tixier a publié dans la thèse de Peutot un beau succès. Mais il semble que la résection d'un segment d'intestin aussi considérable n'est pas sans entraîner une gravité opératoire redoutable. Et cette façon de procéder, malgré les succès, ne doit être réservée qu'aux cas très exceptionnels où aucune anastomose entre les deux bouts coliques n'étant possible, on ne peut pas recourir à un des procédés de dérivation des matières sus-indiqués.

L'entérectomie faite, la continuité rétablie, il importe de ne laisser en arrière aucune surface cruentée. La péritonisation doit être conduite avec grand soin. Une hémostase des sections péritonéales méso-coliques et des adhérences sectionnées est de toute importance. Hémostase méticuleuse et péritonisation parfaite sont les conditions du succès.

Doit-on drainer ?

La question a son importance ; il s'en faut qu'un avis unanime existe à ce sujet. Les uns drainent à la gaze ; les autres avec des tubes ; les troisièmes pas du tout. Tous ont en faveur de leur façon de procéder d'excellents arguments, on peut abriter son opinion quelle soit-elle derrière des noms illustres. Nous avons interrogé les faits et les observations. On retire de ceux-ci cette impression nette que des malades meurent de péritonite autant avec drainage que sans drainage, mais, par contre, on vóit la péritonite plus fréquente avec le drainage à la gaze et la fistule stercorale être presque la règle à sa suite. Souvent, quand on enlève une mèche de gaze serrée un peu, mise là, dit-on, pour drainer, on voit venir à la remorque une certaine quantité de pus. La mèche fait plus bouchon que drain ; nous en rejetons l'emploi comme procédé de drainage. On pourrait y joindre encore comme désavantages les ennuis et les douleurs de leur ablation. Leur drainage théorique et la fréquence des fistules consécutives en contre-indiquent l'emploi.

Dans certains cas, le tamponnement à la gaze trouve son indication. Quand on a une hémostase difficile à compléter, ou une péritonisation imparfaite, la gaze devient comme hémostatique, un excellent adjuvant ; en aucun cas elle ne saurait défendre de l'infection un péritoine non cloisonné. Ou l'opération a été conduite aseptiquement, et la gaze constitue un danger ; ou le péritoine a été infecté, et il est difficile de concevoir que ce morceau de gaze réalise l'asepsie de la séreuse.

Lorsque l'opération a été conduite sans faute ; que tous les temps ont été faits hors du ventre sur des compresses ; qua surtndout on résèque en plusieurs temps, le drainage apparaît comme inutile. Si l'on conserve quelques doutes, on peut placer pour deux ou trois jours un tube dans la partie inférieure de la plaie. Si l'on n'évite pas ainsi l'infection du péritoine, on aura au moins la satisfaction d'avoir fait un effort dans ce sens, représenté comme rituel par les classiques. Reste la question du lavage du péritoine et de l'intestin au niveau du champ opératoire ; il ne s'agit pas de laver à grande eau la cavité péritonéale. mais de passer des compresses humides de sérum artificiel chaud sur la région opérée. Quelques chirurgiens procèdent ainsi, et récemment, dans un grand travail fait chez Kocher, Clairmont (1), se basant sur des travaux expérimentaux et sur la clinique, conseille le lavage à l'eau salée physiologique pour prévenir l'infection péritonéale.

Il recommande de ne pas laisser diffuser les liquides entre les anses et de ne pas utiliser de substance qui risque d'atteindre l'endothélium péritonéal dans sa vitalité. On ne saurait avoir sur ce lavage une opinion bien arrêtée. En tout cas, il faut veiller à assécher le péritoine de tout le sang et de tous les produits qui peuvent l'avoir souillé. Un péritoine bien débarrassé de toutes les causes d'infection possède assez de pouvoir défensif à l'égard des micro-organismes pour lutter, et nous aurions plus de tendance, dans les cas d'opérations faites régulièrement, à nous confier à cette défense naturelle qu'à tous les drainages dont la valeur est discutée et les inconvénients certains.

En tout cas le drainage a été une époque de la

______

(1) *Beitræge*, 1905.

chirurgie abdominale, à l'heure où l'on ne savait pas encore l'asepsie. L'hystérectomie à pédicule externe a eu commé suite l'hystérectomie avec Mickuliez, aujourd'hui on fait l'hystérectomie sans drainage avec succès supérieur.

L'entérectomie doit suivre la même évolution, le drainage reste pour des cas d'exception avec accidents au cours de l'opération, il devient tout à fait inutile après une entérectomie en trois temps, au cours de laquelle on ne manie pas de matières.

Le chirurgien doit surtout se préoccuper de ne pas infecter le péritoine; cela est plus important que de chercher à triompher d'une infection avec un drainage d'une efficacité problématique.

II. — LES RÉSECTIONS EN PLUSIEURS TEMPS

La méthode est née spontanément, le jour où un chirurgien, sans idée déterminante, réopéra un malade déjà guéri d'une occlusion aiguë par une opération palliative. La résection fut de cette manière d'une bénignité surprenante. Mais, lentement, sont apparues les causes des insuccès dans les colectomies d'emblée et tard seulement on pensa à traiter le cancer à froid comme le cancer en occlusion.

Les opérations en plusieurs temps ne sont pas univoques dans leur technique. Il importe de classer les divers procédés.

Le premier groupe comprend les opérations qui dans un premier temps se proposent de dériver le cours des matières par une intervention intra-abdo-minale (exclusion, anastomose).

Le second groupe réunit toutes les entérectomies avec anus préalable, contemporain, consécutif.

Le type le plus simple est celui de l'opération Bloch, Hahn (1894), Jaboulay, Studsgaard, Alling-ham (1899) ; Schede et Gussenbauer, avec ses variantes selon les auteurs : extériorisation de la tumeur et anus. L'anus est réalisé en canon de fusil, la tumeur enlevée de suite, les deux bouts intes-tinaux fixés à la peau?

Volkmann a modifié ce procédé, pour faciliter l'obturation secondaire de l'anus ; il conseille de réséquer d'emblée la tumeur, puis de suturer la demi-circonférence interne des deux bouts intestinaux et de laisser seulement la demi-circonférence antérieure béante. On a ainsi la moitié de sa cure d'anus effec-tuée pour plus tard. La tumeur peut être abandonnée au dehors vingt-quatre ou quarante-huit heures (Reclus) pour laisser se faire les adhérences péri-tonéales. La résection s'opère après ce temps.

On peut exterioriser plus largement, attirer au dehors une portion d'anse saine sus-jacente, sur laquelle portera un anus.

Mickuliez et Hochenegg défendent l'opération en deux temps :

Premier temps. — Confection d'un anus au-dessus mais proche de la tumeur.

Deuxième temps. — Résection de la tumeur et de l'anus, entéroraphie.

D'autres auteurs font dans un premier temps la

résection, complétée par un anus situé au-dessus de la coloraphie ; cet anus est curé dans un second temps.

Wœlfler, et à la suite son élève Schloffer, recommandent l'opération en trois temps :

1° Établissement d'un anus en amont de la tumeur ;
2° Résection de la tumeur ;
3° Cure de l'anus artificiel.

Tels sont les différents types d'opérations en plusieurs temps. Quels sont leurs avantages et leurs inconvénients ?

1° *Résection avec anastomose ou exclusion préalable.* — Faire précéder la résection d'une anastomose ou d'une exclusion permet de réduire à deux temps la cure du cancer du colique.

Dans un premier temps, en dérivant le cours des matières on assure leur évacuation ultérieure à travers un tube digestif modifié. On évite ainsi au malade le port, même temporaire d'un anus contre nature. Ce sont des avantages appréciables, mais combien compensés par le danger de cette façon de procéder.

Le reproche principal qu'on peut adresser aux opérations palliatives intra-abdominales est leur gravité propre.

L'anastomose simple a contre elle une mortalité des plus lourdes, qui doit encore être augmentée si l'on y ajoute les opérations faites en période d'occlusion.

L'exclusion bilatérale doit être rejetée aussi à cause de sa gravité opératoire. Reste l'exclusion unilatérale.

Sa bénignité ne saurait en rien être comparée à celle de l'anus. Cependant on doit la préférer aux anastomoses iléo-coliques, inefficaces à isoler un cancer, et aux anastomoses colo-coliques, quelquefois impraticables, toujours graves et d'une efficacité douteuse.

A toutes ces opérations on peut reprocher de laisser, une fois le cancer enlevé, une portion inutilisée de côlon, exposée à la rétention de produits sécrétés. Si une opération destinée à drainer à la peau ou à l'intestin n'a jamais été nécessaire, on a vu des malades présenter des crises de coliques cœcales. Kummer, dans un cas, fit une fistule cœcale préventive après un abouchement iléo-colique, suivant une résection de l'angle droit (obs. 132).

Pour ces raisons, il semble que les opérations intra-abdominales, par leur gravité et par la nécessité où elles placent l'opérateur de faire porter bas l'abouchement iléal, si on le veut efficace, sont à rejeter d'une façon générale.

Seuls, les cancers du cœcum, pour lesquels l'anus est impraticable, et les néoplasmes de l'angle droit peuvent sous certaines réserves relever de cette thérapeutique.

Pour le cœcum, il y a souvent intérêt à opérer en un temps. Un état général grave avec tumeur infectée, ou très adhérente pourront autoriser le chirurgien à faire dans un premier temps une exclusion, suivie d'une résection ultérieure.

2° Les résections en plusieurs temps avec anus

1° *L'Extériorisation.*

L'entérectomie suivie de l'entéroraphie présente deux dangers, conditions des échecs thérapeutiques de cette méthode en un temps : c'est l'infection du péritoine pendant l'exérèse ; l'infection secondaire au niveau de la suture intestinale d'une exécution toujours laborieuse sur le côlon. Il faut y ajouter comme condition défavorable le peu de tendance à l'accolement du péritoine colique.

D'où cette idée logique de mettre la tumeur au dehors, et de ne faire réunir de suite la plaie intestinale.

Nous avons indiqué les variantes de cette opération entre elles, différences de détail, on peut enlever la tumeur d'emblée ou attendre 24 à 48 heures, au choix de ses préférences. L'ablation plus tardive a pour elle le moins de chances d'infection du péritoine, qui est protégé déjà par des adhérences. La tumeur mise à l'air devient moins vasculaire, elle se flétrit, l'ablation en est facilitée.

Notre maître, M. Jaboulay, a généralisé cette mise à l'air à beaucoup d'organes ; et fréquemment nous avons vu des tumeurs subir de ce fait une réduction notable de volume et une diminution de leurs vaisseaux.

On peut faire de suite un anus au-dessus, ou attendre la constitution de l'anus en canon de fusil, qui suit l'ablation de la tumeur. On peut encore adopter la pratique de Volkmann. Les uns soutiennent l'anse extériorisée avec des baguettes de verre, d'autres avec de la mèche de gaze ; ce sont là autant de points de détails sans importance, techniques individuelles entre lesquelles on choisit selon ses habitudes opératoires.

Mais il persiste l'idée principale de l'extériorisation de la tumeur.

L'avantage du procédé est sa bénignité absolue, Hahn n'a pas eu de décès. Cette bénignité opératoire est encore plus évidente dans les cas opérés en occlusion.

Il semble que, cependant, la méthode ne soit pas à généraliser.

En voici les raisons :

L'extériorisation de la tumeur ne sera avantageuse, c'est-à-dire bénigne, que si l'on a affaire à un cancer encore mobile ou facilement mobilisable. Facile à appliquer sur un cancer de l'S iliaque, avec un long méso, les difficultés naissent avec un méso court ou rétracté, elles sont au maximum quand il s'agit d'une lésion des angles. Le cancer angulaire fixé par des adhérences normales ligamenteuses sera pénible à luxer, et ce serait s'exposer à déchirer la tumeur au cours des manœuvres de litération.

Cet inconvénient apparaît au maximum avec les tumeurs molles, bourgeonnantes, se déchirant facilement. D'autant plus que cette forme néoplasique est rapidement adhérente à la périphérie. Quand l'isolement de la tumeur est laborieux, la méthode perd de son avantage, souvent elle deviendra inapplicable.

Pour éviter cet inconvénient, Hartmann conseille de commencer par la section du méso qui fixe toute la portion d'intestin destinée à être extériorisée. Cette section donne, paraît-il, la plus grande facilité pour luxer la tumeur. Cela paraît évident, mais alors on a tout un temps opératoire intra-abdominal, section et hémostase du méso, qui donne à l'intervention une gravité plus considérable.

L'extériorisation a donc contre elle la difficulté qu'on rencontre souvent à cliver la tumeur et à la luxer.

Elle s'adresse justement aux tumeurs peu adhérentes, facilement mobilisables, c'est-à-dire qui sont des succès pour toutes les méthodes.

Ce reproche n'est pas unique.

Cette méthode ne permet pas de faire une résection large du cancer, il sera difficile souvent d'extérioriser une portion suffisante d'intestin. Surtout si l'on ne fait la résection que deux jours après la mise à l'air, la portion primitivement sortie se sera réduite, et on sera conduit à faire de ces déplorables ablations économiques.

La recherche des ganglions sera impossible. On pourra tout au plus enlever le bourgeon de méso qui est pris dans le coin intestinal. Souvent on devra se contenter d'une opération incomplète.

Mais la tumeur enlevée, les inconvénients apparaissent ; ce sont tous ceux de l'anus en canon de fusil : hernie fréquente de la muqueuse ; rétraction des bouts, en particulier de l'inférieur. Steffens, dans un cas, fut contraint de pratiquer cinq laparotomies itératives pour obturer un anus ainsi fait. Duchamp fit trois interventions et dix-huit mois après la résection, son malade était encore porteur d'une fistule stercorale.

Ainsi cette méthode, qui est un pas notable sur l'entérectomie en un temps, n'est pas exempte d'ennuis. Peu applicable aux lésions étendues, elle expose à des ablations incomplètes ; enfin elle laisse à guérir un anus en canon de fusil, dont la cure est difficultueuse. Pour elle, elle a sa bénignité et à son actif de nombreux succès. Hochenegg en rapporte six guérisons, Hartmann deux, Hahn une dizaine, etc.

Les indications nous semblent être restreintes cependant.

Méthode d'exception, pouvant être utilisée en cours d'occlusion pour parer au danger du moment. On voit quelquefois un cancer mobile se présenter à travers la plaie de laparotomie ; on peut le fixer à la paroi, et le réséquer ainsi en deux temps. Ceci sera toujours infiniment supérieur à l'entérectomie en un temps, le plus souvent meurtrière.

On peut comparer cette méthode à l'anus artificiel en deux temps, il s'agit d'une étape de la chirurgie intestinale. L'extériorisation a rendu des services ; elle a permis de montrer la supériorité des opérations sériées, elle a mis en évidence le danger de l'opération en un temps, mais aujourd'hui elle doit céder le pas aux opérations avec 'anus des types suivants :

2° Les Résections avec anus, préalable, contemporain, consécutif

Les deux types de résection en deux temps visent chacun à parer à un danger de l'entérectomie.

Mickuliez avec son anus préalable permet la désinfection de la tumeur, fait l'exérèse sur un intestin exempt de matières. Mais, en faisant dans un même temps la cure de l'anus et la résection de la tumeur, il laisse ses sutures en contact avec le contenu intestinal. Ceux qui, au contraire, font la résection et un anus en même temps, tombent dans l'erreur inverse : ils enlèvent leur tumeur baignée encore du contenu septique de l'intestin, mais ils mettent leurs sutures de l'entéroraphie à l'abri de celui-ci.

La méthode en trois temps, créée par Wœlfler, de Prague, défendue par son élève Schloffer, adoptée en France par M. Jaboulay, réalise le maximum de sécurité. L'anus fait au préalable, à distance, permet l'isolement parfait de la tumeur. Le drainage par le tube placé dans le cœcum assure l'évacuation continue de l'intestin sus-jacent au cancer. Par des lavages faits à la fois par l'anus physiologique et l'autre on débarrasse l'intestin de son contenu, on arrive à désinfecter le canal jusqu'à un certain point.

L'anus doit être fait loin du cancer, l'anus cœcal offre le maximum d'avantages; ainsi on isole mieux la tumeur, on ne risque pas d'infecter la paroi vers la région où l'on doit intervenir ultérieurement pour enlever la tumeur. En général, la mise au repos du segment néoplasique et les lavages amènent une rétrocession notable du volume de celui-ci.

La laparotomie est pratiquée quinze jours environ après l'anus. Il n'y a là aucune règle fixe ; on tiendra compte de l'état général du malade et de la propreté plus ou moins grande du bout inférieur. La résection faite et la continuité rétablie par les procédés étudiés plus haut, on laissera pendant trois semaines ou un mois fonctionner l'anus cœcal, véritable soupape de sûreté. Peu à peu on assistera au rétablissement du cours normal des matières ; progressivement elles reprendront leur voie ordinaire ; l'anus cœcal se rétrécira de jour en jour, ne donnant plus issue qu'à un petit nombre de mucosités. Une opération insignifiante, possible avec l'anesthésie locale, débarrassera le malade de cette infirmité. L'anus sera traité en tout cas comme tout anus artificiel, mais il faut mettre à l'actif de la méthode de la fistulisation cœcale préalable le fait de la grande facilité qu'il y a à fermer secondairement ces fistules.

Telle est, simple dans sa technique, la méthode en trois temps qui permet de réduire à presque rien la mortalité de la colectomie. On peut lui reprocher sa lenteur et l'ennui de l'anus, mais ces reproches s'effacent devant les résultats étonnants que l'on obtient. Les statistiques sont là, toutes convergentes vers la même conclusion : gravité décevante de la colectomie en un temps, innocuité de la colectomie sériée.

En somme, l'anus considéré comme opération honnie, ne mérite pas cette sévérité ; si l'on doit le rejeter comme opération définitive, il doit être réhabilité comme opération préliminaire. Manié avec méthode, il rend la colectomie inoffensive et permet de faire avec fruit une thérapeutique plus offensive encore contre le cancer. Les anastomoses et les exclusions restent réservées aux cas inextirpables. Leur champ d'action doit décroître peu à peu ; de même que la gastro-entéro-anastomose doit s'effacer devant la pylorectomie, de même la colectomie, méthodique, sériée, est appelée à se substituer aux entéro-anastomoses.

La survie et les suites opératoires. — Après l'entérectomie, quand les suites opératoires sont bonnes on observe un rétablissement rapide de l'état général ; les malades engraissent rapidement et reprennent un teint plus coloré, plus vivant. Les troubles digestifs disparaissent ; les fonctions intestinales s'effectuent bien avec cessation de la diarrhée ou de l'obstruction chronique ; les sécrétions muqueuses ou glaireuses se tarissent ; en un mot, le malade peut être tenu pour guéri.

SURVIE

———

Il est intéressant de savoir combien de temps va durer cette guérison, sans récidive et sans accidents.

Les survies de plusieurs années ne sont pas des raretés. Des douze succès opératoires de Kœrte, cinq sont vivants et bien portant de trois à huit ans après l'opération.

Mayo Robson rapporte 17 cas de guérison pour 21 opérations ; l'une d'elles est vivante après dix ans, une seconde quatre ans après, cinq se portent bien trois ans et demi après l'opération.

Fuschig rapportant tous les cas opérés à la clinique d'Albert, de Vienne, pendant douze ans, donne ainsi ses résultats éloignés :

    1 cas . . .   8 ans, mort de cause inconnue.
    1 — . . .   8 —
    2 — . . .   3 ans de survie sans récidive.
    1 — . . .   1 an avec récidive.
    1 — . . .   1 mois avec récidive.

Sorensen relate des résultats moins brillants :

    1 cas . . .   3 ans vivant encore sans récidive.
    2 — . . .   morts 1 an après de récidive locale.

Zimmermann rassemblant les malades de la pratique de Krœnlein, donne le tableau suivant :

1 cas. . . . 14 ans vivant	1 cas. . . . 5 mois 1/2
1 — . . . . 2 ans 1/2	1 — . . . . 5 mois 1/2
1 — . . . 21 mois	1 — . . . . 1 mois

Kessler, des six survivants de Iéna : —

1 cas avec 1 an	1 cas 1 an 1/2 avec récidive
1 — avec 2 ans	1 — 7 ans
	2 — 2 ans

Mickuliez : *Opération radicale.* — 37 cas avec 11 morts ; survivants 26, et 6 sans nouvelles et de ces 6, 2 sont partis en état de récidive.

Restent donc 20 cas :

1° *Morts avec récidive,* 9 cas.

1 cas 5 ans 1/2	1 cas 7 mois
1 — 14 mois 1/3	1 — 6 mois
1 — 13 mois	1 — 5 mois 1/2
1 — 11 mois	1 — 3 mois 1/2
1 — 8 mois	9

Moyenne de survie, 15 mois

2° *Vivants avec récidive,* 1 cas de 13 mois.

3° *Vivants sans récidive,* 10 cas.

1 cas 9 ans 1/4	1 cas 2 ans
1 — 5 ans 3/4	1 — 1 an 1/2
1 — 4 ans 3/4	1 — 1 an 1/4
1 — 4 ans 1/4	2 — 0 an 1/4
1 — 4 ans	10 38 = 3 ans 8.

Soit 37,5 p. 100 de guérisons durables.

Morton. — *Malades allant bien en 1904.*

Depuis 1 an, côl. ascendant.
— 11 mois, angle droit, résection dela vésisule.
— 11 mois, côlon descendant après côlostomie.
— 3 ans 1/2, S iliaque.

76 mois 1/4 = moyenne, 16 mois.

Malades morts.

8 mois, cancer sigmoïdien après côlostomie.
5 ans 3 mois, cœcum.
21 mois, cancer sigmoïdien après côlostomie

92 /3 = 36 mois.

Dans cet ordre d'idées on ne saurait nier la valeur des statistiques et on peut voir combien elles sont encourageantes. Les survies prolongées seront plus nombreuses et plus prolongées encore quand on opérera d'une façon précoce et qu'on enlèvera largement les lésions et les ganglions, sans vaine économie d'un segment d'intestin ou d'un lambeau de mésocôlon ; quand on abordera la chirurgie viscérale avec un esprit contraire de celui que demande la chirurgie des membres. Autant il importe de conserver dans un cas, autant dans l'autre il est nécessaire de faire l'exérése large. L'opération n'en est pas sensiblement aggravée tandis que le résultat ultérieur en sera amélioré beaucoup.

Entérectomies du cœcum en un temps

AUTEURS	OPÉRATIONS	RÉSULTATS
1. BÉRARD.	Résection. Anast. iléo-colique. Suture.	Guérison. 1 an récidive
2. VILLARD.	Résection. Anast. iléo-colique. Bouton.	Mort.
3. TIXIER.	Résection. Anast. iléo-colique. Suture.	Guérison.
4. MORESTIN.	Résection. Anast. iléo-sigmoïdienne. Suture.	Mort.
5. WITTMER.	Résection. Suture circul.	Mort. Péritonite.
6. —	— —	Guérison. Survie 1 an.
7. —	— —	Mort péritonite.
8. —	— de 35 cent. suture circul.	Guérison.
9. KESSLER.	Résection. Iléo-côlostomie.	Guérison 2 ans 1/2 après
10. HUNTLEY	— —	Guérison 1 an après.
11. LITTLEWOOD.	— —	Mort.
12. —	— —	Guérison.
13. POIRIER.	Résection. Suture circulaire.	Guérison.
14. FUSCHG.	Résection. Implant. termino-lat. sutures.	Mort péritonite.
15. —	Résection. Anast. lat.-lat. au bouton.	Guérison 5 ans après.
16. —	Résection. Implant lat. au bouton.	Guérison 5 semaines après.
17. —	Résection. Suture circulaire.	Guérison 8 ans après.
18. —	Résection. Suture circulaire.	Mort.
19. —	Résection. Suture circulaire.	Guérison 8 ans après.

AUTEURS	OPÉRATIONS	RÉSULTATS
20. Fuschig.	Résection. Suture circulaire.	Mort.
21. —	Résection. Suture circulaire.	Guérison.
22. H. Gage.	Résection. Suture bout à bout.	Guérison 2 ans 8 mois après.
23. Zimmermann.	Résection. Suture iléo-colique lat.	Mort.
24. —	Résection. Suture term.-terminale.	Guérison 6 mois après.
25. —	Résection. Suture term.-terminale.	Guérison.
26. Condamin.	Résection. Term.-term. au Murphy.	Guérison 2 ans persiste.
27. Gouilloud.	Résection. Suture bout à bout.	Guérison 1 an persiste.
28 —	Résection. Anast. iléo-col. du 1er temps opér.	Guérison.
29. —	Résection. Anast. iléo-col. au bouton Jaboulay.	Guérison 8 mois après.
30. Mayo-Robson.	Résection. Anast. lat.-lat. au Murphy.	Guérison.
31. Morton.	Résection iléo-côlost. au bouton.	Guérison 5 ans 3 mois après.
32. Schloffer.	Résection. Iléo-côlost. au bouton.	Mort péritonite.
33. —	Résection. Iléo-côlost. au bouton.	Mort péritonite.
34. —	Résection.	Guérison 1 an. Mort de récidive.
35. —	—	Guérison 3 ans après.
36. —	—	Guérison. Occlus. postopératoire.

AUTEURS	OPÉRATIONS	RÉSULTATS
37. SCHLOFFER.	Résection.	Mort. Gangrène autour du bouton.
38. —	—	Mort péritonite.
39. KOCH.	—	Un an.
40. KESSLER.	Cancer fistuleux.	Mort.

Côlon ascendant. — Entérectomies en plusieurs temps,

AUTEURS	OPÉRATIONS	RÉSULTATS
1. JABOULAY.	Exclusion bilat. fermée. Résection secondaire.	Mort.
2. BÉRARD.	Anast. iléo-colique lat. au bouton. 3 mois après, résection.	Guérison 13 mois après.
3. MORESTIN.	Exclusion unilatérale. Résection second. drainage à la gaze.	Guérison, fistule.
4. SCHLOFFER.	Exclusion totale. Résection.	Mort.
5. ZIMMERMANN.	Drainage d'un abcès péri-cœcal. Résection secondaire.	Mort.
6. TUFFIER.	Drainage d'un abcès lombaire. Résection secondaire.	Mort.
7. GŒSCHEL.	Extériorisation. Résection 3 jours après. Cure de l'anus.	Guérison.
8. —	—	Guérison.

Cancer du cœcum. — Entérectomies.

AUTEURS	OPÉRATIONS		RÉSULTATS
1. Delore.	Résection iléo-côlostomie transverse terminale.	Bouton de Murphy. Drainage à la gaze, fistule.	Guérison.
2. Kessler.	Résection iléo-côlostomie transverse, par implantation.	Pas de drainage.	Mort.
3. —	Résection iléo-côlostomie transverse.	Drainage.	Mort.
4. —	Résection iléo-côlostomie transverse.	?	Mort.
5. B. Pollard.	Résection iléo-côlostomie transverse latéro-latérale.	Suture.	Guérison persiste après six mois.
6. —	Résection, réunion bout à bout.		Deux ans.
7. Fuschig.	Résection, anastomose latérale au Murphy.	Bouton. Drainage, 4 mois après abcès.	Un an.
8. Brin.	Résection, anastomose iléo-colique.	Drainage.	Mort.

Angle droit. — Entérectomies.

AUTEURS	OPÉRATIONS	RÉSULTATS
1. Jaboulay.	Cœcostomie, puis colectomie de l'angle et suture circulaire.	Guérison.
2. Saasse.	Résection de l'angle iléo-coloraphie circulaire.	—
3. Kœrte.	Résection du cœcum, côl. ascend.. etc., implant. iléo-côl. transv.	Mort.
4. Montprofit.	Résection du cœcum, côl. ascend., etc., implant. iléo-côl. transv.	Guérison.
5. Morton.	Résection de la tumeur anast. term. avec bobine d'os.	Guérison, 1 an après.
6. Tixier.	Résection du cœcum col. ascend. iléo-sigmoïdost. à la suture.	Guérison.
7. Montprofit.	Résection du cœcum col. ascend. iléo-côlostomie transv.	—
8. Maylard.	Résection de l'angle droit, suture bout à bout.	—
9. —	Résection iléo-sigmoïdostomie latérale.	—
10. Duronsel et Mathieu.	Résection iléo-col. transv. à la suture circulaire.	Mort.
11. Kessler.	Résection abouchement à la peau.	—
12. Littlewood.	Résection anast. bout à bout à la suture.	Guérison, 2 ans 1/2 après.
13. Fuschig.	Résection suture lat. après fermet. des deux bouts.	Mort par cure de l'anus.
14. Gage.	Résection avec anus.	Guérison, 1 an après.
15. Kummer.	— exclus. ouverte.	Guérison.
16. Brin.	— suture b. à b.	—
17. Morton.	— iléo-col. transv. suture.	—

Côlon transverse. — Colectomies..

AUTEURS	OPÉRATIONS	RÉSULTATS
	En un temps :	
1. A. Pollosson.	Résect. Suture bout à bout.	Mort, péritonite.
2. Gutberlet.	— — —	Guérison, 18 mois.
3. —	— — —	Mort, péritonite.
4. Littlewood.	— — —	— —
5. —	— — —	Guérison.
6. Kessler.	— — —	Un an.
7. Wittmer.	— — —	Mort, péritonite.
8. —	— — —	— —
9. —	— — —	— —
10. Littlewood.	Résection. Anast. lat -lat.	Guérison de 6 mois.
11. Kessler.	Résect. Abouch. des deux bouts à la peau.	Mort.
	En 3 temps :	
12. Jaboulay.	Résect. Anus préalable.	Guérison.

Côlon descendant. — Entérectomies.

AUTEURS	OPÉRATIONS.	RÉSULTATS.
1. VILLARD.	Résection. Abouchement au *bouton*.	Récidive six mois après.
2 WITTMER.	Résection. Suture bout à bout.	Mort.
3. POLLARD.	Résection. Mobilisation dans chaque suture.	Guérison.
4. ZIMMERMANN.	Résection. Suture bout à bout.	—
5. —	Résection. Suture bout à bout.	—
6. WITTMER.	Résection. Anastomose au *bouton*.	Mort.
7. KESSLER.	Résection.	—
8. MONTPROFIT.	Résection. Colo-côlostomie latente.	Guérison un an après.
9. LITTLEVOOD.	Résection en un temps. Colo-côlostomie terminale.	Mort. Obstruction.
10. GUILLET.	Résection en deux temps. Entéroraphie circulaire.	Guérison.
11. KESSLER.	Résection *en deux temps*. *Anus*.	—
12. GŒSCHEL.	Résection en deux temps. Anastomose latente latérale.	—

Angle gauche. — Opérations radicales.

AUTEURS	OPÉRATIONS	RÉSULTATS
1. VILLARD.	Résection en un temps, suture bout à bout.	Mort, péritonite.
2. ZIMMERMANN.	Résection en un temps, suture bout à bout.	—
3. —	Résection en un temps, suture bout à bout.	—
4. LITTLEWOOD.	Résection en un temps, suture bout à bout.	Guérison.
5. B. POLLARD.	Résection én un temps, bouton, suture bout à bout.	Guérison mais obturation.
6. B. POLLARD.	Résection après extériorisation.	Guérison du bouton. Cœcostomie. Survie 4 ans 1/2.
7. FUSCHIG.	Résection en deux temps après anus.	Guérison. Survie 2 ans et demi.
8. JABOULAY-GAUTHIER.	Résection en deux temps après anus.	Guérison.

S iliaque. — Opérations radicales.

1° En un temps.

AUTEURS	OPÉRATIONS	RÉSULTATS
1. LITTLEWOOD.	Résection. Sut. bout à bout	Guérison.
2. —	— —	Mort.
3. —	— —	Guérison, trois ans.
4. IMBERT.	— Suture.	Mort.
5. KESSLER.	— Fixat. à la peau.	—
6. FUSCHIG.	— Suture des deux bouts.	—
7. —	Résection. Anast. au Murphy. Chute du bouton dans le péritoine.	—
8. CZERNY.	Résect. Anast. au Murphy.	Guérison.
9. —	— —	—
10. —	Résection. Suture.	Guérison, six mois
11. SORENSEN.	— Murphy.	Guérison.
12. —	— —	Mort.
13. —	— —	—
14. WITTMER.	— Suture.	Guérison.
15. GOUILLOUD.	Résect. Anast. au Murphy.	—
16. ROUTIER.	— Suture. Drainage vaginal.	—
17. DUCHAMP.	Résection. Suture.	—
18. SORENSEN.	Cancer fistulisé. Suture.	Mort.
19. DUVAL.	Ablat. abdomino-périnéale	—
20. DURAND.	— — — .	Guérison.
21. GOUILLOUD.	Entérectomie. Anast. au Murphy.	Mort.
22. CZERNY.	Entérectomie. Iléo-côlost.	Guérison avec abcès stercoral.
23. —	— Suture circul. b. à b.	Mort.

S iliaque. — Opérations radicales.

2° En plusieurs temps.

AUTEURS	OPÉRATIONS	RÉSULTATS	
1. KESSLER.	(?) Anus insuffisant, puis entérectomie. Suture difficile. Abouchement d'un bout à la peau.	Mort.	
2. CZERNY.	Anus. Entérectomie.	Guérison.	
3. LITTLEWOOD.	— —	—	
4. SORENSEN.	— —	—	11 mois.
5. DUCHAMP.	— Résection.	—	
6. GŒSCHEL.	Extériorisation. Ablation. Cure de l'anus.	—	
7. QUERVAIN.	Extériorisation. Résection.	Mort.	

1° *Cæcum*

65. — *Néoplasme du cœcum. Résection iléo-colique. Guérison. Récidive au bout d'un an* (BÉRARD), *mai 1904.* — Pas de renseignements sur les antécédents. Depuis un an et demi environ, le malade se plaint de douleurs siégeant dans la fosse iliaque du côté droit, s'accompagnant de ballonnement du ventre et de péristaltisme intestinal douloureux. A l'entrée, on note une tumeur dans l'hypocondre droit, tumeur mobile, dure, douloureuse à la pression profonde. *Intervention.* — Service de M. le professeur Jaboulay. M. Bérard résèque le cœcum et termine par une anastomose. Pas d'examen histologique. Amélioration considérable pendant dix mois. Mai 1905. Depuis deux mois, reprise des troubles de la défécation, douleurs, selles rares et difficiles. Le malade refuse une deuxième intervention.

66. — *Tumeur du cœcum. Résection. Anastomose iléo-colique transverse au bouton. Mort.* (1). — Homme soixante-deux ans, tisseur, novembre 1904. Rien dans les antécédents héréditaires. Aurait eu personnellement à dix-sept ans une dysenterie assez grave. Son histoire pathologique se résume là avec un anthrax du cou il y a dix ans. Son affection actuelle s'est manifestée huit mois avant son entrée. Le malade remarqua la présence d'une petite tumeur dans sa fosse iliaque droite : en même temps apparition d'un peu de diarrhée, qui s'accompagnait de ballonnement intermittent du ventre, disparaissant après l'émission de gaz. Peu à peu la tumeur a augmenté de volume. *A son entrée*, le malade est très affaibli, d'aspect cachectique ; il a eu du muguet qui actuellement est en voie de résolution. A l'examen on constate l'existence d'une tumeur dans la fosse iliaque droite, mobile avec les mouvements respiratoires. Au palper, on sent une masse du volume d'une orange, placée au-dessus de l'arcade de Fallope, dure, bosselée, peu douloureuse. Cette masse est mate à la percussion. Pas de diarrhée ni de constipation ; jamais le malade n'a remarqué de selles sanglantes ni rien d'anormal dans ses matières ; il se plaint seulement du ballonnement de l'abdomen que, seule, soulage l'émission des gaz, et d'un état de faiblesse extrême. *Opération* le 30 novembre 1904. Incision sur le bord externe du muscle droit. La tumeur occupe le cœcum, la portion terminale du grêle et empiète sur le côlon ascendant ; des adhérences nombreuses, paraissant inflam-

(1) Observation inédite due à l'obligeance de M. VILLARD, chirurgien des hôpitaux.

matoires, entourent cette masse ; ganglions nombreux et volumineux.
Extirpation de la tumeur, de la portion terminale du grêle et d'une
partie du côlon ascendant (25 centimètres). Au cours du décollement
des adhérences, le côlon ascendant est déchiré ; sa paroi est friable.
Le bout inférieur du côlon est fermé par une suture à points séparés.
Le bout inférieur du grêle est implanté terminalement au bouton
dans la partie droite du côlon transverse. Mort le 2 décembre 1905
avec des phénomènes péritonéaux. Pas d'autopsie. *Examen histologique* (M. Paviot) : épithélioma tubulaire du type cylindrique.

67. — Service de M. le Dr Tixier (Hôtel-Dieu) (1). — *Cancer du cœcum
et du côlon ascendant. Résection en un temps. Anastomose iléo-
colique transverse, termino-latérale. Guérison.* Les antécédents du
malade ne présentent rien jusqu'à il y a cinq ans. Depuis cette
époque, malaises fréquents mal caractérisés, mais coïncidant avec
la digestion. Les selles, dès cette époque, ont perdu leur régularité ;
tantôt la diarrhée s'établissait pour quelques jours ; d'autres fois la
constipation ; jamais de mœlena. Mais par contre les troubles gastriques augmentaient ; le moindre écart de régime provoquait le vomissement. Depuis deux ans, le vomissement alimentaire devenait la
règle ; le malade n'était soulagé qu'après évacuation de l'estomac.
On retrouvait dans le vomissement des aliments ingérés la veille ou
les jours précédents. En somme, *syndrome pylorique*. L'appétit est
depuis devenu capricieux, inégal. Amaigrissement considérable.
Il y a deux mois, une crise violemment douloureuse, dans la fosse
iliaque droite, oblige le malade à cesser tout travail. Cette crise dure
quatre ou cinq jours. On ne sait pas s'il y a eu de la fièvre. Il y a un
mois, nouvelle crise soignée en ville, pour une appendicite ; en effet,
on trouvait un point douloureux nettement appendiculaire, des
vomissements et un léger degré de ballonnement du ventre. Quinze
jours après, nouvelle crise douloureuse, encore plus violente. Il entre
à l'hôpital. C'est un homme amaigri, néanmoins d'aspect assez résistant. Il se plaint de souffrir dans la fosse iliaque droite où l'on
découvre en effet un empâtement assez considérable. La température est normale. Le 29 septembre 1905, *M. Tixier* pratique la laparotomie latérale sous anesthésie. On sent parfaitement une tumeur
mobile avec mouvements respiratoires. Le ventre ouvert, on aperçoit
une tumeur du cœcum, s'étendant jusqu'au niveau de l'angle droit.
Résection du cœcum, du côlon ascendant, de l'angle droit. Fermeture en bourse du bout colique ; anastomose iléo-colique transverse à la suture termino-latérale. La tumeur était peu adhérente
et a permis un clivage facile ; il n'existait aucune adhérence avec

(1) Due à l'obligeance de M. le Dr Tixier.

l'épiploon ou les anses grêles. Fermeture ; drainage avec un drain. L'opération a duré une heure, le malade a pris 240 grammes d'éther. *Suites opératoires*. Normales, la température a atteint un jour 38°5 puis est revenue à 35°. Le neuvième jour on enlève les fils, le malade va bien et ses selles sont régulières. L'examen histologique a été fait par M. le professeur agrégé Paviot qui a bien voulu transmettre la réponse suivante : La tumeur est un épithélioma colloïde de l'intestin qui a envahi jusqu'en pleine tunique musculaire. Le ganglion examiné sur quatre coupes ne présente pas trace de formations épithéliales ni de portions colloïdes. Il présente de l'hyperplasie de ses portions folliculaires.

La pièce. Tumeur végétante du cœcum ayant envahi le côlon ascendant par des lésions de la valvule de Bauhin. La séreuse est lisse, sans adhérence périphérique. Le cancer est encore purement muqueux, encapsulé. Néanmoins le méso est épaissi, infiltré et contient des ganglions.

68. — Morestin, 1903, in thèse Lance. — P..., trente-deux ans. Depuis dix-huit mois, douleurs dans la fosse iliaque droite, sous forme de crises irrégulières. En janvier 1903, crise douloureuse plus accusée, simulant une appendicite. Guérison de la crise par la glace et l'o pium *En avril,* entre amaigrie, la constipation est devenue la règle, mœlena. *Opération*. On fait d'abord la section de l'iléon, on ferme le bout cœcal, l'autre est anastomosé latéralement à l'S iliaque, résection de la tumeur en enlevant les ganglions ; on dénude l'uretère et on blesse le duodénum. Meurt le 12 avril. Examen histologique : adéno-carcinome.

69. — Wittmer. — E. S..., quarante-quatre ans. *Mai 1899.* Depuis onze semaines, diarrhée sanguinolente, à droite dans la fosse iliaque, résistance. Incision dans la région lombaire. A *droite*, cavité pleine de pus, sentant mauvais. *13 juillet, laparotomie,* carcinome du cœcum, extirpation, suture circulaire. *15 juillet. Mort. Autopsie.* Péritonite purulente, carcinome du cœcum avec perforation.

70. — Wittmer. — H. E..., vingt ans, tumeur cœcale, mobile perçue. *9 février. Laparotomie,* noyaux péritonéaux entre cœcum et iléon, tumeurs adhérente, résection. *20 mars,* guérison, mort *un an après*. Anatomie pathologique, cancer colloïde.

71. — Wittmer. — W. Z..., cinquante-six ans. *28 octobre 1894.* Injection du rectum dilaté dans le côlon. Cancer du *cœcum,* résection. Suture circulaire. Guérison rapide. Après huit jours cystite avec fièvre. Meurt le 15 novembre. *Autopsie.* Artério-sclérose, pleurésie, dilatation d'uretère et bassinet abcès rénal.

72. — Wittmer. — B. E..., quarante-deux ans. *18 avril 1902.* Douleurs depuis un an, on peut sentir au-dessous de l'arc iliaque droit une tumeur bosselée difficile à déplacer, *22 avril,* laparatomie médiane, côlon ascendant aplati, intestin grêle dilaté, résection de 35 centimètres d'intestin ganglionnaire. Suture circulaire. *6 juin,* guérison, cylindro-carcinome.

73, — Kessler. — Vingt-cinq ans. *12 juin 1900.* Début par douleur brusque, tumeur bosselée à développement progressif. *Opération,* tumeur cœcale, côlon ascendant, tête d'enfant, molle, à bourgeons déhiscents, à cause de cela absence de troubles intestinaux. Résection d'iléon à côlon ascendant, iléo-côlostomie. Tampon de gaze. myxosarcome. *18 juin.* Vomissements, pus fétide à la plaie, ablation du drainage, cessation des vomissements. *4 juillet 1900.* Sort. Reprend son travail jusqu'en 1902, abstraction des douleurs intermittentes, se porte bien.

74. — Edgar Huntley, *Bristih,* 1904, p. 1134. — Femme soixante-huit ans. Rien dans les antécédents. En novembre 1902, souffre de son ventre, ne supportait pas d'être couchée sur le côté droit. *Mai 1903.* Tumeur du volume d'une orange, mobile, dure, douloureuse. Opération *5 janvier.* Résection de la tumeur, cœcum, *implantation dans le côlon ascendant. 16 janvier,* une selle, expulsion du bouton. Mort en novembre 1903 sans obstruction, survie *un an.*

75. — Littlewood. — Femme cinquante-sept ans, malade depuis deux mois, douleurs dans la fosse iliaque droite, dos, constipation, amaigrissement, tumeur cœcale. *18 juin 1900,* ablation du cœcum et du côlon ascendant, implantation de l'iléon dans le côlon. *Guérison.* Dans ce cas pas d'occlusion, tumeur perçue.

76. — Littlewood. — A..., soixante-cinq ans. Constipation et obstruction depuis deux mois. État général encore bon. *22 septembre 1902.* Ablation. Anastomose iléo-sigmoïdienne. Six jours après opération, collapsus. Mort. Tumeur étendue au mésentère, vésicule, pylore.

77. — Poirier, *Soc. chir.,* 1901, p. 10. — Opération le 1er déc. 1900. Ablation d'une tumeur du volume d'un poing d'adulte, occupant la valvule, le tiers supérieur du cœcum, le côlon ascendant et une portion du transverse. Le foie abaissé descendant jusqu'à la crête iliaque. *Résection* du cœcum, du côlon ascendant de la portion droite du transverse. Section du feuillet profond du mésocôlon, pour suivre pas à pas la face profonde de la tumeur, liant les vaisseaux au fur et à mesure; les ganglions sont enlevés. Anastomose termino-terminale à suture iléo-colique. Guérison.

78. — Fuschig. — C. B..., soixante-trois ans. Opéré par Friedland. Incision du transverse droit. Résection du cœcum. Fermeture du côlon à deux plans. Implantation termino-latérale à la suture. Suture du mésentère. Pas de drainage. — *Diagn. anatom.* Adéno-carcinome, sans occlusion complète. Mort en dix-sept jours par péritonite. *Autopsie.* Les sutures ont sauté au niveau du bout colique.

79. — Fuschig. — R. H..., quarante-trois ans. Résection juin 1898. Anastomose au Murphy-Doyen latéro-latérale. Drainage à la Mickuliez. Sort le dix-huitième jour. — *Février 1903.* Guérison maintenue cinq ans.

80. — Fuschig. — Opération par Wald. Cancer du cœcum. Résection. Implantation latérale au bouton. — *Examen histologique.* Cancer colloïde. Meurt cinq semaines après l'opération. chez lui, de causes inconnues.

81. — Fuschig. — *1er janvier 1893.* Pas de sténose. Tumeur peu mobile à la palpation abdominale. Tumeur du volume du poing. Résection de la portion inférieure du cœcum et de l'iléon. On ferme le côlon. Suture circulaire iléo-colique. *Guérison.* Selles liquides pendant huit jours. *14 mars 1901.* Parfaite santé. Selles régulières. Pas de douleurs. Pas d'augmentation de poids. Survie : huit ans.

82. — Fuschig. — Résection. Suture iléo-colique circulaire. Blessure opératoire de l'uretère. Ligature. Invagination iléo-colique. Méso-cœcum avec ganglions. Mort par péritonite.

83. — Fuschig. — Op. 1892. H., trente-six ans. Résection du cœcum et de la portion terminale de l'iléon pour adéno-carcinome (histologiq. constaté). Suture iléo-colique circulaire. Mort en 1900, *8 ans après.*

84. — Homer Gage. — *Cancer du cœcum* à type appendicite chronique. *Résection.* Suture bout à bout du côlon et du grêle. *Diagnostic histologique :* Adéno-carcinome. Bien portant deux ans et huit mois après.

85. — Zimmermann. — H., cinquante-huit ans. Au printemps 1898, a présenté des troubles aigus qui ont fait croire à l'appendicite; en 1900, ces phénomènes se reproduisent avec des douleurs dans la fosse iliaque et une masse mal délimitable dans cette région. Résection du cœcum, entouré de fausses membranes, adhérent à des anses grêles. Anastomose iléo-colique. Durée : deux heures et demie. Mort deux jours après. Péritonite.

86. — Zimmermann. — B..., soixante-trois ans, cultivateur. Début en octobre 1899. Constipation. Douleurs abdominales. Vomissements. Amaigrissement rapide. Dans la fosse iléo-cœcale, tumeur résistante volumineuse, avec du péristaltisme localisé. 14 décembre 1899 : Résection. Incision latérale. Ablation du cœcum non adhérent et de ganglions mésentériques du volume d'un pois. Anastomose termino-latérale. *Fistule stercorale* qui dure un mois. Guérison persistant au au bout de six mois. *Histologie :* carcinome à cellules cylindrique.

87. — Zimmermann. — M. Z..., employé, soixante-quatre ans. 28 décembre 1899. Après quelques mois de douleurs abdominales, d'anorexie, d'amaigrissement, on sent une tumeur dans la fosse iliaque droite. *Opération* du cœcum non adhérent, sans métastase visible. Résection de 10 centimètres d'iléon et 15 de côlon. Anastom. termino-latérale. *Guérison.* Persiste après six mois.

88. — Condamin. — *Soc. chir. Lyon,* 19 mars 1900. Résection du cœcum pour tumeur consécutive d'un kyste végétant de l'ovaire. Anastomose bout à bout iléo-colique au bouton de Murphy. Guérison. Persistant en 1905, deux ans. *Examen histologique :* Généralisation du cancer ovarien.

89. — Gouilloud, *Congrès chir.*, 1901. — H., cinquante ans. Douleurs gastriques depuis longtemps. Début deux mois avant son entrée par une *fausse appendicite. Opération 13 juin 1900.* Diagnostic fait de *sténose du pylore* en raison des vomissements noirs, de stase gasrique et de tumeur constatée à droite sous le foie. Résection du cœcum, 12 centimètres. Entéroraphie circulaire bout à bout de la suture. *La pièce.* Infiltration néoplasique et scléreuse qui ne permet pas de reconnaître la valvule, ni l'appendice iléo-cœcal. Le petit intestin au-dessus est d'un calibre supérieur à celui du côlon, « on croirait opérer sur un estomac ». En juillet 1901 le malade va bien.

90. — Gouilloud, *Congrès de chirurgie. — Cancer du cœcum.* H., vingt-neuf ans. Vient à l'hôpital pour des phénomènes d'obstruction chronique. Amaigrissement de 100 à 65 kilog. Le malade a eu souvent des douleurs dans la fosse iliaque droite avec bruits hydro-aériques. A *droite,* on perçoit une certaine résistance à ce niveau, avec bruits sous-jacents, et sonorité élevée. *Opération 21 mars 1901.* Tumeur du volume d'une orange sur le cœcum. Iléon dilaté. Côlon aplati, au-dessous ganglions dans le mésentère. Anastomose latérale iléo-colique transversale, à la suture, puis résection du cœcum et d'un coin mésentérique avec ganglions. Suture de la section colique. Écrase-

'sement et enfouissement de la portion iléale. *Drainage à la gaze. Fistule stercorale.* Examen histologique. M. Dor, cancer cylindrique, *Guérison,* malade va bien huit mois après.

91. — Gouilloud, *Cong. chir.,* 1901. — H., quarante-huit ans. Vient à l'hôpital pour des douleurs abdominales accompagnées de diarrhée et d'amaigrissement. A différentes reprises, le malade a souffert de crises douloureuses de la fosse iliaque, accompagnées de diarrhée très abondante. État cachectique. Tumeur perçue dans la fosse iliaque. *Opération le 21 janvier 1901.* Tumeur du cœcum ayant envahi le côlon ascendant. On établit d'abord une anastomose iléo-colique au bouton Jaboulay. Le grêle n'est dilaté ni épaissi. Résection ; drainage à la gaze. *Pièce,* cancer cylindrique, non sténosant du volume d'une mandarine.

92. —Mayo, in Cunstonaud Vandeweer, *Ann. of Surgery,* 1902. — Cancer du cœcum, résection. Exclusion unilatérale (?) par anastomose latéro-latérale au Murphy iléo-transverse. Guérison deux ans.

93. —Morton. — F., quarante-neuf ans. Histoire de douleurs dans le côté droit de l'abdomen et dans les lombes, avec de temps en temps vomissements. Les fonctions intestinales s'accomplissent bien. Une tumeur perçue dans la fosse iliaque prise pour un rein mobile. *On trouve* une tumeur du cœcum avec des ganglions dans le méso-cœcum. L'examen histologique les montre néoplasiques. Après résection iléo-côlostomie au bouton. *Opération novembre 1898.* La malade va bien jusqu'en février 1904. *A ce moment,* elle avait remaigri un peu. Avec ça un peu de diarrhée ; on ne se sentait aucune récidive dans l'abdomen. *Revue en juin.* On sent une tumeur du côlon transverse. On la résèque et la malade meurt. Survie, cinq ans et trois mois.

94. — Schloffer. — H., soixante-six ans. Aucun autre symptôme que l'apparition d'une tumeur. *Opération.* Extirpation (adhérences avec fin de l'iléon et côlon ascendant. Anastomose au Murphy. Drainage. Mort un mois après avec pleurésie. *Autopsie.* Péritonite suppurée circonscrite. Abcès métastatique du poumon gauche. Pleurésie gauche. Péricardite suppurée. Pyohémie.

95. — H., trente-huit ans. Mauvais état général. *Opération.* Résection de la tumeur qui est sur la valvule avec un bout d'iléon et de côlon ascendant avec du mésentère très infiltré. Bouton de Frank et suture à la soie. Suppuration. Deuxième intervention pour drainage. Mort au troisième jour. Autopsie. Péritonite diffuse, gangrène de la cuisse.

96. — Schloffer. — H., vingt ans. Troubles chroniques de la circulation
des matières. *Opération*. Tumeur volume du poing. Résection de
l'iléon de mésentère du cœcum. Suture à trois rangs de soie. Température. Vomissements. Pneumonie. Guérison. Pendant un an se
porte bien, puis coliques, etc. Tumeur grosse comme le poing, à
l'hypogastre. *Deuxième opération*. Tout le mésentère est plein de gros
noyaux. Au point de la première suture, grosse tumeur. Iléo-côlostomie. Mort seize jours après. Péritonite diffuse. Gangrène de la
paroi.

97. — H., cinquante-huit ans. Troubles chroniques depuis six mois.
Tumeur palpable. *Opération*. Anesthésie locale. Tumeur grosse comme
le poing. Résection avec iléon terminal et côlon ascendant. Murphy.
Guérison depuis trois ans.

98. — Schloffer. — H., trente-sept ans, troubles chroniques. *Pérityphlite*. Abcès ; fistule stercorale qui se calme seule. Deux ans après,
revient par tumeur dévelop. sous la fistule. *Guérison. Deuxième opération. Treize mois après*. Nouveaux troubles. Anastomose : iléon et côlon transverse (suture). Cas récidive au point de résection. *Guérison*.

99. — Schloffer. — H., trente-quatre ans. Résection au bouton de Hildebrandt. Tumeur sous la valvule. Gangrène autour de la suture au septième jour.

100. — H., trente-sept ans. Opération quatre heures et quart. On trouve
une première tumeur du cœcum, puis une seconde du côlon ascendant. Extirpation successive et iléo-côlostomie. Mort en deux jours
de péritonite.

101. — Schloffer. — H., vingt-six ans. Troubles chroniques. Diagnostic : pérityphlite ; puis troubles aigus. Diagnostic : strangulation ou
valvulus des environs du cœcum. Énorme tumeur cœcum et côlon
ascendant, gangrène. Pour cela résection, implantation de l'iléon sur
le côlon descendant par Murphy. Mort au cinquième jour.

102. — Koch, in Kœrté, *Archiv für Chirurgie*, p. 900. — Sarcome iléo-
cœcal. Septembre *1897*. Résection. *Mai 1898*. Récidive en place.
Anastomose iléo-sigmoïdienne à la suture. Guérison opératoire. En
juin, mauvais état.

103. — Kessler. — Cancer du cœcum *fistulisé* sur point à la peau. Premier novembre 1894, opération. Incision sur la fistule. On trouve
toute une série de trajets fistuleux. On résèque une portion d'os

iliaque. On enlève une portion de cancer. Examen microscopique :
adéno-carcinome. Fistule continue à donner. Mort le 9 janvier 1893.

2° *Côlon ascendant.*

104. — Service de M. le professeur Jaboulay (1). — *Cancer du cœcum et du
côlon ascendant. Exclusion bilatérale fermée. Résection secondaire. Mort
en 1905.* H..., soixante-deux ans, comptable. Le malade a toujours eu
une excellente santé. On ne relève dans ses antécédents aucun trouble
gastrique ou intestinal méritant d'être noté. En juillet 1904, il a
quelques mœlenas peu abondants, mais sa santé ne s'altère vraiment
qu'en décembre. Il souffre alors dans l'hypocondre gauche de douleurs légères accompagnées de gargouillements et de roulements.
Ces douleurs apparaissent sous forme de crises qui durent quelques
minutes, apparaissent d'abord une ou deux fois par jour, puis
deviennent plus fréquentes, cinq à six fois dans la journée. Cependant
le malade n'a pas dû cesser le travail. Il a combattu la constipation
par des laxatifs et des lavements. Jamais de diarrhée. Trois semaines
avant son entrée, il découvre dans sa fosse iliaque droite une tumeur.
Il entre pour cela à Saint-Sacerdos. L'état général est relativement
bon, mais l'appétit a disparu. Les forces diminuent sensiblement, les
crises douloureuses sont les seuls phénomènes ressentis par le
malade. Il n'a pas eu de crise d'obstruction vraie. Le ventre est
souple, non ballonné. L'hypocondre droit paraît déprimé. Dans la
fosse iliaque on sent une tumeur dure, paraissant irrégulière, douloureuse à la palpation profonde. Tumeur mobilisable, mais non
mobile dans les mouvements respiratoires. Au-dessous d'elle, on
obtient du clapotage et, à la percussion, un bruit hydro-aérique.
L'estomac ne semble pas descendre au-dessous de l'ombilic. Au
niveau de la tumeur on entend et perçoit un bruit de glou-glou en
chapelet indiquant le passage d'un liquide par un point rétréci. Le
malade ressent à ce moment une douleur. Ganglions inguinaux
bilatéraux. Rien au toucher rectal. L'examen des autres organes ne
révèle rien d'anormal. *20 février.* M. le professeur Jaboulay fait une
laparotomie médiane sous-ombilicale. On découvre une tumeur du
cœcum ayant envahi le côlon ascendant. On fait une exclusion bilatérale fermée, portant sur le côlon transverse. L'iléon est implanté
sur la partie moyenne du transverse, avec un bouton de Jaboulay.
Les bouts coliques et l'autre bout iléal fermés respectivement par
des sutures à trois plans. Le lendemain, température 39°5, pouls 120.
Léger ballonnement du ventre. Pas de vomissements, pas de vents
par l'anus. *22 février.* Pouls 110. Tension dans la région cœcale.

(1) Inédite. Personnelle.

Ballonnement du ventre, vomissements fécaloïdes, hoquet. *23 février.*
Nouvelle intervention. M. Jaboulay fait une laparotomie sur le bord
du muscle droit. Le cœcum est distendu accolé à la paroi iliaque. Pas
de péritonite apparente. Le bout colique distal est obturé, mais le
péritoine qui le recouvre est teinté en vert. L'anastomose paraît
solide. Accolée au cœcum on voit une anse grêle, adhérente, affaissée,
elle est coulée dans de fausses membranes. Il est difficile de l'isoler.
On voit seulement après une dissection laborieuse que la section de
l'iléon dans la première opération n'a pas porté sur la fin de l'iléon.
En effet, 50 centimètres environ d'anse grêle, vers la portion terminale de l'iléon, adhèrent complètement au côlon, et on a fait porter la
section vers le point adhérent. On a exclu de la sorte le cœcum, le
côlon ascendant et 50 centimètres de grêle. On résèque en masse
toute la partie primitivement exclue. On termine en pratiquant un
nouvel enfouissement du bout cœcal et en renfonçant la suture iléo-
colique par quelques points de suspension. L'opération a duré une
heure. Mort dans la soirée.

Autopsie. Dans le Douglas, 200 grammes environ de liquide héma-
tique louche. Anses rouges, dilatées, non recouvertes d'exsudats. Pas
d'hémorragie ni de pus. Le néoplasme a été dépassé dans l'ablation.
L'anastomose fonctionne bien, le bouton est encore en place. Ganglions engorgés à type néoplasique au niveau de l'abouchement de la
veine rénale dans la cave. Pas de ganglions iliaques. Lésions de
néphrite interstitielle, kystes sous-capsulaires, substance corticale
affaissée.

Notes sur un cancer du cœcum (M. GAYET). — Les pièces remises au
laboratoire représentent tout le côlon ascendant et 10 centimètres
d'iléon d'une part, de l'autre 70 centimètres d'intestin grêle. En incisant le cœcum suivant sa longueur, on constate que la tumeur ne lui
appartient pas en propre : elle fait saillie à sa face interne au niveau
de l'orifice iléo-cœcal et paraît avoir débuté aux dépens de la valvule
de Bauhin. Développée dans cette partie de l'intestin où les tuniques
de l'iléon se confondent avec celles du cœcum, elle forme une masse
du volume d'une mandarine, végétante, mais non ulcérée. Le calibre
est rétréci, mais admet le passage d'un crayon ordinaire. L'intestin
situé en amont présente une épaisseur normale de ses parois.

Examen histologique. — Des fragments ont été prélevés :
1° En pleine tumeur ;
2° Aux limites apparentes de celle-ci avec les tissus sains.

I. — Dans la coupe faite en pleine tumeur, seule la muqueuse est
reconnaissable à un faible grossissement par des zones restées intactes
et par une *muscularis mucosæ* conservée. Mais déjà, en certains
points, cette muqueuse est altérée ; on y voit des glandes extrême-

ment multipliées et le rasoir, au lieu de la sectionner parallèlement à l'axe a sectionné des culs-de-sac sous toutes les incidences, d'où aspect très irrégulier de cette couche. Toutes les autres couches sont très modifiées ; la sous-muqueuse est infiltrée de boyaux épithéliaux relativement peu nombreux et très disséminés. Le tissu conjonctif est dense, sauf immédiatement au contact de la *muscularis mucosæ;* là il y a une très abondante infiltration lymphoïde. La couche des plis musculaires circulaires est relativement reconnaissable quoique fort bouleversée par l'infiltration épithéliale. Mais en dehors de cette couche, il n'y a plus trace des éléments anatomiques normaux ; il n'y a plus qu'un amas de boyaux épithéliaux très irréguliers et très serrés. A un fort grossissement, ces cellules apparaissent très poly-morphes, mais gardent une tendance à se grouper en forme de glandes.

II. — Dans les coupes qui ont porté aux confins de la tumeur, on voit les éléments épithéliaux anormaux abandonner successivement la couche des fibres circulaires, puis la couche longitudinale, qui reparaissent avec leur aspect habituel. La sous-séreuse, au contraire, s'infiltre à distance, d'abord des masses néoplasiques denses et cohé-rentes, puis de quelques cellules éparses ou par petits groupes. Tout à fait au bout de cette zone d'infiltration, on voit cette sous-séreuse réagir simplement par un épaississement scléreux où l'on ne trouve plus de cellules épithéliales.

III. — Les ganglions et les veines examinés ne nous ont rien présenté d'anormal.

En résumé, cancer épithélial glandulaire du cœcum.

105. — Bérard, *Soc. Sc. méd.*, Lyon, 1903, in *Lyon Médical*, 1903. — *Cancer du cœcum. Obstruction subaiguë. Entéro-anastomose. Entérec-tomie iléo-cœcale secondaire. Guérison.* R. P., trente ans. Sans anté-cédents pathologiques autres qu'une fièvre typhoïde à dix ans Le début de la maladie remonte à cinq mois. Brusquement, après un dîner de fête, elle a été prise de douleurs vives dans la région appen-diculaire, avec diarrhée ; état nauséeux, quelques vomissements bilieux. Au bout de quatre ou cinq jours, ces accidents cessèrent pour se reproduire trois semaines après, un peu moins intenses. Et depuisce moment, un point persiste douloureux dans la fosse iliaque droite, en même temps que la malade a maigri de plus de 4 kilo-grammes. A l'examen, on constate une masse arrondie du volume du poing, indurée, assez mobile, peu douloureuse à la pression, à laquelle aboutissent des ondes péristaltiques. Le toucher rectal com-biné au palper fait constater que la masse bombe dans le bassin. La malade est opérée le 4 août, en état de demi-occlusion. Incision de

Jalaguier. On constate sur la face antérieure du cœcum une masse indurée qui l'infiltre jusques et y compris l'appendice. Ganglions dans le méso. Anastomose latérale au Murphy, environ à 15 centimètres de part et d'autre de la tumeur. Les suites opératoires ont été des plus simples. Les douleurs disparaissent rapidement. La malade quitte l'hôpital le 2 septembre sans avoir rendu le bouton. Jusqu'en octobre, bonne santé, mais à ce moment les douleurs abdominales reparaissent, la malade demande à être débarrassée de sa tumeur. En décembre, on pratique une résection iléo-cœcale. Elle a été très pénible à cause des adhérences nombreuses et solides de la tumeur avec la paroi abdominale antérieure, avec la fosse iliaque et avec l'épiploon. La section iléale est suturée en cœcum. Alors commence la phase laborieuse de l'intervention : le cœcum, l'appendice et leurs ganglions sont enfouis dans des adhérences qui les accolent à la fosse iliaque et que l'on doit décortiquer de bas en haut en faisant l'hémostase à mesure. La tumeur dépassée, on sectionne le côlon et l'on ferme le bout supérieur en cœcum. La masse enlevée a le volume du poing, elle comprend 15 centimètres de segment iléo-cœcal, plus les ganglions et le mésentère correspondant. Drainage à la gaze, fistule purulente pendant plusieurs jours. Guérison. Examen histologique (M. Paviot) : Epithélioma à type intestinal cylindrique.

106. — Morestin, 1903, in thèse Lance. — F. M., quarante-deux ans, Malade ayant été opérée trois ou quatre fois par M. Richelot. Elle entre pour une suppuration persistante de la fosse iliaque droite. Au-dessus de l'arcade crurale, on voit deux fistules. On y sent une masse allongée en forme de boudin cylindrique, long de 10 centimètres, à extrémité supérieure arrondie, mobile transversalement. Le *1er septembre, anastomose iléo-sigmoïdienne. Octobre 1901*, bourgeon énorme de nature néoplasique sur la région cœcale. *Résection* difficile. Drainage à la gaze. Fistule *stercorale*. Reflux par le bout colique. Guérison.

107. — Schloffer, en deux temps. — H. trente-sept ans. Troubles chroniques depuis trois ans. Exclusion du côlon descendant et du cœcum par iléo-côlostomie (côlon descendant) au Murphy. Vingt jours après, extirpation de la tumeur. Mort quinze jours après d'obstruction.

108. — Tuffier, *Semaine médicale*, 1904.

108bis. — Gœschel. — Femme de quarante-trois ans. Aucun trouble que l'arrêt des règles. Etat parfait, tumeur sentie dans la fosse iliaque droite grosse

comme un poing. Diagnostic entre tumeur annexielle ou cœcale. Le
17 février 1902, laparotomie. Cœcum adhérent à la trompe, à l'ovaire
droit et à l'utérus. Libération et ouverture de deux abcès. Extériorisation du cœcum et de la fin de l'iléon. Le 20, ablation des anses exte-
riorisées. Drainage de l'iléon. Le 28, pince de Krause, enlevée le
5 mars. Le 10 mars, fermeture de l'anus. Guérison. Etat parfait le
2 août 1902 Six mois.

109. — Gœschel. — 3. Homme de quarante ans. Troubles chroniques
d'obstruction depuis dix-huit mois. Malade amaigri. Pas de ganglions.
Tumeur iléo-cœcale sentie, grosse comme le poing. *Le 13 mai 1901.*
Laparotomie. Tumeur du cœcum et de la fin de l'iléon, ganglions
dans le méso. On extériorise la tumeur, la fin de l'iléon, le mésentère et le méso-côlon sur une longueur d'un travers de main. Le 15,
gangrène, ablation, on met un tube à drainage dans l'iléon. Le 20, on
place une pince de Krause qu'on enlève le 27. On complète son
action par dissection de l'intestin et de la paroi en dehors du
péritoine. Le 21 juin 1901, guérison complète, maintenue le
2 août 1902.

110. — Delore et Duteil, *Lyon méd.*, 1904, p. 313. — *Tumeur maligne du
côlon ascendant. Entérectomie. Iléo-côlostomie transverse au bouton. Guérison.* H..., quarante-huit ans, peintre. Personnellement, pas de maladie
antérieure, sauf des coliques de plomb à trente ans. Le début de
l'affection actuelle remonte à quatorze ou quinze mois. Le malade
présenta des alternatives de diarrhée et dé constipation, en même
temps apparaissaient des phénomènes douloureux qui, d'abord vagues,
prirent les caractères de coliques très douloureuses siégeant dans le
flanc droit et survenant trois ou quatre heures après le repas. Le
malade percevait en outre une sensation de torsion, de contracture
intestinale qu'il sentait à la main. Depuis quelque temps les douleurs
étaient continuelles, empêchant le sommeil. Pas de vomissements ;
pas de sang dans les selles. A l'entrée on constate dans la fosse
iliaque droite une tumeur arrondie, du volume d'une mandarine,
mobile transversalement, et paraissant se déplacer dans l'inspiration.
Cette tumeur avait été constatée dix mois auparavant par un
médecin. L'état général est encore bon, malgré un amaigrissement
de 8 kilog. depuis un mois et un teint jaunâtre. Le 26 août, M. Delore
fait une laparotomie latérale droite. On tombe sur une tumeur
siégeant à quelques centimètres du cœcum, mobile. Résection du
cœcum, du côlon ascendant, implantation termino-latérale au bouton
de Murphy du bout iléal dans la partie droite du côlon transverse,
le bout inférieur du côlon sectionné a été fermé en bourse. Il y a eu
quelque difficulté pour repéritoniser la surface de la paroi abdominale

postérieure. Drainage à la gaze. Fistule purulente. Le bouton a été
rendu au treizième jour. Le 19 octobre, le malade a engraissé de
3 kilog.; les fonctions digestives se font bien. Examen histologique :
adéno-çarcinome.

111. — Kessller. — Obstruction. Tumeur sentie à droite de l'abdomen.
17 mai, *opération*. Cœcum tendu, tumeur du côlon ascendant. *Résection*, iléo-côlostomie sur le transverse. Dilatation immédiate du
côlon sous-jacent, mouvements péristaltiques. On *ferme* tout. Le soir
température 35°7. 19 mai. *Mort. Autopsie*, anses dilatées, péritonite,
suture a lâché.

112. — Kessler. — H., soixante-cinq ans. *15 mars 1901*. On sent de
l'hypocondre droit tumeur du volume d'une pomme. *19 mars*. Incision analogue à celle de vésicule, après rétrécissement annulaire dur
sur côlon ascendant. *Résection* du coude droit à l'iléon, ganglions
dans le mésentère, moignons du côlon et du grêle abouchés à la
partie inférieure de l'incision, plaie protégée par de la gaze. *Carcinome* muqueux. 25 mars. *Mort*.

113. — Kessler. — En obstruction chronique, péristaltisme. Opération
le 13 juin, laparotomie médiane d'appendice xiphoïde à symphyse,
incision du cœcum, matières fécales claires, nouvelle incision dans
la fosse iliaque droite, on voit structure au-dessous de l'angle. *Résection du côlon ascendant* et comme la suture paraît rétrécie on résèque
le *cœcum* et on fait l'iléo-côlostomie. *Mort* le 11 juin. *Autopsie*, côlon
transverse, estomac météorisé. *Examen histologique*, fibro-adénome.

114. — Bilton Pollard, *Bristish m. J.* 1904. — F..., quarante-neuf ans.
Cancer colloïde du côlon ascendant du cœcum à angle droit. Adhérence au péritoine pariétal. *Ganglions (examen microscopique, non
néoplasiques)*. Neuf mois avant l'opération perte de poids, on sentai
une tumeur de 7 centimètres sur 5 dans la fosse iliaque droite. Laparotomie latérale. *Résection*. Côlon ascendant une partie du transverse.
Cœcum, petit instestin implanté du côlon. Anastomose latéro-latérale,
phlébite saphène interne gauche. Six mois après, malade bien portante, a engraissé de 2 kilog.

115. — Bilton Pollard, *Bristish. med., J.* 1904. — F..., quarante ans.
Cancer colloïde du côlon ascendant, de 5 centimètres, de l'iléon à
l'angle droit. Ganglions. Constipation depuis cinq ans, douleurs dans
la fosse iliaque droite. Distension abdominale depuis trois mois. Au
moment de l'opération, août 1905, tumeur dans la fosse iliaqu

droite non mobilisable. On incise sur la tumeur, le grand épiploon et les mésocôlons ascendant et transverse furent divisés, le péritoine pariétal enlevé, parce que adhérent. *Résection* étendue, réunion bout à bout par la suture, phlébite pendant la convalescence. *3 octobre 1903*, deux ans, guérison parfaite.

116. — Fuschig. — Résection du cæcum, côl. ascendant, infiltration du méso avec adénopathie, anastomose iléo-colique au murphy. latérale, isopéristaltique. *Drainage à la gaze, abcès de la paroi, fistule stercorale.* Pièce, iléon 5 centimètres, côlon 20 centimètres, rétrécissement du calibre d'un crayon. Histologie, adéno-carcinome. *Neuf mois après*, récidive, tumeur au-dessus de l'arcade de Fallope, ouverture d'un abcès quatre mois après, *un an après résection*.

117. — Brin, *Soc. chir.*, 1901. — A..., trente-cinq ans, constipation et diarrhée dep is longtemps. Dans le flanc droit, tumeur dure, bosselée, sonore, du volume du poing. *Intervention*, tumeur du côlon ascendant, adhérence à la vésicule biliaire, décollement difficile, hémostase pancréatique et duodénale pénible. Résection du cæcum, côlon ascendant, fermeture des deux bouts en cæcum, anastomose latéro-latérale, suture, Opération, deux heures. Mort en quatre jours.

3° *Angle droit.*

118. — Clinique de M. le professeur Jaboulay (1). — *Cancer annulaire et sténosant de l'angle droit du côlon transverse. Crises d'obstruction intestinale. Cæcostomie au cours de l'une d'elles. Deuxième temps : colectomie, entéroraphie circulaire à la. suture, procédé Jaboulay. Troisième temps : fermeture de l'anus cæcal. Guérison.* —N... François, cinquante ans. Manœuvre. Sans antécédents héréditaires à signaler. Personnellement le malade n'a jamais souffert d'aucune affection. La maladie qui l'amène à l'hôpital débutait quinze jours auparavant par des douleurs abdominales survenant sous forme de crises paroxystiques, s'acccompagnant de vomissements et suppression des selles. Ces douleurs ne sont pas localisées à une région spéciale. Le malade raconte que pendant les crises le ventre est uniformément ballonné, et que d'autre part il ne peut pas uriner. Au contraire la cessation de la crise est suivie d'une évacuation de gaz par le rectum et d'une miction. Il entre à Saint-Sacerdos le 7 mars 1905, se plaignant de ne pouvoir uriner et rapportant ses douleurs abdominales à une rétention d'urine. Le malade est sondé ; on constate qu'il n'existe pas de rétention et aucun obstacle à l'évacuation des urines. L'examen de

(1). Inédite. Personnelle,

l'abdomen montre un état de défense des muscles droits rendant la palpation difficile. On perçoit une sensation de tension dans la fosse iliaque droite et sous les fausses côtes du même côté. Clapotage cœcal. Pas d'ondes péristaltiques visibles. Cependant le malade dit sentir quelquefois courir des contractions intestinales s'accompagnant de bruits de glou-glou, sans qu'il puisse assigner à ces phénomènes de localisation précise. Le toucher rectal est négatif. La température normale ; le pouls régulier, à 80, de tension normale. Pas de vomissements, pas de gaz. Les urines sont foncées, mais sans albumine. Le malade est mis en observation ; repos, morphine, glace sur le ventre. Le 8 il est purgé avec de l'huile de ricin. La purgation amène une évacuation de matières et un déballonnement relatif. Il persiste de la tension dans la fosse iliaque droite. Les crises de contractions douloureuses abdominales se produisent toujours, plusieurs fois par jour. Cet état se maintient pendant quelques jours. Le 13 mai le ballonnement s'accuse, les douleurs abdominales sont devenues constantes, avec des paroxysmes intolérables. Les vomissements apparaissent, alimentaires, puis bilieux. Clapotage cœcal. La forme de l'abdomen n'a rien de caractéristique. Le ballon est uniforme sans météorisme, ni péristaltisme localisé. *Le 14 mars.* Quelques émissions gazeuses. Pas de selles. Cessation des vomissements. L'abdomen est toujours ballonné sans que la matité hépatique ait disparu. Clapotage cœcal. On ne sent rien dans la fosse iliaque droite. Quand le malade accuse des douleurs on voit nettement une tension se produire sur le trajet du côlon ascendant et de la moitié droite du côlon transverse. Cette région devient douloureuse à l'examen. Le diagnostic d'obstacle à siège colique peut être posé. On se décide à intervenir. M. Jaboulay pratique, par une incision iliaque droite, un anus cœcal latéral selon sa technique ordinaire. Puis on introduit dans l'anus artificiel un tube à drainage spécial (?), dont l'extrémité plonge dans un récipient. A la suite de l'intervention il s'écoule 4 litres de matières liquides, verdâtres, fétides pendant les vingt-quatre premières heures. Le lendemain 2 litres environ. *Le 16 mars.* l'état du malade s'est amélioré ; le ventre est déballonné. Les crises douloureuses ont disparu. Le malade demande à s'alimenter. *Le 18 mars.* Purgation. On constate le passage de quelques matières par l'anus. Bon état général. Reprise de l'alimentation. *Le 27 mars* on examine ce malade à nouveau. L'abdomen est souple, indolore, sans induration perceptible. On peut injecter par le rectum jusqu'à 1 l. 1/2 d'eau. Au contraire si l'on essaie d'injecter par l'anus cœcal du liquide dans le côlon, on ne peut dépasser 150 grammes. Par le rectum on peut facilement introduire une sonde œsophagienne tout entière ; la même opération est impossible à réaliser par l'anus cœcal. *Le 28 mars.*

Selles par l'anus à la suite d'une purgation. Néanmoins l'existence d'un obstacle paraissant évidente sur le côlon transverse, on intervient, *Le 30 mars* M. le professeur Jaboulay pratique une laparotomie médiane sus-ombilicale. On trouve au niveau de l'angle droit du côlon une tumeur allongée, boudinée. n'adhérant que peu au foie et à l'estomac. Ces adhérences lâches sont sectionnées ; la tumeur attirée au dehors, on peut la réséquer entre deux pinces placées sur le côlon. Ablation dans le méso-côlon de gros ganglions, d'aspect cliniquement néoplasique. Suture circulaire bout à bout à deux plans. La paroi est refermée sans drainage. Les suites opératoires ont été simples. La température a atteint 38° sans les dépasser. Dix jours après l'opération lés fils ont été enlevés. Le malade a pu reprendre son alimentation. *Le 20 avril* le malade peut être tenu pour guéri. Il conserve toujours sa fistule cœcale et n'a pas d'évacuation par l'anus. Il ne veut pas se faire réopérer. *Le 20 mai* le malade a engraissé, va bien ; mais il conserve toujours sa fistule cœcale, pas où il évacue ses matières. La pièce représente une sténose circulaire du côlon réduisant son calibre à celui d'une plume d'oie. Les parois sont épaissies, infiltrées. Les ganglions du méso-côlon sont hypertrophiés et durs. La longueur de la pièce est de 10 centimètres. L'examen histologique pratiqué par M. le professeur agrégé Gayet a montré qu'il s'agissait d'un épithélium glandulaire, typique, dépassant à peine le stade adénome et par conséquent de malignité relative. Le ganglion examiné est absolument normal et non envahi par la néoplasie. *25 septembre*. Le malade revient demander l'oblitération de son anus cœcal. Depuis deux ou trois mois les matières ont repris le chemin de l'anus physiologique; actuellement elles se partagent par moitié. La preuve de la perméabilité étant ainsi faite ; on pratique la cure de l'anus par la méthode intra-péritonéale, sous deux rangées de sutures séro-séreuses. *20 octobre*. Malade sort complètement guéri. Sa fistule cœcale est guérie. Les fonctions intestinales sont bonnes. Le malade a engraissé. Facies florides.

119. — H. Saasse, *Centralblatt für Chir.*, 1903. — Cancer de l'angle colique droit avec adhérence à la paroi abdominale et à la face inférieure du foie. Dilatation du côlon ascendant et de l'iléon. Entérectomie de la partie moyenne du côlon transverse et du côlon ascendant iléo-coloraphie circulaire. Guérison.

120. — Koerte, *loc. cit.* — G..., quarante-huit ans. Depuis un an, constipation, coliques, météorisme. Amaigrissement. A l'examen : Ictère conjonctival ; tumeur dans la région de la flexure hépatique. *Opération* le 22 avril 1895. Tumeur du coude colique droit, entourée d'adhérences, de ganglions. Extirp. du cœcum, côlon asc. et coude hépat. Implant. de l'iléon dans le col. transv. La pièce enlevée mesure 21 cent. au-dessus de la flex. hépat. et 17 cent. de côlon transv. La tumeur, large de 8 cent., est ulcérée avec un foyer ramolli. Carcinome à cellules cylindriques. 27 avril 1895, collapsus et mort. A l'autopsie, on trouve un point du côl. transv. gangrené par suite de la ligature d'une grosse branche de l'artère mésentérique supérieure.

121. — BARBARY, thèse Paris, 1904. — Début des symptômes cinq mois avant. Hémorragie intestinale. Tumeur perçue dans l'hypocondre droit. *Résection* du cœcum, du col ascendant et d'une partie du côlon transverse. Anastomose termino-latérale iléo-colique. Guérison.

122. — MORTON, *Brit. med. Journ.*, 29 octobre 1904. — F... C..., quarante-cinq ans, entre à l'hôpital en juillet 1903. Depuis dix-huit mois, crises de douleurs abdominales, vomissements rares, alternatives de constipation et de diarrhée ; il y a un an, mœlena abondant. Tumeur de la grosseur d'un œuf au niveau de la vésicule biliaire, mobile même par les mouvements respiratoires. On trouve une tumeur grosse comme une orange sur l'angle hépatique, et attaquant la vésicule biliaire. Deux ganglions sur le mésocôlon. Ablation du coude colique, de l'épiploon envahi, des ganglions et des membranes externes de la vésicule, seules atteintes ; puis anastomose sur une bobine en os des deux bouts d'intestin. Le rétrécissement admettait seulement un cathéter n° 12. Le malade guérit et sortit de l'hôpital cinq semaines après l'opération. Il alla bien jusqu'à ces mois derniers, puis recommença à souffrir des nerfs intercostaux droits : hyperesthésie de la peau. La tumeur s'était développée à nouveau, et à l'examen, en juin 1904, elle avait un volume tel qu'on pouvait la tenir pour inopérable.

123. — TIXIER, in thèse Peutot. — B..., soixante-quatre ans. Depuis deux ans, dégoût pour la viande. Constipation avec quelques crises de diarrhée. Depuis trois mois, amaigrissement, perte des forces, une ou deux fois selles sanglantes. Gargouillement dans l'abdomen suivi d'émissions gazeuses et qui soulagent la malade. Tumeur perçue sous les fausses côtes droites. *En juin 1904*, crises d'obstruction. M. Courmont fait un traitement médical, mais le 29 juin, nouvelles crises d'obstruction aiguës. Ces phénomènes cèdent à des lavements d'huile, cataplasmes, etc. *9 juillet*, le ventre est déballonné ; on sent très bien une tumeur sous le foie, mobilisable, nettement distincte du foie et de la vésicule. *Opération :* résection de la tumeur non adhérente du côl. ascend. du cœcum. Il y a eu une difficulté opéra-

toire pour libérer le bord interne du côlon, adhérant au duodénum
et au pancréas. Anastomose iléo-sigm. lat. à la suture. On ferme
sans drainage. L'opération a duré une heure dix minutes. *Guérison.*
Phlébite de la jambe gauche. Diarrhée pendant quelque temps.
Pièce : Tumeur de la partie supéro-externe de l'angle colique droit
du volume d'une mandarine. Sa forme essentiellement annulaire,
n'occupant pas toute la circonférence de l'intestin, la lumière intestinale admet à peine le petit doigt. *Examen microscopique* (M. Paviot) :
Epithélioma cylindrique.

124. — MONTPROFIT, in thèse Barbary. — M... M..., quarante-deux ans.
En septembre 1903, le malade est pris, après une journée de travail,
de coliques et de diarrhée qui durent pendant une semaine. En
octobre, nouvelle crise. En janvier 1904, tumeur perçue dans l'hypocondre. Selles sanglantes. *Intervention :* résection de la tumeur, de son
mésentère et de ganglions. Réseçt. du cœcum. Anast. iléo-col. Suture. Poids de la tumeur : 150 grammes. Diarrhée pendant quelques
jours. *Guérison.*

125. — MAYLARD, *Edinb. med. Journ.,* 1902. — Histoire de douleurs épigastriques survenant après l'ingestion des aliments avec vomissements.
Les selles avaient toujours été régulières. A l'inspection, on ne sentait pas de tumeur, mais l'estomac existait, clapotant, au-dessous de
l'ombilic. *Opération :* On croyait trouver un cancer au pylore, en
réalité cancer de l'angle droit. Résection. Suture bout à bout. Guérison:

126. — MAYLARD, *Edinb. med. Journ.,* 1902 (in Peutot). — La maladie a
débuté en 1899. Crises épigastriques suivies de vomissements. Constipation. Amaigrissement considérable. *Opération :* Tumeur de l'angle
droit adhérente au foie. Le cœcum était distendu par les matières.
Entérectomie. Ablation de ganglions. Anastomose iléo-sigm. Guérison.

127. — DUROISEL et MATHIEU, *Soc. Anat.,* Paris, 1901. — H..., trente-trois
ans. Se plaint depuis longtemps de constipation qui cède aux purgatifs, s'accompagnant d'alternatives de diarrhée. A son entrée, constipation absolue, vomissements, ventre ballonné. On voit des contractions intestinales péristaltiuues. *Opération* le 6 novembre 1901. Résection de l'angle colique droit et du cœcum. Entéroraphie circul.
iléo-côl. transv. *Mort.* Péritonite par perforation.

128. — KESSLER. — Tumeur non perçue. *Trente-neuf ans. Opération,*
20 janvier 1894. Tumeur de l'angle droit du côlon, ayant fixé l'in-

testin. *Résection*. Extrémités intestins suturées à la plaie. Partie inférieure de l'incision tamponnée sans suture. *Mort* le 31 janvier. Péritonite.

129. — Littlewood. — F., quarante-six ans. Large tumeur angle droit.
Malade depuis cinq mois. Constipation. Vomissements. 21 juillet
1901, résection de 25 centimètres de côlon. Anastomose bout à bout,
suture. Guérison. Bien portant en 1903.

130. — Fuschig. — 5 juillet 1900. Soixante-quatre ans. Incision droite
de l'arc costal int. Tumeur fixée en arrière. Résection du cæcum,
du côlon ascendant, d'angle droit du côlon. Tumeur adhérente au
duodénum. Fermeture des deux bouts. Implantation lat. *Suture*. Carcinome. Petite fistule stercorale. *Février 1901*. Guérison. Fistule est
obturée. Selles régulières. Pas de coliques. Pas de récidive. Augmentation de poids.

131. — Homer Gage. — *Cancer de l'angle droit*. — Obstruction intestinale
chronique. Résection avec anus artificiel. Cure secondaire. *Mort*.
Examen microscopique, adéno-carcinome, muqueuse et sous-muqueuse détruites par place.

132. — Kummer, *Société médicale*, Genève 1903. — F., quarante-cinq ans.
Symptômes d'occlusion intestinale chronique. Laparotomie, cancer
de l'angle droit. Extirpation de la tumeur. Suture du côlon transverse. fistulisation du cæcum. Anastomose latéro-latérale iléo-colique transverse, une partie des matières passe par la fistule cæcale.
Nouvelle laparotomie. Section de l'iléon entre le cæcum et l'anastomose. Suture des deux bouts. Guérison. Un an.

133. — Brin, *Société de chirurgie*, 1901. — Tumeur de l'angle droit.
Résection. Entéroraphie circulaire bout à bout, difficulté à cause de
la dilatation du bout supérieur. Durée une heure vingt. Pas de drainage. *Guérison*. Examen hist., épith. cylindrique.

134. — Morton, Juin 1903. — F., grosse tumeur abdominale s'étendant
du rebord costal à l'ombilic, dure, nodulaire, peu mobile, ne paraissant pas gagner la région rénale; elle s'abaissait peu dans la respiration, il semblait qu'on pourrait l'isoler assez facilement du foie. La
malade avait remarqué la tumeur depuis cinq mois. Peu après, elle
se sent gênée pour se coucher sur le côté droit. Pas de douleur au
niveau de la tumeur, pas de vomissements, elle était constipée depuis longtemps. Sous anesthésie la tumeur paraît beaucoup plus

mobile. En ouvrant l'abdomen, on trouve une masse de tumeur entourant le cœcum, le côlon ascendant, l'angle. *Résection totale* du cœcum à l'angle droit. Réunion iléo-colique transverse avec une bobine. Malade sort de l'hôpital un mois après. En mai 1904, la malade va bien. Un an après, pas de signe de récidive.

4° *Côlon transverse.*

135. — L..., femme B... (1), cinquante-trois ans, entre salle Sainte-Thérèse, dans le service de M. Auguste Pollosson, le 17 décembre 1904. Antécédents héréditaires sans intérêt. Mariée, elle a six enfants tous en bonne santé. Il y a neuf ans, elle fut opérée par M. Laroyenne, d'un cancer de l'utérus. Hystérectomie vaginale. Bonne santé depuis lors. Il y a quelques mois, elle a ressenti des troubles gastro-intestinaux. Elle avait deux ou trois fois par mois des indigestions avec vomissement alimentaire dans la nuit. Depuis un mois ces troubles se sont accentués et elle a ressenti de plus un phénomène qui se passe dans son abdomen. Ce sont des boules qui roulent, qui font du bruit, bruit assez considérable pour être perçu par les personnes voisines. Le siège de ce phénomène est très étendu, mais l'endroit où se produit le bruit est près de l'ombilic, un peu à droite et en haut. Elle n'a jamais eu que de faibles douleurs. Constipation légère. *A l'entrée*, femme maigre, mais non cachectique. L'examen de l'abdomen révèle l'existence de contractions péristaltiques très nettes, régnant surtout à droite et à la partie supérieure. On perçoit de plus une tumeur de la grosseur d'une noix, arrondie, bien limitée, facilement mobilisable et située un peu à gauche de l'ombilic. Rien aux autres organes. La malade refuse l'intervention qui n'est acceptée qu'au bout de deux mois devant la persistance des symptômes et l'aggravation de l'état général. *Intervention le 21 février 1905.* M. Pollosson. Laparotomie sus-ombilicale. On voit une tumeur du côlon transverse dans sa partie gauche, très mobile, sans adhérences. On l'extériorise, on la sectionne des deux côtés et on suture les deux bouts de l'intestin. Au cours de l'intervention, l'aide chargé de faire la coprostase du bout supérieur laisse échapper une petite quantité de matières qui souillent le champ opératoire. La malade meurt six jours après de péritonite. *Autopsie.* Péritoine plein de pus. Les sutures n'ont pas lâché. Un examen minutieux ne permet pas de découvrir nulle part un noyau de généralisation. Au niveau du petit bassin tout est souple. Pas de traces de l'hystérectomie ancienne. *Examen de la pièce.* La lumière de l'intestin est forte-

(1) Due à M. le Dr VIOLET.

ment rétrécie. elle n'admet que le petit doigt. La tumeur a respecté environ un tiers de la circonférence de l'intestin. On fend à ce niveau et on voit alors une tumeur dure, lisse, non ulcérée, ovalaire, qui n'offre pas l'aspect habituel des néoplasmes intestinaux. Elle est en effet comme enchâssée dans la paroi qui forme sur le pourtour un rebord très net. En amont, la paroi de l'intestin n'est pas dilatée, mais présente une hypertrophie considérable de la musculeuse.

Examen histologique de la malade (1). Cancer du gros intestin survenu chez une malade opérée d'un cancer du corps de l'utérus, dix ans auparavant. Fixation à l'alccol. Inclusion à la paraffine. Hématoxyline-éosine. Sur la coupe on aperçoit tumeur par des cavités kystiques de différents calibres ou de différentes formes, franche-ment arrondies lorsqu'elles sont petites, présentant un aspect dendritique, plongeant dans un tissu conjonclif assez dense. Çà et là les cavités kystiques se touchent toutes. Elles sont toutes bordées par un épithélium cylindrique avec noyau situé à la base. En un point de la coupe on aperçoit un coin des muqueuses intestinales avec ses glandes caractéristiques, formées de cellules cylindriques calici-formes. Pas de follicules clos. Cette muqueuse, à peu près saine dans l'angle de la préparation, apparaît bientôt très enflammée, avec des nappes hémorragiques et une grande quantité de globules blancs dans les glandes et les espaces inter-glandulaires ; très rapidement cette muqueuse finit en bec de flûte taillé aux dépens de ses couches profondes ; la *muscularis mucosæ* a disparu ; on tombe dans un foyer de nécrobiose, puis en plein néoplasme. Au fort grossissement, l'épithélium qui borde les cavités kystiques se présente sur une rangée unique. La lumière qu'il borde présente en son centre quelques débris cellulaires prenant uniquement l'éosine. Les noyaux de ces cellules sont disposés dans le grand axe de la cellule. Ils ne sont pas tous sur la même ligne, mais au contraire présentent une irré-gularité notable, les uns étant plus élevés que les autres. Au fort grossissement encore, on constate que, dans les espaces inter-glandu-laires, il existe aussi de grosses cellules épithéliales, disposées sans ordre, ou bien en traînées, ou bien encore commençant à prendre une disposition cyclique et une orientation dans laquelle il n'existe encore point de lumière centrale. Nulle part on ne trouve de trace de la musculature intestinale. Il s'agit très nettement d'un adéno-carcinome, ou d'un épithélioma glandulaire à type cylindrique, rappelant de tous points les épithéliomas glandulaires du corps de l'utérus, développé dans la sous-muqueuse et dans la musculeuse du gros intestin et en ayant ulcéré la muqueuse par envahissement de la profondeur vers la superficie.

(1) Service de M. le professeur A. POLLOSSON.

136. — Gutberlet. — F. cinquante-quatre ans. Souffre depuis six mois. Tumeur perçue profondément au niveau de l'ombilic, ayant l'air de faire corps avec la paroi. *Opération*. Isolement de tumeur et extériorisation. Ganglions dans le mésocôlon. L'anse intestinale mise sur une compresse. Ligature et section du ligament gastro-colique. Résection de la tumeur en dehors du ventre. Anast. ter.-ter., suturé. *Survie de dix-huit mois*.

137. — Gutberlet. — H., quarante-quatre ans. Début six mois auparavant. Tumeur mobile. *Interv*. Extériorisation de la tumeur. Résection. Suture circulaire. Pas de drainage. Tumeur de la grosseur du poing laissant passer un doigt. *Squirrhe. Mort. Autopsie.* Péritonite développée autour de la suture.

138. — Littlewood. — F., soixante ans. Constipation depuis quelques mois. Il y avait tumeur ovarienne concomitante. 10 avril 1902, ablat. de tumeur de l'ovaire et résect. du côl. transv. Mort au sixième jour.

139. — Littlewood. — Depuis août 1900 douleurs abdom. Tumeur un mois plus tard. Pas de constipat. 22 avril 1901. Ablation de 15 cent. du côlon. Réunion bout à bout. Guérison.

140. — Kessler. — H. vingt-neuf ans. Hémorragies ant. rectales. Diag. entre vésicule, rein, intestin. Opérat. avril 1897. Incision à travers droit droit. Adh. à courbure gastr. duodénum, vésicule. Libérat. des adhérences. Résection. Ganglion non enlevé. Fermeture d'abdomen. 21 mai 1897, sort guérie. 1er mai 1898, récidive, tumeur néoplas. de la cuisse. 27 juillet 1898, mort.

141. — Wittmer. — H. trente-sept ans. 4 août 1900. *Crise de vomissements. Laparot.* Tumeur du côlon transverse avec adhér. stomac. Résection, suture circulaire. 17 août, mort par péritonite. Adéno-carcinome atypique.

142. — Wittmer. — *Côlon transverse.* Ph. M..., cinquante-six ans. 9 juin 1900. Tumeur perçue, à droite, au-dessus d'ombilic. Pas de *vomissements. Laparotomie.* Cancer du trans. adh. à estomac. Excision d'une portion d'estomac, on enlève 20 cent. du côl. trans. *Anastom. circulaire. Mort de pneumonie 20 juin. Péritonite.*

143. — Wittmer. — *Côl. transv.* F., quarante-neuf ans. Mai 1898. Tumeur mobile bosselée dans région rénale g. et venant quelquefois vers ombilic. 24 mai. *Laparat.* Cancer du côl. transv. Résect. Malgré adhér.

à l'estomac, suture circul. *Mort* 27 mai. Péritonite, adéno-carcinome cyl. cell.

144. — LITTLEWOOD. — *Cancer du côlon transverse. Le malade en occlusion.* cœcost. prélim. On enlève le cœcum, le côlon ascend., entéro-anast. par la méth. d'Halsted. Mort six mois après avec masse second. dans le foie.

145. — KESSLER. — Femme, quarante ans. 22 février 1900, à gauche de la ligne médiane, tumeur adhér. à la paroi abd. ant. On fait le diagn. d'ulcère de l'estomac adh. à l'intestin. 21 février, incision médiane. Cancer du côl. transv. adh. résect. abouchement des deux moignons à la paroi. 28 février, mort. Pas de péritonite. Généralisat. au foie.

146. — CLINIQUE DE M. LE PROFESSEUR JABOULAY (1). — *Cancer de la portion g. du côl. transv. annulaire et sténosant. Crises d'occlusion intestinale.* — Premier temps : Cœcostomie à froid entre deux crises. Deuxième temps : Colectomie. Entéroraphie circulaire, procédé Jaboulay. Troisième temps : Fermeture de la fistule cœcale. Guérison. Cl... Pierre, quarante-cinq ans, employé de bureau au P.-L.-M.

Bonne santé habituelle. Une fièvre typhoïde à quinze ans, une blennorragie sans complication au régiment. Marié, un enfant bien portant, sa femme n'a pas eu de fausses couches. Légère constipation habituelle. Vient à l'hôpital pour un mauvais fonctionnement de l'intestin datant exactement de deux ans. En août 1903, des coliques liées à des borborygmes firent leur apparition. Le phénomène, avec des aggravations et des rémissions, n'a jamais cessé. Ce sont toujours les douleurs qui ont dominé la scène. En effet, la constipation, le véritable arrêt stercoral n'a jamais été bien marqué. Il n'y a jamais eu de ballonnement apparent à l'abdomen. Dans la première année de la maladie, de faux besoins firent leur apparition ; quatre, six quinze fois par jour le malade se présentait à la selle pour n'émettre que très peu de matières et surtout du mucus et des glaires. Il n'y eut jamais de rejet de sang. En avril 1905, un médecin, appelé lors d'une crise de coliques plus forte que les autres, constata une tumeur au niveau de l'angle gauche du côlon transverse. Il conseilla l'entrée à l'Hôtel-Dieu pour une intervention. Le malade a maigri, surtout depuis six mois. Son poids il y a dix ans était de 68 kilog. Il y a trois ans, avant la maladie actuelle, de 62 kilog. Dès le début de son affection abdominale, très soigneux de lui-même, il a

(1) Inédite. Due à l'obligeance de M. Ch. GAUTHIER, chef de clinique.

usé des laxatifs, magnésie, rhubarbe, etc., et des lavements de glycérine et d'huile, avec succès d'ailleurs.

Examen à l'entrée. — Homme au facies un peu pâle et maigre, mais encore bon. Répond très bien aux questions. Abdomen souple, facile à examiner. On trouve très vite une tumeur du flanc gauche située tout à fait dans la région de l'angle gauche du côlon. Elle est mobile dans tous les sens. Le palper lombo-abdominal décèle un certain ballottement antéro-postérieur. Submatité sur la tumeur même. Sonorité tout autour. Pas d'ondes péristaltiques. Toucher rectal négatif. Par distension progressive, avec une longue sonde œsophagienne enfoncée peu à peu et une seringue à hydrocèle, on arrive à faire pénétrer par l'anus un litre d'eau dans l'intestin. On détermine au delà une douleur considérable et l'on s'arrête. Après l'injection, la percussion révèle de la matité sur le trajet du côlon descendant et de l'S iliaque, de la sonorité au niveau du transverse. Cette épreuve confirme bien les autres données et fait affirmer l'existence d'un obstacle sur l'angle gauche du côlon transverse. Les poumons, le cœur sont en bon état. Pas d'albumine. Le diagnostic de cancer du gros intestin est le plus probable, en raison de l'âge, de l'intégrité des viscères, de l'absence d'antécédents bacillaires. L'ablation de la tumeur, précédée de l'établissement d'un anus cœcal, est proposée et acceptée.

22 juillet. — Anus cœcal sur le bord externe du muscle droit. On fait adhérer, par une incision de 6 centimètres, le cœcum à la paroi sur une dimension égale à celle d'une pièce de 1 franc. Points séparés au catgut. Le centre de la surface cœcale est repéré avec un crin de Florence laissé long. On n'ouvre pas l'intestin.

24 juillet. — On incise le cœcum attiré avec le crin de Florence qui rend grand service pour cela.

31 juillet. — La fistule cœcale commence à donner des matières en abondance. Pendant les premiers jours, l'écoulement était très faible à cause de son exiguité. Cette exiguité a été établie à dessein. On a voulu réaliser une simple soupape de sûreté facile à refermer ultérieurement, et non pas une dérivation complète des matières.

5 août. — L'anus cœcal fonctionne très bien ; toutes les matières passent par lui. Depuis deux ou trois jours, le fonctionnement de l'anus véritable est absolument arrêté. Ce même jour, laparotomie latérale verticale au niveau de la tumeur. Incision de 12 centimètres : Libération de la tumeur d'avec l'épiploon adhérent. Clampage coprostatique. Pincement du méso-côlon. Extirpation. Hémostase. Puis suture circulaire des deux bouts suivant la méthode de M. Jaboulay. L'anus cœcal avait été bien isolé au moyen d'un pansement maintenu par des bandes agglutinatives.

1° Suture séro-séreuse sur la tranche postérieure à l'aller.

2° Suture muco-muqueuse postérieure au retour.

3° Suture muco-muqueuse sur la tranche antérieure, aller.

4° Suture séro-séreuse antérieure, retour. Sur ces deux plans on met un troisième plan séro-séreux de sûreté. Une fois l'abouchement intestinal opéré, on voit que par-dessous existe un tunnel de la dimension d'une petite paume de main qui représente la perte de substance créée dans le méso-côlon. Fermeture de l'abdomen sans drainage. La pièce examinée est constituée par un cancer circulaire sténosant à point de départ vraisemblablement muqueux, de 3/4 de centimètre de hauteur, bordé en amont et en aval d'une égale quantité de tissu intestinal sain. Le mal est donc largement dépassé. Voici l'examen histologique dû à la complaisance de notre collègue et ami Mouriquand.

Fixation au sublimé, coloration. hématéin-éosine. — Il s'agit d'un épithélioma du tube digestif (gros intestin) présentant, outre les boyaux épithéliaux caratéristiques, une réaction fibreuse intensé. Si l'on suit la coupe de la muqueuse vers la partie externe, on trouve une disparition probablement mécanique et artificielle de cette muqueuse. On ne retrouve pas de glandes de Lieberkühn normales, mais une prolifération atyphique de l'élément glandulaire gagnant les couches sous-jacentes. Les boyaux sont tantôt unis entre eux par de nombreuses anastomoses, tantôt solitaires, encastrés dans de véritables alvéoles formés par le tissu conjonctif. L'infiltration néoplasique des tuniques intestinales est totale et gagne même la sous-séreuse. Le point le plus particulier est la prolifération intense du tissu conjonctif, formant par endroits de larges îlots teints en rosé par l'éosine, avec dans leur intérieur, quelques boyaux épithéliomateux solitaires, tantôt segmentant de manière très nette des boyaux épithéliaux. Il y a une réaction intense des éléments lymphoïdes, les follicules clos sont hypertrophiés, formant en certains points une nappe continue. De nombreux vaisseaux sont atteints d'endopériartérite. Suppuration abondante de la paroi. Pas de phénomènes péritonéaux. L'anus cœcal sécrète beaucoup dès le lendemain de l'extirpation, pendant quatre jours. Puis cette sécrétion s'arrête en coïncidence avec l'apparition de coliques violentes et de vomissements. Il y eut, en somme, de l'obstruction intestinale sus-cœcale très nette. On songea alors à la brèche du méso-côlon et l'on pensa que des anses grêles s'y étaient engagées. La diète absolue, la glace sur l'abdomen, des piqûres de morphine triomphèrent de ces accidents qui furent amendés en trente-six heures. Les vomissements et les douleurs cessèrent en même temps que l'anus cœcal recommençait à sécréter.

Au bout de huit jours de faux besoins de défécation recto-anale se firent sentir, d'abord espacés, puis très fréquents. On attendit que quinze jours se soient écoulés depuis l'opération, puis on administra des lavements huileux. Ceux-ci amenèrent une débâcle de quantité de matières dures. Dès lors un grand lavement huileux fut administré tous les jours de façon à rétablir la circulation normale des matières. Peu à peu celle-ci se rétablit au détriment de l'excrétion de l'anus cœcal. Au bout de huit jours, les deux excrétions s'équivalaient ; au bout de quinze jours, les trois quarts des matières passaient par l'anus véritable ; au bout de vingt, soit un mois environ après l'extirpation, l'anus cœcal excrète une cuiller à café environ de liquide par jour. D'ailleurs l'orifice intestinal anormal se rétrécissait au fur et à mesure du rétablissement de la circulation normale. Le 5 septembre, il n'admettait plus qu'une sonde uréthale du calibre 15. Ce rétablissement du cours physiologique des matières n'est pas allé sans quelques révoltes intestinales : coliques plus ou moins vives après les lavements, bruits intestinaux, etc., mais tous ces phénomènes ont été constamment en diminuant.

9 septembre. — Le malade a bon aspect ; sa plaie de laparotomie suppure peu ; elle bourgeonne activement. On peut prévoir sa cicatrisation complète dans trois semaines. L'anus cœcal est représenté par un petit bourgeon intestinal de la dimension d'un noyau de cerise. L'appétit est bon. Le malade fait six petits repas par jour. Ce système fait éviter les coliques qui sont plus fréquentes avec le régime normal. Il fait de bons sommeils, s'assied sur le bord de son lit. Il est très content.

25 septembre. — La mine s'améliore de plus en plus. L'appétit est bon. Il a une ou deux selles physiologiques, moulées, sans coliques. La plaie d'extirpation est à peu près cicatrisée. L'anus cœcal est réduit à une fistule qui donne cinq ou six gouttes de liquide noirâtre par jour. Quand le malade se lève, la muqueuse cœcale sort un peu. Un bandage compressif en flanelle obvie à cet inconvénient. En somme, l'oblitération spontanée de la soupape de sûreté cœcale se fait de plus en plus et semble devoir se réaliser totalement. 10 octobre 1905. Fermeture de la fistule muqueuse qui paraît décidément rebelle à l'oblitération spontanée. Enfouissement sous deux sutures séro-séreuses. 23 octobre, cicatrisation complète. Fonctions intestinales parfaites. Le malade sort en excellent état.

5° *Côlon descendant.*

147. — Cancer du colon descendant (1). — *14 janvier 1904, résection intestinale. 16 août, récidive au bout de six mois. Anus contre nature. Mort le 20 août.* F. V., tisseuse, cinquante ans. Le 29 décembre 1903, la malade entre à l'hôpital pour des douleurs abdominales coliquatives, remontant à six mois et s'étant accompagnées depuis de diarrhée, de constip .´ion et de selles sanglantes. Il y a vingt ans, la malade aurait eu des m. nifestations de bacillose pulmonaire. Il y a six ans elle aurait eu encore des hémoptysies abondantes. L'affection qui l'amène a eu son début six mois auparavant et déjà la malade constatait dans la fosse iliaque gauche la présence d'une tumeur. Les coliques existaient avec diarrhée et selles sanglantes, tantôt plus solides, contenant des débris demuqueuse et du mucus. Depuis trois mois, la constipation est installée, besoins fréquents, mais le plus souvent expulsion de quelques gaz seulement ou d'un peu de sang. Depuis un mois, la malade s'est mise à prendre de l'huile de ricin, de cette façon elle souffre un peu moins. Quant aux douleurs intestinales, elles présentent les caractères suivants : elles sont exagérées par l'ingestion des aliments solides, la viande en particulier. Si bien que la malade en arrive à restreindre volontairement son alimentation. Elles surviennent trois ou quatre heures après le repas. Jamais immédiatement après. Elles ont un caractère assez nettement localisé à gauche, s'accompagnent de paroxysmes pendant lesquels la malade observe du gonflement dans cette région, le tout terminé par des borborygmes et l'émission de gaz amenant un soulagement. Pas de vomissements. L'état général est bon, sans œdème ni signes de cachexie. L'amaigrissement n'a pas dépassé 1 ou 2 kilog. depuis le début de l'affection. L'abdomen n'est pas ballonné au-dessous de l'ombilic. A gauche parallèlement à l'arcade de Fallope, on sent une tumeur dirigée parallèlement à elle, plaquée contre la fosse iliaque. Tumeur peu mobile, irrégulière, de surface douloureuse à la pression. Le toucher vaginal ne donne aucun renseignement. Par le toucher rectal, il semble qu'on peut deviner le pôle inférieur de la tumeur, à condition de déprimer vigoureusement l'abdomen. Pas de péristaltisme intestinal. A droite, dans la fosse iliaque, tuméfaction nette avec du gargouillement, de la sonorité. Clapotage net, plus superficiel et plus léger que le clapotage gastrique.

Le 15 janvier. Laparotomie médiane sus-ombillicale (M. Villard). Le

(1) Inédite. Due à l'obligeance de M. le Dr Mollard, médecin des hôpitaux.

cœcum est très distendu ; la tumeur se découvre à la jonction du côlon descendant et de l'anse sigmoïde, peu adhérente aux parois abdominales. On résèque 20 centimètres environ d'intestin. On abouche les deux extrémités intestinales au bouton, mais on doit compléter par plusieurs points séreux. Examen histologique (M. Paviot). Épithélioma tubulaire à cellules cylindriques. Les suites opératoires ont été bonnes. La malade sort de l'hôpital, ne souffrant plus. Ses selles devenues régulières. Mais elle n'engraisse pas. Cependant jusqu'en juin, c'est-à-dire pendant six mois, sa vie est fort améliorée. A cette époque la constipation reparaît, la malade redevient sujette à des indigestions. En août 1904, elle entre pour une crise d'occlusion. Laparotomie (M. Villard). Pas d'ascite on trouve un envahissement de tout le côlon. Une anse grêle est venue adhérer au niveau d'une masse néoplasique qui occupe tout le petit bassin. On se contente de faire un anus cœcal. Mort le 20 août 1904.

148. — Wittmer. — H. S.., quarante-quatre ans. — Juin 1895. *Côlon descendant*. Tumeur perçue. — *Laparatomie*. Tumeur sigmoïde adhérente à la paroi post-métonome. Adhérences difficiles à libérer. Résection. Suture. Mort le 1er juillet. Six jours.

149. — B. Pollard, *Bull. Mal. Jal.*, 1904. — H., trente-six ans. Carcinome du côlon descendant. Tumeur fixée. Tissu épais tout autour. Pas d'envahissement des ganglions. On sentait tumeur de deux pouces et demi bord sup. au-dessus d'épine iliaque non mobile. — *Op. août 1903* : On coupe mésocôlon-sigmoïde pour mobiliser intestin. Résection. Réunion bout à bout. Infection de parois. — Oct. 1903 : Bien portante.

150. — Zimmermann. — Cancer du côlon descendant. Résection. Suture bout à bout. Guérison opératoire. Survie : [deux mois et demi. Début trois mois avant son entrée par des crises de coliques, de la constipation, de la douleur à la défécation. Dans la moitié gauche de l'abdomen, tumeur résistante du volume d'une tête d'enfant. Vomissements. Anorexie. Phénomènes d'obstruction chronique. — 10 juin 1899 : Résection du côlon descendant, quinze centimètres. — Suture bout à bout. Guérison. Meurt en août de cachexie. Les fonctions intestinales s'effectuent bien. Pièce : Rétrécissement de la lumière de l'S iliaque réduisant son volume à celui d'un crayon. Adéno-carcinome.

151. — Zimmermann. — *Cancer du côlon descendant. Résection. Anastomose termino-terminale. Guérison*. Début depuis plusieurs mois par des douleurs s'accompagnant d'une tuméfaction à gauche au-dessous de 'ombilic. Pas de sang dans les selles. Le 27 octobre 1897, résection du côlon, vingt-cinq centimètres. Tumeur adhérente, avec dilatation du bout supérieur. Côlonophie circulaire. Durée : deux heures et demie. Suites opération bonnes. Guérison persistant après deux ans et demie. Examen microscopique. Carcinome à cellules cylindriques.

152. — Wittmer; *Col. desc.* — *Avril 1896* : Franç. F..., cinquante-cinq ans. Obstruction chron. Tumeur non consentie. *13 avril* : Lap. médiane. Extension des anses. Tumeur dure du colon descendant, ayant obstrué lumière intestinale. *Excision* anast. au Murphy. *Mort.* Péritonite. Noyaux métast. hépat. N. du cœcum.

153. — Kessler. — Canc. du côlon descend. 9 septembre 1904. Quarante-cinq ans. Vomissements. Pas d'obstruction vraie. Selles en parcelles. 13 septembre : *Opération* : Adhérences du grêle à la tumeur. Les premières sont libérées. Adhérence considérable entre une anse grêle, qui est étranglée, et la tumeur. Déchirure de la paroi intest. Issue des matières dans le péritoine. Suture de la perforation intest. Impos. d'extirper. 11 septembre : mort. *Autopsie :* Tumeur adhérente partout. Côlon descend. obturé complètement. Pus autour de la tumeur du vol. du poing. Communication entre côlon et anse grêle par envahissement des parois.

154. — Montprofit, in Barbary. — *Cancer du côlon descendant. Résection colo-côlostomie latérale. Guérison. Un an de survie.* — M. R..., cinquante deux ans. En avril 1902, tumeur dans le flanc gauche depuis quelques semaines (oct. 1902). Diarrhée. Perte de l'appétit. Douleurs abominales. *Opération* : Résection de la tumeur qui siège à la partie moyenne du côlon descendant, elle a le volume du poing. Ganglion dans le mésocôlon. L'épiploon adhère. On anastomose la partie inférieure du côlon descendant avec le côlon ascendant par une suture latérale. *Tumeur* : Epithélioma cylindrique. Suites opération mauvaises. Mort cachectique un an après sans aucun trouble dans la circulation des matières.

155. — Littlewood. — Colon desc. F..., *28 ans.* Constipat. depuis trois mois. Obstruction au moment de l'opération. Résect. du côlon. Réunion bout à bout. Bon état pendant trois jours. Au *sixième jour*, accidents (trois). Réouverture. *Mort.*

156. — Kessler. — *Trente et un* ans. — 9 septembre 1897. Incision médiane. *Ascite* : Cancer annulaire du col desc., le transv. et l'ascend. distendu. Côlostomie temporaire. Résection d'une partie du côlon descend, et de son méso. Suture et iléo-côlostomie abouch. du côl. transv. à la partie sup. de l'incision abouch. Anus contre nature fonct. bien. *18 octobre* : Côlon transv. détaché de la paroi. Fermeture en bourse. Guérison, 16 sept. : Sort. Pas de récidive. Meurt en 1898.

157. — GUILLET (Caen), *Soc. chirurgie*, 30 nov. 1904. — *Cancer du côlon descendant, entéroraphie circulaire. Guérison datant de vingt mois.* H., cinquante-cinq ans. Hémorragies depuis deux mois, violentes douleurs, scène d'occlusion aiguë pendant vingt-quatre heures cinq jours avant l'opération, puis obstruction légère, entéroraphie, 15 mars 1902. Résection de 7 à 8 cent. d'intestin. Petit néoplasme du côlon descendant au-dessous de l'S iliaque. Entéroraphie circulaire. Guérison. Examen histologique.

158. — GŒSCHEL. — Homme de vingt-huit ans. Troubles d'obstruction chronique depuis plusieurs années. Diagnostic : polype intestinal avec occlusion. Laparotomie le 15 mars 1901. Immédiatement au-dessus de l'anse sigmoïde, grosse tumeur, côlon descendant bourré de matières. Côlostomie au dessus de l'obstacle. Deuxième laparotomie le 23 avril au niveau de la fistule. On tire au dehors la tumeur et la portion du côlon qui est abouchée à la peau. Anastomose latéro-latérale du bout supérieur et inférieur du côlon et exteriorisation de la tumeur. Le 29 avril, elle est gangrenée. On l'extirpe. Le 20 mai, on met la pince intestinale de Mickuliez. On la retire le 27. Présentation le 3 août 1902. État parfait.

6° *Angle gauche.*

159. — *Néoplasme de l'angle gauche du côlon. Phénomènes d'obstruction intestinale. Résection de la tumeur. Mort* août 1903 (1). F. M..., cinquante-huit ans, tisseur. La santé de cet homme a toujours été parfaite, aucune maladie antérieure. Deux mois seulement avant son entrée, il constate qu'il est constipé. Un médecin lui ordonne des lavements et un purgatif. Le malade constate que les lavements ressortent tels qu'ils ont été injectés ; quant au purgatif, il demeure à peu près sans action. Depuis deux mois, amaigrissement assez notable. La constipation est allée s'accusant. Jamais on n'a constaté dans les selles la présence de sang ou de glaires. L'appétit a disparu presque complètement. Depuis quinze jours, il n'y a plus eu de selles spontanées. Les lavements ne sont pas suivis d'évacuations bien abondantes. Le ventre est ballonné, sans tension considérable, aucune tension localisée. A gauche, dans l'hypocondre, on perçoit un empâtement net qui contraste avec la souplesse du côté opposé,

(1) Inédite. Due à M. VILLARD, chirurgien des hôpitaux.

pas de péristaltisme apparent, ni subjectif. Le toucher rectal est négatif.

Le 28 août, *opération*. Anesthésie au Billroth. Laparotomie sur le bord gauche du droit gauche. La tumeur occupe l'angle gauche, s'étendant plus volontiers sur le côlon descendant. Sa longueur est de 20 centimètres environ. L'anse au-dessus très distendue, la sous-jacente au contraire aplatie. En arrière, la tumeur adhère au plan profond par de fausses membranes, cependant assez lâches. La tumeur est extirpée, noyaux de généralisation sur le péritoine avec ganglions, puis on rétablit la continuité par une suture anastomotique bout à bout. La pose du bouton apparaît comme impossible à cause de la distension du bout supérieur et de l'infiltration des parois. On isole par des mèches de gaze, autour desquelles ou suture la paroi. Le 19 août, pouls fuyant, filiforme, état de collapsus. Mort.

Autopsie. Pas d'hémorragie, la suture paraît intacte vue en place, mais à la moindre traction elle lâche. les tissus à son voisinage sont très friables. La cavité abdominale paraît isolée par les mèches de gaze et les adhérences qui commencent à se former. Mais les anses sont rouges, gonflées, baignant dans un liquide séreux, louche, d'odeur fécaloïde. On y trouve de petits morceaux de matières fécales qui y flottent. En somme, mort de péritonite suraiguë.

160. — ZIMMERMANN. — T. H..., soixante-neuf ans, mars 1898. Depuis un an, alternatives de diarrhée et de constipation. A perdu 15 kilog., hémorragies assez fréquentes, tumeur perçue dans l'hypocondre gauche. *Opération*. Résection du côlon, infiltration considérable du méso. Anastomose bout à bout. Mort de péritonite purulente, intestin sphacélé, il y avait des noyaux métastatiques dans le foie.

161. — ZIMMERMANN. — A. R..., soixante-deux ans. Depuis six mois, troubles intestinaux caractérisés par des coliques, des accès de constipation avec poussées et vomissements. Ballonnement du ventre, pas de tumeur perçue. *Opération*, rétrécissement annulaire du côlon un peu au-dessous de l'angle. Côlon transverse distendu, Résection, anastomose bout à bout, collapsus. Cancer annulaire.

162. — LITTLEWOOD. — H..., cinquante-quatre ans. Malade depuis septembre 1900; en deux fois obstruction, douleur considérable, constipation sans obstruction au moment d'opérat. 22 nov. 1900, ablation, réunion b. à b. *Guérison*. Tumeur sur la pièce semblait produire léger degré d'invagination.

163. — BILTON POLLARD, *Bristish med. J.*, 1904. — C. à gl. avec envahissement du rein gauche et du pancréas. Pas d'envahissement lymphatique. Depuis cinq mois, trois attaques d'occlusion. Amaigrissement, tumeur ayant les caractères de tumeur rénale. *Sept. 1899.* Incision lombaire. La masse fut luxée, le côl. trans. descendant coupé sur une longueur de 2 pouces, réunion b. à b. au bouton. Obstruction de l'intestin. Au cinquième jour *cœcostomie.* Bouton retrouvé dans le rectum. *Guérison.* Quatre ans sans récid., défécation normale.

164. — B. POLLARD. *Bristish. med. J.*, 1904. — *Cancer colloïde* de l'angle gauche, recouvert par épiploon. Gangl. lymphat. non envahi. Début il y a quatre ans pour troubles gastriques. Coliques toutes les trois semaines. Depuis quatre mois, sang dans les selles. Avant opération. tumeur au-dessous de l'ombilic. 1901. Tumeur extériorisée après libération. Résection deux *pouces (inches)* sut. b. à b. Guérison. Oct. 1902, deux ans et demi, santé parfaite.

165. — FUSCHIG. — Résection en deux temps, suture circulaire. *Guérison.* 13 nov. 1900. Incis. méd. sus-omb. Dilat. du grêle, du cœcum, de l'ascend., du transv. Anus en deux temps, côl. trans. *26 nov.*, selles quotid. par anus. 20 déc. *deuxième interv.* résection obliq. parall. au bord costal inf. Résect. d'angle gauche. Suture circul. à deux plans. *Drainage à la gaze.* Squirrhe. Réact. périton. 24 déc. Va bien. Février, bon état général et intestinal.

III

166. — CLINIQUE DE M. LE PROFESSEUR JABOULAY (1).— Cancer annulaire sténosant du côlon descendant. Crises d'occlusion intestinale. Cœcostomie au cours de l'une d'elles. Deuxième temps : colectomie, entéroraphie circulaire procédé Jaboulay. Troisième temps : Fermeture de l'anus cœcal. Guérison.

F..., Auguste, cinquante-deux ans, cultivateur, entré à l'Hôtel-Dieu, service de M. Jaboulay le 18 août 1905. Un enfant mort de méningite. Sa femme n'a pas eu de fausses couches. Santé habituelle assez bonne. N'était pas sujet à la constipation. Au mois de février 1905 s'étant couché pour soigner un coup de pied de cheval reçu à la jambe, il fut pris au lit de coliques, de vomissements, d'arrêt des matières et des gaz. Les phénomènes durèrent quatre ou cinq jours, puis cessèrent tout d'un coup sous l'influence de deux purgations énergiques. Cette crise d'occlusion intestinale avait surpris le malade en bonne santé. Mais après elle le régime de l'intestin

---

(1) Inédite. Due à l'obligeance de M. Ch. GAUTHIER, chef de clinique.

devint anormal. Tendance nette à la constipation ; de temps en temps selles diarrhéiques, souvent des faux besoins, émission de quelques glaires, pas de rejet de sang. Usage de laxatifs. Peu à peu diminution de l'appétit et des forces. Amaigrissement de 15 kilog. Continuait cependant à travailler un peu.

Le 3 août, deuxième crise analogue à la première en brusquerie. Douleur subite de la fosse iliaque gauche comme la première fois, puis bruits intestinaux, arrêt des matières et des gaz, vomissements, etc. Trois ou quatre purgatifs restèrent sans effet.

A l'entrée, 18 août. État général grave. Face pâle, traits tirés. Abdomen météorisé, peu douloureux à la palpation. Développement uniforme. Tympanisme sur toute l'étendue. Bruits de glou-glou à la percussion brusque du centre-de l'hypogastre, non dans les flancs. Langue sèche peu saburrale. Pouls plein, assez bien tendu à 90. Pas de température. Vomissements fécaloïdes fréquents. Hoquet continuel depuis quelques heures. Toucher rectal négatif. Le diagnostic d'occlusion intestinale ne fait pas de doute. L'âge. du malade, l'absence de maladie abdominale dans les antécédents éloignés, la marche de la maladie depuis la première crise subite du mois de février font penser à un cancer du gros intestin. Mais l'examen physique du ventre ne peut faire porter à l'état de veille le diagnostic de localisation de l'occlusion. Une intervention immédiate s'impose. L'occlusion dure depuis deux semaines pour les matières et les gaz. C'est merveille que le malade ait pu résister. L'anesthésie à l'éther étant faite, on examine une dernière fois le ventre aseptisé. La paroi est relâchée et on peut alors obtenir facilement du glou-glou au niveau du cœcum ; l'S iliaque n'en donne pas. On fait donc, avec plus de raison encore que de coutume, l'incision de la paroi sur le bord externe du muscle droit à droite. Dès le péritoine incisé, une petite quantité de sérosité claire s'échappe et surtout une volumineuse anse grêle fait hernie. On essaye vainement de la réduire. On lui fait alors une moucheture et on évacue son contenu au moyen du tube du Dr Pinatelle. Il s'écoule de la sorte un litre environ de matière stercorale liquide. L'anse une fois bien vidée, on oblitère l'orifice par un triple plan de sutures à la soie qui rétrécit notablement le calibre intestinal. L'inconvénient de la méthode apparaît dès lors très nettement. Il est facile de réduire l'anse grêle évacuée et de découvrir le cœcum. Il est distendu. On fait donc sur lui un anus contre nature qui, ouvert immédiatement, donne issue à un flot de matières.

Suites. Pendant vingt-quatre heures amélioration, l'anus sécrète beaucoup. Les vomissements ont cessé, mais le hoquet persiste. Puis réapparition des vomissements et des douleurs, les matières ne sortent plus par l'anus cœcal. L'état empire de plus en plus pendant quarante-huit heures. On songe alors à la suture qui a fermé et rétréci le grêle. C'est elle qui doit être la cause de cette nouvelle obstruction. On pense même à la possibilité d'une deuxième intervention. Mais peu à peu l'état s'améliore, les vomissements, le hoquet, les douleurs disparaissent et la sécrétion de l'anus se rétablit. Pendant trois ou quatre jours encore, il y a quelques coliques, quelques contractions péristaltiques exagérées du glou-glou à la percussion du centre de l'abdomen, puis tout rentre définitivement dans l'ordre. Suppuration de la région opératoire. Dénudation assez étendue du muscle droit. La palpation attentive du ventre ne peut faire découvrir la tumeur soupçonnée. Elle doit siéger sur le côlon descendant ou le commencement de l'S iliaque si l'on s'en réfère au siège de la douleur initiale.

6 septembre. L'état du malade est satisfaisant. Il mange bien, de bon appétit, sa langue est très bonne. Le huitième jour après l'opération, il a ressenti de faux besoins de défécation ano-rectale. Des lavements quotidiens ont été alors donnés par l'anus véritable. Ils ont provoqué l'issue de matières dures en assez grande quantité. Les faux besoins douloureux ont alors disparu. A ce jour le malade émet avec son lavement quotidiennement le tiers ou le quart de ce qui passe par l'anus contre nature. Toujours pas de tumeur perceptible.

25 septembre. — Amélioration de l'état général. Localement la plaie opératoire diminue de plus en plus d'importance. Depuis huit ou dix jours, malgré les lavements, il ne sort plus de matières fécales par l'anus physiologique.

3 octobre. — La plaie péri-anale est en bon état dans la fosse iliaque droite. On songe à l'extirpation de la tumeur du gros intestin que l'on soupçonne, mais qu'on n'a pas encore sentie, le malade est purgé.

4 octobre. — Le ventre étant très assoupli par la purgation de la veille, on découvre une tumeur dans le flanc gauche qui doit siéger au voisinage de l'angle gauche du côlon transverse. Elle est profondément située, plaquée contre la partie supérieure de la fosse iliaque interne. On ne peut la mobiliser. La grosseur est évaluée à une petite mandarine. Le palper en est douloureux. C'est bien en ce point d'ailleurs que le malade souffre spontanément de temps en temps ; c'est là surtout qu'il a souffert lors de ses deux grandes crises d'occlusion. On fait de grands lavages à l'eau bouillie par les deux anus, physiologique et artificiel. On évacue de la sorte des matières fécales en assez grande quantité. La distension du bout inférieur réalisée, avec 800 cmc. d'eau, confirme les données de la palpation. La dilatation artificielle du gros intestin ne peut s'effectuer en amont de l'angle gauche du côlon transverse. L'extirpation est décidée pour le lendemain. Si elle est impossible, on tentera une exclusion.

5 octobre. Après isolement de l'anus artificiel à l'aide d'un pansement hermétique au sparadrap adhésif, dit leukoplast, laparotomie verticale dans le flanc gauche sur la tumeur. Celle-ci est trouvée très simplement située sur le côlon descendant, immédiatement après le coude gauche ; elle est fortement plaquée sur le haut de la fosse iliaque interne. Pour pouvoir l'aborder plus commodément, on branche une petite incision horizontale sur le milieu de la verticale et on éverse les bords de ce débridement.

On incise alors le péritoine pariétal de la fosse iliaque en dehors de la tumeur sur une hauteur de 8 à 10 cent., puis on décolle avec les doigts le néoplasme. Ce temps est très aisé, le tissu cellulaire rétropéritonéal n'étant pas envahi ; on arrive ainsi sur le feuillet interne du méso-côlon. Celui-ci est placé en amont de la tumeur. Avec un instrument mousse on passe par cet orifice deux clamps qui étreignent l'intestin. Celui-ci est sectionné. Puis on coupe, après pincement préalable tous les 2 cent., le feuillet interne, vasculaire du mésocôlon. On arrive ainsi en aval de la tumeur qui est enlevée d'un dernier coup de ciseau sur l'intestin après clampage coprostatique. Les deux sections intestinales ont été presque sèches. Grâce aux lavages préalables, on n'a presque pas trouvé sous les ciseaux de matières fécales. Hémostase de la tranche du méso. Puis entéroraphie circulaire à trois plans : un muco-muqueux, deux séro-séreux. Surjet à la soie, procédé de M. Jaboulay. Aiguille de Reverdin fine et ronde. L'adossement des tranches s'est faite sans trop de tiraillement grâce à la mobilité du bout inférieur. Après l'entéroraphie on voit battre des artérioles de chaque côté et très près de la ligne de suture. C'est d'un bon augure pour le rétablissement de la circulation. On n'a donc pas sacrifié trop de méso.

Péritonisation de la fosse iliaque au catgut. Il n'a pas été senti de ganglions.

Fermeture de l'abdomen à trois plans. La pièce examinée offre l'aspect d'un épithélioma typique très sténosant, de 4 cent. de hauteur environ, parfaitement annulaire. Des fragments sont prélevés pour l'examen histologique. Le cancer a été largement dépassé de 4 à 5 cent. de chaque côté. La hauteur totale de l'intestin extirpé est de 15 cent. environ.

Voici l'examen histologique dû à notre excellent ami Mouriquand :

7 octobre. Malgré la longueur de l'intervention, 1 h. 1/2, le malade a bien supporté le shock opératoire. Au bout de 36 h. il a été pris de quelques coliques. En même temps il avait des nausées et même un vomissement. Un léger purgatif, 15 gr. d'huile de ricin pris dans du lait chaud ont triomphé de cet antipéristaltisme intestinal et ont amené une débâcle abondante de matières par l'anus artificiel. Urines : 1 litre par jour. La température, de 39° le lendemain soir de l'intervention, est tombée ce soir à 38° 5. Le facies et le pouls sont bons. Sérum 1 litre par jour, 1/2 litre d'eau alcoolisé en boisson dans les 24 heures. Le 3° jour on commence à alimenter le malade avec du lait et du bouillon aux jaunes d'œufs. Le 4° jour le pansement est renouvelé ; on découvre une suppuration de la paroi qui est drainée. Pus fétide, d'odeur intestinale. Le 6° jour la température est normale; la fièvre post-opératoire était due à la suppuration pariétale. Celle-ci a été causée par l'ensemencement des germes de la muqueuse intestinale par les doigts de l'opérateur. Celui-ci avait bien pris soin cependant, une fois les sutures intestinales terminées et avant de passer à l'occlusion de la paroi, de laver soigneusement ses mains et de faire effectuer le même lavage à ses aides. Le 8° jour on donne le 1er lavement par l'anus physiologique à l'aide d'un long tube de caoutchouc. Quelques matières sont évacuées. Le lendemain une selle spontanée a lieu par l'anus vrai. Désormais un lavement huileux sera quotidiennement administré.

Le *16 octobre*. La quantité de matières passant par l'anus vrai a peu à peu augmenté ; aujourd'hui elle dépasse un peu celle qu'excrète l'anus contre nature. La plaie opératoire suppurée prend bon aspect et se couvre de bourgeons de bonne nature. On a dû faire sauter la moitié environ des sutures cutanées. Le plan musculo-aponévrotique tient bon.

2 novembre. — Depuis la dernière note, on doit noter le peu de progrès fait par l'évacuation physiologique. Certains jours l'anus véritable fonctionne plus que l'artificiel, mais le plus souvent c'est le contraire que l'on observe. La plaie d'excision suppure encore, mais bourgeonne activement et se limite de plus en plus. On attendait sa cicatrisation complète pour pratiquer le troisième temps opératoire, l'oblitération du cœcum. On se décide à opérer de suite pour débarrasser plus tôt le malade de son anus artificiel.

4 novembre. Fermeture de l'anus cœcal. Décollement de celui-ci avec les différents plans de la paroi abdominale et libération complète intra-péritonéale. L'orifice intestinal, d'un diamètre un peu inférieur à celui d'une pièce de 5 francs, est fermé par deux surjets, l'un muco-muqueux, l'autre séro-séreux Lieberkühn de la paroi sans drainage.

7 novembre. Suites apyrétiques, bonnes en tous points.

Il s'agit d'un cancer du gros intestin à forme métatypique. Les glandes de Lieberkühn ont proliféré de façon métatypique. Leur forme normale en doigt de gant a disparu. La coupe montre des sections multiples de tubes glandulaires proliférés dans tous les sens.

La plûpart de ces tubes ont conservé une lumière. La partie la plus
superficielle des glandes a par endroits conservé une structure proche
de la normale. Quelques tubes profonds eux-mêmes ont conservé
une paroi tapissée d'un épithélium qui n'a pas proliféré dans la
lumière glandulaire. En quelques points cette lumière est encore
limitée par la vésicule interne. Dans d'autres parties (la lumière étant
toujours conservée), on observe une prolifération de l'épithélium
glandulaire sous forme de bourgeons de contours divers. Ailleurs, la
prolifération est atypique, on ne trouve plus que des amas plus ou
moins tubulés de cellules néoplasiques. La prolifération cancéreuse
siège au maximum dans la muqueuse et la sous-muqueuse. Les
couches sous-jacentes (musculeuse) contiennent des cellules inflammatoires et sont le siège de congestions intenses, qui aboutissent par
endroits à de véritables hémorragies. Les follicules clos inflammatoires et hypertrophiés.

Ganglion lymphatique. Les coupes d'un ganglion mésocolique
(hématéine-éosine) ne contiennent aucune propagation cancéreuse de
la tumeur décrite ci-dessus. La capsule du ganglion est épaissie, de
même que les prolongements conjonctifs qu'elle envoie à l'intérieur
du ganglion. On trouve dans la capsule quelques cellules inflammatoires sans caractères cancéreux. La couche corticale a conservé
une structure normale. Les follicules lymphatiques sont hypertrophiés, effaçant en beaucoup de points les sinus lymphatiques. Les
centres germinatifs sont très nets, plus gros qu'à l'état normal. La
substance médullaire est normale, sauf hypertrophie de la substance
lymphoïde. Les sinus, diminués sur beaucoup de points, ne contien
nent aucune cellule néoplasique.

7° *Cancer de l'S iliaque.*

167. — LITTLEWOOD. — F., soixante-deux ans. Depuis deux ans, constipation. Obstruction. Anus au-dessus de tumeur. Une semaine après.
ablation de la tumeur et cure de l'anus. Suture circulaire. *Guérison*
maintenue trois ans.

168. — LITTLEWOOD. — H., cinquante-deux ans, Constipation depuis
douze mois. Douleurs. Vomissements. Amaigrissement. Rien à l'examen. 17 décembre 1900. Laparotomie. Tumeur, partie supérieure de
S iliaque. Ablation. Résect. Sut. b. à b.

169. — LITTLEWOOD. — F., quarante-trois ans. Depuis six mois, constip.
diarrhée. Amaigrissement. Résect. b. à b. Guérison.

170. — Imbert. *Soc. chir.*, Paris, 1901. — Cancer de l'S iliaque. Obstruction chronique. Tumeur peu mobile, avec adhérences, plaquée contre la f. il. Entérectomie. Suture circulaire. Mort par périt.

171. — Kessler. — F., cinquante et un ans. *Opération*. Lap. médiane. Liquide ascitique, trouble. Gros intestin distendu. Incision du côlon transverse pour évacuer. Cette incision fermée par des pinces. Sur l'S iliaque, tumeur circulaire adhérente à l'ovaire droit et à une anse grêle. On la libère, mais on la dépéritonise. Vers angle droit, autre tumeur adhérente au foie, on peut la mobiliser et l'extérioriser. Le cancer iliaque est extirpé. On cherche à faire anastomose recto-colique, on ne peut pas à cause d'infiltration graisseuse du mésentère colique. On suture les deux moignons intestinaux à l'extrémité inférieure de la plaie. On fixe ouverture faite sur côlon transverse à la peau. *Mort en six heures.*

172. — Fuschig. — *Incision* convexe de f. il. g. Envahissement de vessie. *Résection* du cancer et d'une partie de vessie. Suture de vessie. Suture des deux boutons intest. Drainage à la gaze iodof. Carcinome. *Mort*, péritonite. Déhiscence des sutures.

173. — Fuschig. — Résect. anast. t.-ter. Murphy. Au-dessus de l'anast. on fait un anus artificiel. Côlon descend. était très distendu. *Squirrhe.* Malade se suicide, par chute d'un premier étage. Le Murphy a sauté. Cavité péritonéale pleine de matières.

174. — Czerny. — H. D..., quarante-sept ans. Depuis deux ans, douleurs abdominales, diarrhée, vomiss. fréq. Tumeur à g. 18 juin, laparot. côl. descend. est extirpé avec tumeur 19 centimètres. On réunit avec bouton. Adéno-carcin. d'anse sigmoïde. *Guérison.*

175. — Czerny. — C. S..., soixante-deux ans. Six mois début, doul. à dr., sang et selles. A g., résistance du petit bassin. 22 juin. Résection de 12 centimètres, réunion au bouton. *Drainage,* fistule. 22 juin. Chute du bouton. 16 juin. *Guérison.*

176. — Czerny. — F. C.... cinquante-neuf ans. Const., sang dans selles. Dans régions g., tumeur mobile. 16 juin. résect. d'anse sigmoïde. Suture à deux étages. Guérison. Cepend. fréq. selles sanguinolentes. *Revient en octobre.* On pense à présence de tumeur ailleurs. On sent le clap. dû à l'épigastre.

177. — Sorensen. — F. H..., trente-huit ans. Entre cachectique. Anses intestinales gauches gonflées. Ténesme. Pas de vomiss. On sent sur

le bord gauche du petit bassin tumeur mobile. *Opération*. En Trendelenburg. Sur S il. tumeur circulaire de 6 cent. sur laquelle adhère le
grêle. Pas de ganglions. Tumeur extériorisée. Anse grêle réséquée.
Anastomose au Murphy. Même procédé pour le côlon. *Drainage à la
gaze*. Microsc. Carcinome squirrheux. *Guérison*. Neuvième jour, élimination du gros bouton. Dix-huitième jour, élimination du petit bouton.
Dix mois après, tumeur du foie Mort rapide.

178. — Sorensen. — H., trente-cinq ans. Depuis quatorze jours occlusion.
Entre en mauvais état. Péristaltisme péri-ombilical. Pas de vomissements. *Opération*. Incision médiane. Côlon distendu, rouge, hypertro-
phique. Sur l'anse, tumeur du volume d'un œuf. Résection oblique.
Anastomose au Murphy. Pas de drainage. Mort en trois jours par
hémorragie.

179. — Sorensen. — H., cinquante-quatre ans. T. 27°5. P. 90. Météorisme, péristaltisme violent. Grosse tumeur mobile. Irrigation ramène
encore des matières. *Opération* sur bord externe du droit gauche.
Tumeur mobile sans ganglions ni métastase. On peut bien l'extérioriser. Après vingt-quatre heures on ouvre l'intestin. Évacuation de
matières et de gaz. Mort en quarante-huit heures. Pas d'autopsie.
Diagnostic probable de la mort : embolie.

180. — Wittmer. — H. H..., soixante-douze ans. Tumeur sentie sans
anesthésie, anse sigm. *Mars 1902*. Lapar. Tumeur peu adh. Résection.
Sut. circul. 22 mai. Guérison. Carcinome.

181. — Gouilloud, *Soc. chirurgie de Lyon*, 26 mars 1903. *Lyon Méd.*,
tome C, p. 761. *Cancer de l'ovaire droit et cancer de l'S iliaque.
Ablation des deux tumeurs. Guérison*. F., quarante ans. La maladie
remontait à deux mois. Elle avait présenté des douleurs vives dans le
bas-ventre, une constipat. opiniâtre avec des troubles menstruels
caractérisés par des pertes survenant tous les dix ou quinze jours. Au
toucher, on sentait une tumeur refoulant le fond de l'utérus à gauche;
elle s'accompagnait de constipat. et de ballonnement du ventre.
Intervention le 20 mars 1903. Rupture intra-péritonéale de kyste de
l'ovaire ayant adhéré avec des anses grêles. Cette tumeur enlevée, on
constate l'existence d'une tumeur mobile, siégeant sur l'S iliaque.
Résection de 26 cent. d'intestin. Ablation des ganglions. Anast. b. à b.
Murphy-Villard. Drainage par une mèche de gaze. Suites opératoires
bonnes; bouton expulsé au onzième jour. A la coupe, rétrecissement
squirrheux de l'S iliaque, avec points ramollis. Examen histol. Cysto-
épithéliome de l'ovaire généralisé à l'intestin.

182. — Routier, *Soc. chir.* 1901. — F. En novembre 1900, accidents d'occlusion. Ventre ballonné, non doul., const. Au *toucher*, utérus peu mobile se continuant à gauche avec une tumeur. *Opération*. Laparot. A gauche, paquet formé par les annexes qui sont adhérentes à l'S iliaque. Ablat. de la trompe gauche qui paraît tuberculeuse. Résect. de 14 cent. de l'S iliaque. Anast. b. à b., sut. Drainage vaginal. Guérison. Ex. hist. Cancer colloïde.

183. — Duchamp, in th. Micaud. — H., trente-sept ans. Constipé. Depuis un an, crises d'obstruction avec constipation absolue et vomissements. En février 1901, crise d'occlusion, absence complète de selles et de gaz. Urines rares, foncées. On sent vaguement une induration au-dessus des pubis, à gauche. Ondes péristaltiques. Rien au toucher rectal. *Opération*, 4 féérier 1901. Ascite. Au niveau de l'S iliaque l'intestin paraît comme étranglé, le méso est long et permet d'extérioriser la tumeur. Section possible en dehors du ventre, suture circulaire. Abcès de la paroi. Guérison. Squirrhe annulaire de l'S iliaque macrosc. Pas d'exam. histol. En mai 1902, santé excellente.

184. — Sorensen. — B..., cinquante ans. Six mois auparavant, laparot. p. myome utérin. Opération non conduite au bout, fistule stercorale par la cicatrice, manifestations d'occlusion, météorisme violent, péristaltisme, douleur locale, vomissements non fécaloïdes. Au milieu de l'ombilic à symphyse, fistule muco-fécale. En *arrière d'utérus*, tumeur adh. Rectum vide, on peut injecter 1 l., l'eau revient claire, il n'en passe point p. la fistule. *Opérat*. On tente de dilater fistule sans résultat. Lapar. On trouve gros carcin. S il. Au-dessus de l'obstacle, on voit ouverture latérale du côl. (fistule), adh. au grêle. Tumeur de l'utérus, myome pédiculé. On libère aussi intest. adh. On enlève le myome. *Résect*. Sut. circ. à deux étages. *Mort en douze h. Histol., adéno-carcinome,*

185. — Duval, obs. 2 de sa thèse. — Depuis six semaines, diarrhée tenace, avec expulsion de scyballes très dures et de sang. Depuis huit jours, fréquentes envies d'aller, ne fait que du sang. Tumeur sentie par le toucher rectal. Extirpation abdomino-périnéale par le procédé de Quervain. Ligature des hypogastriques, section du côl., anus contre nature gauche. *Mort* d'inf. Tumeur siégeant à 8 cent. du cul-de-sac de Douglas, de la grosseur d'une mandarine.

186. — Durand, *Soc. chir.*, Lyon, 18 juin 1903. — Début un an auparavant par des troubles de l'état général, aucun phénomène intestinal. A son entrée, on découvre une tumeur dans le pelvis, quelques

pertes glaireuses par le rectum. Au toucher, on sent la lumière
envahie, il est impossible de dépasser la limite sup. de la tumeur.
Laparotomie. Tumeur recto-sigmoïde. Section de l'S iliaque entre
des ligatures. Abouchement du bout. sup. à la plaie, ligature de la
mésentérique inférieure, pas de ligature de l'hypogastrique. On fait
l'ablation de la tumeur par le périnée, sans résection du coccyx,
l'ablation présente quelque difficulté en raison du volume de la
tumeur. Drainage à la Mickuliez par le périnée. L'*anus artificiel* est
ouvert le lendemain. Le tube de Paul donne de mauvais résultats.
Guérison. Survie, deux mois.

187. — Gouilloud, *C. chir.*, *1903*. — Entérectomie, anast. au Murphy.
Mort.

188. — Czerny, 1903. — F..., quarante-trois ans. Depuis neuf ans, douleurs intestinales, coexistant, rétroversion utérine et annexité. Un
an auparavant on avait constaté dans la fosse iliaque gauche une
tumeur. Depuis douleurs à la dessication et diarrhée. A son *entrée*,
on trouve à gauche une tumeur du volume d'une tête d'enfant. Au-
dessus de la crête il. *Opérat.* Incision transv. Adhérence d'un anse
grêle, difficile à dissocier d'avec la tumeur. Résect. de la tumeur
avec la portion du grêle adh. Anast., bouton iléo-côl., les jours suivants, abcès stercoral, élimination du bouton par la plaie, néanmoins guérison. Persiste depuis *un an*. *Pièce*, 26 centimètres d'une
tumeur ayant le volume d'une tête d'enfant. Ulcération. carcinomateuse de 6 centimètres de long. Grosse métastase ganglionnaire.

189. — Czerny, 1903. — H..., cinquante-deux ans. Depuis deux ans
tumeur abdominale à gauche. Depuis, troubles intestinaux avec
selles sanglantes. Mauvais état général. Tumeur perçue à mi-chemin
de l'épine iliaque à l'ombilic. *Laparot.*, luxation de la tumeur hors
du ventre après libération. Sut. b. à b. Mort au deuxième jour. La
pièce : 16 centimètres d'intestin avec rétrécissement annulaire et
ulcération cancéreuse.

190. — Kessler. — H..., trente-cinq ans. *Opérat.* Tumeur dans le flanc
gauche. 5 nov. 1897. Incision parall. à arcade crurale. Œdème d'infiltration dans la paroi après ouverture de cavité abd., ad. avec anses
grêles, avec petites cavités purulentes. *Drainage à la gaze. Après
opérat.* Sang dans les selles, de temps en temps, plaie suppure. On
voit mouvements péristal. *3 oct. Fistule stercorale. 22 oct. Menace-
d'occlusion* (douleur, vomissem.). Tumeur de l'anse sigmoïde qui
étreint annulairement la lanière. On se décide à extirper la tumeur

entéro-anast. présente des difficultés, quand la sut. est faite, on voit
que l'intestin est tordu de 186° autour de son axe. On fixe la partie
sup. de l'intestin à la paroi de façon à faire un anus.

191. — Czerny. — *7 sep.* C. J..., trente-neuf ans. *5 sep.* Cœcostomie
médiane, on ne trouve pas de tumeur en raison de la distension.
13 sep. Opérat. Tumeur d'anse, signe. Résect. de 15 centimètres d'intest. Suture. *Tampon. Fistules. 13 oct.* Obturat. de fistule. Tampon.
Guérison. *Mai 1901.* G. complète.

192. — Littlewood. — F.. , soixante-quatre ans. Depuis avril 1901,
constip., obstruction au moment d'opérer. *5 oct. 1901.* Anus contre
nature au-dessus. 26 oct. *Deuxième opérat.* Résection et cure de
l'anus contre nature. *Guérison.*

193. — Sorensen. — B..., quarante-huit ans. Six mois avant son entrée,
on lui avait fait (Crédé) un anus cœcal pour une période d'occlusion,
fistule tend à se fermer, état d'occlusion chronique. Laparot. Sur le
bord ext. du droit g., tum. circul., du volume d'une pomme sur
l'anse S. Résection oblique. Réunion par un gros Murphy. *Drainage
à la gaze. Petite fistule consécutive.* Anus contre nature se ferme spontanément. État parfait pendant neuf mois. Symptômes de généralisation hépatique. Mort en onze mois.

194. — *Cancer de l'S iliaque. Ablation de la tumeur après exposition.
Guérison.* — (1) H..., soixante ans. Les accidents remontent à deux
mois. Antérieurement aucun trouble digestif. Depuis diarrhée et
coliques. Entre en sept. 1901, en état de demi-obstruction, émissions
gazeuses suspendues, coliques violentes. Contractions péristaltiques.
Rien au toucher rectal. Le *22 sept. 1901.* Laparotomie médiane.
Côlon descendant dilaté. On trouve sur la portion terminale de
l'S iliaque, profondément placée, inaccessible par l'incision médiane,
on fait une nouvelle incision parallèle à l'arcade, la tumeur est luxée
au dehors et extériorisée, on passe une mèche de gaze au-dessous de
l'anse pour la suspendre. Quarante-huit heures après on incise au
thermocautère, quatorze jours après, on fait deux ligatures élastiques
sur les bouts intestinaux, le lendemain deux sections sont faites à
ce niveau sur la zone sphacélée, il en résulte l'établissement d'un
anus contre nature, qui fonctionne bien. Le 11 déc. la malade
revient dans le service voulant être débarrassée de son anus. Le
18 déc., première tentative, difficulté à cause de la rétraction du bout

(1) Duchamp, in thèse, Micaud, Lyon, 1902.

inférieur. On dilate progressivement le bout inférieur depuis l'anus
naturel jusqu'à l'anus artificiel. En avril 1903, application de l'enté-
rotomie de Maisonneuve. En mai 1905, nouvelle application, l'instrument tombe au bout d'une semaine, le cloaque trouvé est large. on
peut fermer la fistule intestinale, Opération le 31 mai. Guérison.

195. — Gœschel, de Nüremberg. — Homme, quarante-quatre ans. Tumeur
du côlon desc. Début il y a quatre ans. Depuis troubles d'obstruction
chroniques. Bon état gén. Tumeur bien délimitable à gauche. Pas de
gros ganglions. Le 7 déc, 1900. Laparot. g. et basse. On trouve
une tumeur grosse comme le poing. On libère la tumeur. Extériorisat.
Le 10, ablat. de l'anse gangrenée et installation d'un tube de drainage. Le 28 et le 1er févr. 1901, on met la pince à anastomose de
Krause. Le 11 févr. 1901, cure radicale de l'anus. Le 3 août 1902,
le malade est en excellent état.

196. — *Extériorisation, Anus c. nature. Résection. Iléo-sigmodostomie.
Mort.* (1) — F..., soixante et un an. En sept. 1899, début par des douleurs siégeant au-dessus de l'ombilic et irradiées dans l'aine. En
mars, phénomènes d'obstruction qui cèdent. Depuis ce jour (19 mars)
atténuation progressive des sympt. d'occlusion. Laparot. méd. le
19 mars. Cancer annulaire du côlon pelvien, type sigmoïde bas. On
extériorise simplement l'anse col. pelvienne que l'on ponctionne.
Cette simple opération palliative était commandée par l'état général
de la malade. Suites tranquilles. *Deuxième interv* le 4 mai. Opérateur,
M. Quénu. *Suture de la colostomie.* Libération des adhérences entre
l'anse extériorisée et la paroi abdom. Résect. de l'anse pelvienne y
compris le néoplasme. Le bout sup. est abandonné momentanément.
Anast. entre la dernière anse iléale et le colo-rectum. En dernier
lieu, le bout supérieur est fistulisé à la paroi dans la f. il. g. Les 5 et
7 mai, bon état, fonction intestinale bien rétablie, urines suffisantes.
Le 6 au soir, la température monte brusquement à 77°8, délire,
mort à 4 heures du matin.

(1) Quénu, in thèse Duval.

LES COMPLICATIONS

LEUR TRAITEMENT

Trois complications intéressent le chirurgien :

L'occlusion aiguë ;

L'invagination ;

Les accidents infectieux.

L'occlusion aiguë donne au cancer une gravité particulière; souvent elle est le signe de début, le signal symptôme; d'autres fois, c'est plus tardivement qu'elle se constitue. Quelle que soit la date de son apparition, elle crée aux chirurgiens des conditions opératoires des plus défavorables. Les malades occlus sont en imminence de choc et d'infection. C'est là un fait banal de connaissance courante et toute opération chez eux emprunte à leur état une gravité très spéciale.

Ces complications sont inégalement réparties sur toute la longueur du tube intestinal :

Cœcum, 55 cas . . . . 2 occlusions.

                                                     8 invaginations.

                                                     3 suppurations.

S iliaque, 81 cas . . . . . . 31 occlusions.
6 invaginations.
6 accid. septiques.
Angle droit, 30 cas . . . . . . 6 occlusions.
Angle gauche, 26 cas . . . . . 6 occlusions.
Côlon descend., 17 cas . . . . . 4 occlusions.
Côlon transverse, 16 cas . . . . 2 occlusions.
Côlon ascend., 15 cas . . . . . 2 occlusions.
1 infection.

De ces chiffres se dégage ces conclusions mani-
festes : le cancer du cœcum n'est pas un cancer
occlusif ; l'occlusion est surtout fréquente au niveau
de l'S iliaque et de l'anse gauche dans toute la portion gauche du côlon, ceci à cause de la forme annulaire du néoplasme de ces régions et probablement
aussi de la consistance des matières. L'invagination
est l'apanage des portions mobiles, cœcum et S iliaque.
Les accidents infectieux sont rares et se voient surtout dans le cancer sigmoïde et cœcal.

On pourrait encore signaler comme complications ;
l'ascite, l'anémie extrême, la phlébite. Les deux dernières sont médicales. Quant à l'ascite. elle peut être
améliorée par la ponction, ou mieux par la laparatomie exploratrice. Cette opération, sans gravité, pro-
curera toujours au malade au moins un soulagement
momentané ; elle pourra permettre la reconnaissance
des lésions et indiquer ainsi une conduite thérapeutique plus logique pour un temps ultérieur.

Le traitement opératoire doit être précoce, très
précoce ; cela est d'autant plus difficile en pratique,
que ces malades vomissent tard, que le ballonnement
n'est pas précoce, en un mot que les signes cardinaux

de l'occlusion font leur apparition quand déjà le malade est un intoxiqué. Aussi ne faut-il pas attendre les symptômes classiques pour opérer; l'intervention rapide, même hâtive, est la seule chance de succès. Souvent on voit mourir dans quelques heures des malades qui semblaient pouvoir attendre une intervention plus retardée. Ces malades meurent d'un collapsus rapide, et l'opération faite à cette heure est meurtrière. Eiselsberg prétend que les malades, après les deux premiers jours guérissent dans la proportion de 75 p. 100; plus tard, cette proportion baisse à 65 p. 100.

De ce fait clinique on concluera facilement qu'un malade occlus relève de l'opération la plus simple. Cet *à priori* est largement confirmé par les faits.

Sans doute, aller dans l'occlusion à la recherche de l'obstacle par une laparatomie large, le lever par la résection, rétablir après, par une suture bout à bout, la continuité de l'intestin apparaît comme une conduite logique, brillante et vraiment chirurgicale. Les faits démentent l'apparence.

Dans nos observations, nous relevons dix résections intestinales en un temps, faites en période d'occlusion, avec sept morts, trois guérisons, 70 p. 100.

En dehors de l'état spécial des occlus, des causes locales viennent ajouter à la gravité de l'opération. On opère dans un milieu ultra-septique. L'intestin, bourré de matières liquides très virulentes, parce que maintenues en cavité close, un coprostase difficile des anses distendues par les gaz qu'il est d'une difficulté inouïe de maintenir dans des compresses;

souvent la réintégration ne se fait qu'après une enté-
rotomie exploratrice, cause d'infection. De plus, la
suture est rendue difficile par la différence de volume
et de consistance des bouts ; agrandissement du
calibre du supérieur ; amincissement et défaut de
résistance de ses parois ; autant de causes qui expli-
quent les insuccès opératoires.

La résection intestinale, d'emblée en un temps,
n'est donc pas défendable, et l'on n'a pas le droit
d'exposer un malade à 70 0/0 de chances de mort
quand on peut lui appliquer une thérapeutique
moins meurtrière.

L'ablation n'est applicable qu'avec deux correctifs,
l'opération avec extériorisation, ou l'opération en
plusieurs temps.

La méthode de Hahn-Bloch comprend deux temps.
Dans le premier, on fixe la tumeur sur la paroi. Dans
le second, on résèque la tumeur extériorisée ; il reste
alors un anus en canon de fusil qui sera à curer
ultérieurement. Cette méthode demande un cancer
mobile. On peut lui reprocher de ne pas permettre
une exérèse assez large de la tumeur. Enfin l'anus
ainsi créé peut être d'une thérapeutique ennuyeuse.
Les résultats opératoires sont néanmoins encourageants. Nous avons pu en réunir trois cas portant
sur l'S iliaque avec trois guérisons. Hahn indique
l'excellence du procédé sans donner de chiffres
précis.

A côté de l'extériorisation prend place la méthode
de résection en plusieurs temps. Nous avons, au chapitre des entérectomies, indiqué son principe et ses

avantages. Dans le cas d'occlusion, ceux-ci sont plus évidents encore. L'anus fait, ou une opération préliminaire effectuée, le malade rentre dans le cas des opérés à froid en plusieurs temps.

```
Pour l'S iliaque, 5 cas .  .  .  .  .  .  4 guérisons.
Pour l'angle gauche, 3 cas.  .  .  .  3      »
Pour le côlon transverse, 1 cas .  .  1      »
Angle droit, 1 cas  .  .  .  .  .  .  1 mort.
Côlon ascendant, 1 cas.  .  .  .  .  1 guérison.
```

12 cas, avec 8 guérisons, 4 morts, soit 33 p. 100 de mortalité, chiffre exactement inferieur de moitié à celui des résections primaires.

Encore faudrait-il enlever un cas de mort à la suite d'une iléo-colostomie et le cas de Gouilloud ; on en fit dans la même séance la cure d'une fistule et l'ablation de la tumeur.

La résection en plusieurs temps par extériorisation ou par anus préalable est d'une bégninité remarquable ; la résection en un temps doit être rejetée malgré des succès isolés et possibles.

L'anus sera toujours l'opération préliminaire, avec ou sans laparatomie exploratrice préalable, selon la certitude ou le doute du diagnostic. L'anus doit être préféré à l'anastomose ou l'exclusion, en raison de la gravité de ces opérations. 3 morts sur 8 cas, soit 36 p. 100.

L'anus, au contraire, présente par lui-même une bénignité opératoire évidente. Les morts que l'on voit ne sauraient être attribuée à autre chose qu'à l'état d'intoxication où se trouve le malade quand on se résigne à faire l'anus. En réalité, il ne faut pas faire l'anus à regret, il vaut mieux le pratiquer résolument, de bonne heure. Cette façon d'agir, en apparence timide et qui paraît relever d'une chirurgie vieillotte, est la seule permettant d'avoir des succès vitaux immédiats, et plus tard des guérisons définitives par la résection secondaire en plusieurs temps.

Mickulicz rapporte ainsi ses cas d'occlusion pour tumeur :

Iléon, sur 23 malades, 12 guérisons, 11 morts.

La gravité paraît être en rapport avec le siège de la tumeur.

Siège, S iliaque, ...	14 opérations,	3 morts
Haut situés, ...	9 —	8 —
Anus (S iliaque), ...	15 —	4 —
Côlostomie (S iliaque). . . .	10 —	1 —
Cancer haut situé	5 —	3 —
Entéro-an. (cancer haut situé)	2 —	2 —
Résection (cancer haut) . . .	5 —	5 —

Il conclut :

En premier lieu, côlostomie avec anesthésie locale, en deuxième lieu, résection en deux temps.

L'anus est donc le traitement de choix de l'occlusion. Reste à savoir le point où sera pratiqué l'anus. Il semble que les deux points discutables soient le cœcum et l'S iliaque. Pour les cancers haut placés, la cœcostomie est seule possible. Mais pour les bas

placés, S iliaque, quelques auteurs préfèrent la côlostomie iliaque gauche. Il semble cependant préférable
de pratiquer la cœcostomie qui réalise un drainage
intestinal au point déclive, loin du cancer. L'anus
sera complété par le drainage intestinal continu par
siphon, que l'on utilise le tube de Paul ou le nôtre.
Le siphonnage permet l'évacuation constante du contenu de l'intestin, toujours liquide dans les cas
d'occlusion. On retirera par ce procédé quatre à cinq
litres par jour, sans que le malade soit souillé ou la
paroi abdominale contaminée. D'autre part, on
évitera, avec un tube assez volumineux, le prolapsus
de la muqueuse et, dans d'autres cas, l'accolement
des lèvres de l'anus et la rétention en arrière de l'orifice superficiel. On voit quelquefois des malades chez
lesquels il faut dilater chaque matin l'orifice et quand
le doigt a franchi le seuil, un flot de matières liquides
jaillit. D'autres fois, l'obstruction se fait en arrière du
pansement. Avec le siphonnage, on a une aspiration
lente, contenue, qui permet de drainer l'intestin et
d'apporter rapidement au malade un grand soulagement en le débarrassant de cette masse de produits
toxiques qui encombrent l'intestin (1).

L'INVAGINATION

L'invagination donne rarement au cours du cancer
l'occlusion aiguë franche. On a plus souvent l'ob-

(1) Nous avons cru instructif de joindre la statistique récente de
Ranzi, de la clinique d'Eiselsbérg, qui montre la gravité des opérations
tardives et la gravité des opérations prolongées.

Cas d'iléus aigu par tumeur. — *Statistique de Ransi, 1904.*

CAUSES DE L'OBSTRUCTION	DURÉE	OPÉRATIONS	GUÉRISONS	MORTS	Causes de la mort	RÉFLEXIONS
1. Cancer du côl. asc.	3 jours.	Côlostomie.	»	1	Pneumonie.	»
2. —	2 —	Iléo-côlostomie.	»	1	Hémorragie.	»
3. Angle droit.	10 —	Extériorisation de la tumeur.	»	1	Péritonite.	Existant avant l'opérat.
4. —	3 —	Iléo-côlostomie.	1	»	»	Mort 3 mois 1/2 après l'opération.
5. Angle gauche.	7 —	Entérotomie, iléo-côlostomie.	»	1	Péritonite.	Suture ayant lâché.
6. —	14 —	Côlostomie.	»	1	—	Préopératoire.
7. —	2 —	Iléostomie.	»	1	—	—
8. Flexure sigmoïde.	3 —	Anus artificiel près de la portion du côlon transverse gangrenée et extériorisée.	»	1	—	—
9. —	14 —	Extériorisation du cœcum perforé.	»	1	—	—
10. —	21 —	Extirpation en deux temps.	1	»	»	»
11. —	2 —	Côlostomie.	1	»	»	Mort postérieurement
12. —	5 —	—	»	1	Myocardite.	de bronchite.
13. —	4 —	Extériorisation de tumeur.	»	1	Péritonite	Préopératoire.
14. —	8 —	Entérotomie, côlostomie.	»	1	—	»
15. —	3 —	Côlostomie.	1	»	»	»
Tumeurs secondaires						
16. Cancer du côl. asc.	3 —	Iléostomie.	1	»	»	Cancer primitif de l'angle gauche.
17. Angle gauche.	1 —	Côlostomie.	1	»	»	Cancer de l'ombilic.

struction chronique et ceci crée à l'opération des conditions moins défavorables.

L'invagination est grave parce qu'elle ne permet pas de faire d'opération palliative ; l'anus, les anastomoses, l'exclusion sont de pis-aller. La désinvagination, qui est dans les lésions de l'enfant le type de l'opération à faire, perdra de sa valeur, puisque une fois le cancer désinvaginé il faut le traiter à son tour. La désinvagination est souvent impraticable en raison des adhérences contractées par le néoplasme. Il faut dire que seuls les néoplasmes mobiles, non adhérents à la paroi et par conséquent non infectés peuvent faire de l'invagination. Celle-ci n'affecte pas le type aigu. Les porteurs d'invagination par cancer sont plus des obstrués que des occlus. Ce sont là autant de conditions favorables pour l'opération, absence d'occlusion aiguë, néoplasme mobile. L'invagination ne relève pas de la thérapeutique palliative, on peut cependant dans certains cas de cancer sigmoïdien invaginé, faire un anus iliaque préalable, permettant de réséquer la lésion plus tard. On peut être poussé à un anus grêle dans le cas d'invagination cœcale, opération de fortune dont l'indication est une obligation absolue de terminer vite. Les anastomoses ne sont pas à conseiller. Le reproche qui atteint toutes ces méthodes palliatives laisse dans l'abdomen une lésion dangereuse, susceptible de se sphacèler, de se perforer, ou continuer à évoluer. Le traitement doit être radical. Trois procédés sont à signaler :

La résection ;

La résection dans le boudin (Jesset, Backer-Maunsell) ;

L'ablation par le rectum dans le cas d'invagination rectale.

La résection est l'idéal théorique, elle enlève et le cancer et sa complication, mais sa gravité n'est pas négligeable. On est souvent conduit à réséquer une étendue très grande de côlon. Il faut suturer non sans peine le péritoine pour péritoniser de vastes surfaces dépourvues de séreuse. L'hémostase est longue, non sans danger. La technique est celle de la résection d'un cancer du côlon. Les procédés d'anastomoses pour rétablir la continuité restent applicables dans leur variété infinie.

Lejars, en 1897 (1), rassemblait 11 cas de résection pour invagination cancéreuse avec 7 morts. Cette moyenne de mortalité est plus élevée que dans les opérations analogues faites pour une autre cause que le cancer. Eiselsberg, dans son important travail de 1903, ne compte que 3 morts sur 12 invaginations chez l'adulte. Les résultats chez l'enfant sont encore meilleurs. Lejars conseille la résection. A la Société de chirurgie, Michaux se montre partisan de l'opération (méth. Jesset-Maunsell) faite dans le boudin, il aurait eu ainsi deux succès. Nous n'avons pas trouvé d'intervention de ce genre pratiquée pour un cancer. De fait, elle semble peu convenir à ces cas et il faut pour cela que le cylindre invaginé n'ait pas contracté d'adhérences trop étroites avec la gaîne

(1) *Journal de Gynécologie.*

invaginante. Nous avons pu réunir 10 cas de résection avec 4 morts, soit 40 p. 100 de mortalité et 2 cas d'S iliaque opéré par l'abdomen avec 100 p. 100 de mortalité. La statistique globale, 12 cas avec 6 morts, 50 p. 100.

Deux fois pour l'S iliaque, la désinvagination a donné des succès, à Eiselsberg et Hahn. Les observations ne parlent pas d'opération secondaire.

La voie périnéale ou transanale s'offre au chirurgien dans les cas de tumeur occupant le rectum ou l'anus. Le plus souvent on combinera la voie abdominale à la périnéale, comme l'ont fait Durand et, Gouilloud avec succès, chacun dans un cas.

La résection, malgré sa gravité, doit être le traitement de choix de l'invagination, la résection dans le cylindre peut être tentée mais on ne saurait indiquer sa valeur dans les cas de cancer.

Les accidents infectieux. — Les accidents infectieux dus au cancer de l'intestin peuvent être localisés ou généralisés à la cavité abdominale toute entière. Abcès périnéoplasiques autour d'une perforation du néoplasme. Abcès autour d'un cancer non perforé par adénopathie. (Tuffier) (1). Le plus souvent on aura à faire à un cancer du cœcum affectant l'allure clinique d'une pérityphlite à allure subaiguë, tendant à se refroidir et survenant chez un sujet déjà âgé, ou bien on verra la péritonite généralisée, développée, primitive ou secondaire à un abcès enkysté, mais elle pourra succéder à la perforation d'un can-

(1) *Semaine Médicale*, 1904.

cer comme dans le cas de Vignar - Bosquette, ou
bien être due à une de ces ulcérations à distance du
néoplasme, comme dans notre cas. Ulcération du
cœcum, par cancer de l'S iliaque, les ulcérations à
distances rares, elles rentrent dans ce cadre encore
mal décrit des lésions sus-jacentes au néoplasme.
De Bovis les signale sous le nom d'ulcérations dias-
tatiques. Kraft (1), en 1903, relate 5 cas de ces curieuses
lésions. Elles sont spéciales, semble-t-il au cancer
iliaque et se fondent sur le cœcum ou le grêle, sur
le bord (2) opposé à l'insertion mésentérique.

La conduite du chirurgien dans les cas de collections enkystées est simple, il faudra selon la coutume évacuer le pus. Mais faire plus serait dangereux et coupable. Le pus évacué, l'abcès drainé avec
des drains larges, mis au point décliné et non pas
avec la gaze ou avec des drains à direction para-
doxale. On verra souvent une fistule se produire
Cette fistule le plus souvent s'oblitérera spontanément ; dans d'autres cas, une opération ultérieure
sera nécessaire à son endroit. Cette fistule peut être
considérée comme un événement heureux ; en réalisant spontanément un drainage intestinal en amont
du cancer.

Lorsque le chirurgien aura à faire à une péritonite
généralisée, due à la perforation du cancer ou à une
perforation diastatique, il aura peu d'action sur des
accidents infectieux déjà confirmés et généralisés.

(1) *Bibliotek fur Lagës*, 1903.
(2) Voir Coste, th. Lyon, 1905 *Les ulcérations du cœcum dans le cancer de l'S iliaque*.

Mais il ne doit pas désarmer pour cela ; des incisions larges, multiples, abdominales, lombaires, rectales, vaginales tâcheront d'assurer au pus et aux matières une issue facile ; on pourra avec fruit faire le lavage de la cavité au sérum.

Si la perforation est vue, on doit l'aboucher à la peau, en mettant un tube à drainage continu. Si la perforation n'est pas vue, il est indiqué de faire un anus, de façon à évacuer l'intestin. En aucun cas on ne se contentera de bourrer le ventre de gaze et de se tenir alors pour satisfait. La péritonite purulente peut guérir quelquefois, le malade a droit à toutes les chances de guérison.

En dehors de ces péritonites purulentes dues à des perforations, il existe des péritonites séro-purulentes sans perforations. On voit souvent au cours des laparotomies faites pour occlusion s'écouler en grande abondance du liquide louche. La présence de ce liquide est d'un pronostic fâcheux de l'iléus. On doit dans ce cas combiner le drainage intestinal par l'anus au drainage péritonéal.

Nous avons pu, en dehors des 2 cas de Tuffier, l'un à type appendiculaire, l'autre à type lombaire, réunir trois cas de cancer du cœcum ayant donné des suppurations dans la fosse iliaque droite (Wittmer, Sorensen, Zimmermann), tous terminés par la guérison immédiate. Deux ont succombé à une résection ultérieure. Un cas autour d'un cancer du transverse, deux autour de l'S iliaque.

Les résultats de cette chirurgie sont peu consolants et le plus souvent la mort en est le résultat. Les deux cas de péritonite purulente, soit par perforation du cancer, soit par perforation du cœcum se sont terminés par la mort. Signalons enfin le cas d'Albanan d'un cancer de l'S iliaque ayant donné une hydronéphrose par englobement de l'uretère. Le malade a été opéré avec un succès opératoire.

Cancer du cœcum compliqué.

AUTEURS	COMPLICATION	OPÉRATIONS	RÉSULTATS
1. Fuschig.	Invagination.	Résection. Suture circulaire. Drainage.	Mort. Abcès autour de la mèche. Pneumon.
2. —	—	Résection. Pas de drainage.	Guéris. trois ans de surv.
3. Eiselsberg.	—	Résection (lymphadénome).	Guérison 1 an 1/2 surv.
4. Zimmermann.	—	Résection. Suture circulaire.	Mort.
5. Fuschig.	—	Resection. Iléo-côlost. par implantation.	Mort.
6. Peyrot.	—	Résection. Iléo-sigmoïdostomie à la suture.	Guérison.
7. Zimmermann.	—	Résection. Suture bout à bout.	Guérison.
8. Eiselsberg.	—	Résection. Suture circulaire.	Guérison 4 ans 1/2.
9. Fuschig.	—	Résection. Suture latérale.	Mort.
10. —	—	Résection. Suture latérale.	Guérison.
11. Schloffer.	—	Iléo-côlostomie.	Mort.
12 Czerny.	—	Iléo-côlostomie.	Guérison.
13. Wittmer.	Pérityphlite.	Incision. Curetage. Drainage.	8 mois.
14. Zimmermann.	—	Iléo-côlostomie, puis résect. un mois après.	Mort.
15. Sorensen.	Abcès, perforat. de la vessie.	Iléo-côlostomie, puis résect. un mois après.	Mort.
16. Tuffier.	Pérityphlite.	Drainage de l'abcès dans un second temps. Résection du cœcum. anastomose iléo-transversale.	Guérison.
17. Czerny.	Iléus.	Iléo-côlost. au Murphy.	Mort.
18. Sorensen.	—	Iléo-côlost. transverse.	3 mois.

Côlon ascendant. — Complications

AUTEURS	COMPLICATIONS	OPÉRATIONS	RÉSULTATS
1. Wittmer.	Occlusion.	Anus c. nat.	Guérison.
2. Gutberlet.	—	Anus. - *Résection secondaire*.	—
3. Simon.	—	Anus.	—
4. Kessler.	Abcès péricolique.	Cœcostomie.	Mort.
5. Tuffier.	—	Incision.	—

Angle droit. — Occlusion aiguë

AUTEURS	OPÉRATIONS	RÉSULTATS
1. Charrier.	Anast. iléo-colique à la suture.	Guérison.
2. Kœrte.	Anast. iléo-colique transverse.	—
3. Montprofit.	Iléo-sigmoïdostomie, plus anus.	—
4. —	Colo-côlostomie transv. et descend.	Guérison opératoire.
5. Schloffer.	Iléo-côlostomie.	Mort.
6. —	—	—
7. Litllewood.	Anus cœcal. Résection second 14 jours après.	—
8. Kœrte.	Résection. Anastomose latérale.	—
9. Schloffer.	Iléo-côlostomie.	—
10. —	—	—

Côlon transverse. — Occlusions aiguës

AUTEURS	OPÉRATIONS	RÉSULTATS
1. GUTBERLET.	Anus cœcal.	Mort par péritonite. Perforation du cancer.
2. PAUCHET.	Opérat en trois temps. Anus. Excision. Cure d'anus.	Guérison.
3. TUFFIER (in Sem. Médicale, 1904).	Abcès péricoliq. Drainage. Etablissement d'une fistule stercorale. Autopsie. Cancer du transverse.	Mort en trois mois.

Angle gauche. — Occlusions aiguës.

AUTEURS	OPÉRATIONS	RÉSULTATS
1. SORENSEN.	Entéro-anastomose au Murphy, transverso-sigmoïde.	Guérison, 8 mois.
2. —	1° cœcostomie. 2° opér. transverso-sigmoïde.	— 9 —
3. SCHLOFFER.	Cœcostomie. 2° opér. avec tube à drainage.	Mort.
FUSCHIG.	Résection en un temps, iléo-côlostomie.	Mort.
4. LITTLEWOOD.	Résection en deux temps, cœcostomie d'abord.	Guérison.
5. SORENSEN.	Résection en deux temps, transverso-sigmoïdostomie au Murphy préalable.	Guérison.
6. LITTLEWOOD.	Résection en deux temps après cœcostomie.	Guérison
7. SCHLOFFER.	Résection en trois temps avec anus préalable.	Guérison,
8. JABOULAY.	Anast. iléo-colique.	Mort,

Angle gauche. — Occlusion.

AUTEURS.	OPÉRATIONS.	RÉSULTATS.
1. Wessler.	Anus cæcal.	Mort.
2. Gutberlet.	—	?
3. Wittmer.	—	Mort. Péritonite.
4. Montprofit.	Colo-sigmoïdostomie.	Guérison opératoire.
5. Morton.	Anus, puis résection.	Guérison.

S iliaque. — Opérations palliatives en occlusion.

AUTEURS	OPÉRATIONS	RÉSULTATS
1. Tixier.	Anus s. côl. descendant.	Mort. Péritonite.
2. Wittmer.	— —	—
3. Sorensen.	— —	Guérison huit mois.
4. Kessler.	— —	Mort.
5. Wittmer.	— —	—
6. Sorensen.	— cœcal.	Guérison six mois.
7. —	— —	Guérison un an.
8 —	— —	Mort en huit jours.
9. —	Côlostomie gauche.	?
10. —	— —	Mort en trois semaines.
11. —	— —	Guérison huit mois.
12. Delore.	Cœcostomie.	Guérison deux ans.
13. —	—	Guérison deux ans et demi.
14. —	Cœcostomie, puis exclusion unilatérale.	Guérison deux ans et demi.
15 Kessler.	Cœcostomie, puis exclusion unilatérale.	Mort.
16. —	Cœcostomie, puis exclusion unilatérale.	—

S Iliaque. — Opérations palliatives en occlusion (*suite*).

AUTEURS	OPÉPATIONS	RÉSULTATS
17. Simon.	Côlostomie gauche.	Mort de nécrose de la bouche.
18. —	Cœcostomie. Obstruction datant de dix jours.	Guérison.
19. —	Côlostomie gauche.	Mort de collapsus.
20. Schloffer.	Côlostomie. Obstruction datant de dix jours.	Mort.
21. —	Côlostomie.	—
22. —	—	—
23. Terrier in-Duval.	Anus en deux temps côlo-côlostomie transverso-sigmoïde.	Guérison.
24. Bérard (iné-dite).	Anus cœcal.	Mort.

S Iliaque. — En occlusion. Entérectomie.

1° En un temps :

AUTEURS	OPÉRATIONS	RÉSULTATS
1. Gouilloud.	Résection anast. au Murphy.	Mort.
2. Delore.	— — iléo-colique.	—
3. Kessler.	— — —	—
4. Gage.	— — —	Guérison, 5 ans apr.
5. Kessler.	— suture circulaire sur sonde.	Mort.
6. Kessler.	Résection, suture circulaire sur sonde.	Guérison.
7. Imbert.	Résection, suture circulaire, tumeur mobile.	—
8. Schloffer.	Résection, en même temps anus.	Mort.

2° Avec extériorisation de la tumeur :

AUTEURS	OPÉRATIONS	RÉSULTATS
8. Pollard.	Résection, extériorisation.	Guérison, 9 mois.
9. Pollard.	— —	— 9 ans.
9. Gouilloud.	— —	—

S iliaque en occlusion. — Entérectomie avec anus.

RÉSLTATS	OPÉRATIONS	RÉSULTATS
1. Gouilloud.	Anus, puis entérectomie et cure d'anus.	Guérison.
2. Pauchet.	Anus, un mois après.	—
3. Sorensen.	— 10 jours après.	Mort.
4. Czerny.	— 18 —	—
5. Kessler.	— op. en trois temps.	Guérison.
6. Ranzi.	— — —	—
7. Simon.	Anus cœcal, résection, obstruction datant de cinq jours.	—
8. Simon	Côlostomie gauche, puis résection sacrée. obstruction datant de huit jours.	—
9. Simon.	Cœcostomie, puis résection, obstruction datant de cinq jours.	Mort (deuxième opération).
10. Schloffer.	Côlostomie, résection secondaire.	Guérison, mort quel-mois après.
11. —	Côlostomie, résection secondaire.	Guérison de typhus.
12. —	Perforation, péritonite, anus, résection.	Guérison depuis 5 ans.
13. —	Côlostomie, résection en trois temps après anus.	Mort.
14. —	Côlostomie, résection en trois temps après anus.	Guérison.
15. —	Côlostomie, résection en trois temps après anus.	—
16. —	Côlostomie, résection en trois temps après anus.	—
17. —	Côlostomie, résection en trois temps après anus.	—
18. Morestin.	Anus, résection.	Mort.
19. —	Anus, résection en un deuxième temps de l'anus et de la tumeur.	—
20. Morton,	Anus artificiel, résection secondaire.	Guérison, mort 8 mois après.
21, —	Anus artificiel, résection secondaire.	Guérison, mort 21 mois après,
22, —	Anus artificiel, résection secondaire.	Guérison, mort après 3 ans 1/2.

S iliaque. — Invagination.

AUTEURS	OPÉRATIONS	RÉSULTATS
1. EISELSBERG.	Laparatomie, désinvag.	Guérison.
2. ZIMMERMANN.	Résection par le périnée.	Mort.
3. GOUILLOUD.	Résection, voie abdoméno-périnéale.	Guérison.
4. CZERNY.	Laparot., résection suture asculaire.	Mort.
5. —	Laparat., résection, anast. au Murphy.	—
6. SORENSEN.	Laparat., désinvagination.	Guérison.
7. ZIMMERMANN.	Anus, puis résect., 2 temps.	Guérison 14 ans.

S iliaque. – Complications.

AUTEURS	COMPLICATION ET INTERVENTION	RÉSULTATS
1. Kessler.	Abcès périnéoplasique ouvert dans la vessie. Résection de paroi vésicale, résection du néoplasme. Abaissement du bout supérieur du rectum.	Guérison.
2. Villard.	Péritonite par perforation du cœcum. Drainage.	Mort.
3. Sorensen.	Pérityphlite. Incision. Curetage.	Guérison 4 mois.
4. —	Abcès autour du cancer. Curetage.	— 6 —
5. Albarran.	Compression de l'uretère. Uronéphrose. Lapar.	?
6. Vignard.	Péritonite. Laparatomie.	Mort.
7. Czerny.	Abcès avec fistule vésico-vaginale. Drainage d'un abcès stercostal.	—
Schloffer.	Cancer du côlon sigmoïde. Péritonite par perforation. Anus. Extirpation second. de la tumeur.	—

1. — *Cancer du cœcum compliqué.*

197. — Fuschig. — *Invagination iléon* et append. dans côlon. Ganglions mésentériques. Suture circul. de deux lumières égalisées. Petit *drainage à la gaze* pour la partie inf. d'incision à cause d'une déchirure de la portion terminale du mésentère. Troisième jour gaz. Huitième jour pneumonie. *Abcès purulent après ablat. du cœcum.* Pneumonie double.

198. — Fuschig. — 21 avril. *Opération.* (Albert.) Par voie médiane. Invaginat. iléo-cœcale. Résect. de 30 cent. de l'iléon, 25 cent. du côl. asc. Pas de drainage. Malade nourri avec bouillie. *Revu* 23 février 1904, va bien. Guérison *trois ans.*

199. — Eiselsberg. — Lymphadénome avec invaginat. Résect. totale. 22 cent., iléo-côlost. Survie un an et demi. Mort pas généralis. lymphosarcomat. Fractures multiples. Général rachis, côtes, etc.

200. — Zimmermann. — Début en janvier 1898 par la diarrhée. Douleurs lancinantes dans le bassin. A droite se reproduisant periodiquement. Tumeur mamelonnée, perçue dans la fosse iliaque droite. Adénopathie inguinale droite. *5 novembre,* résect. du cœcum. Anast. b. à b. Le cœcum et la fin de l'iléon sont invaginés dans le côlon. Tumeur non adhérente. Durée deux heures et demie. Fistule stercorale. Mort un mois après de cachexie. *Examen histologique.* Lymphosarcome avec métastase.

201. — Fuschig. — Invaginat. de 40 cent., la pointe de l'invaginat. est dans le côl. desc. Tentatives de désinvagination infructueuse. Résect., implant. lat. de l'iléon. Périt. au deuxième jour. *La pièce,* diagnostic de tumeur vérifiée. A l'examen histologique. Cancer à cellules cylindriques. *Autopsie.* Périt. purul. diffuse.

202. — Peyrot, in Teulet-Luzié, th. Paris, 1902. *Cœcum.* — Tumeur cœcale, très mobile cliniquement. Diarrhée persistant depuis deux mois. Amaigrissement rapide. *Invagination.* Tumeur mobile avec un long méso-cœcum. Invaginat. réduite facilement. Résect. du côlon et de 4 cent. d'iléon, après écrasement à la pince de Souligoux. Anast. lat. à la sut. iléo-sigm. *Guérison.* Exam. hist. *épithélioma.*

203. — Zimmermann. — V..., soixante-huit ans. Sa maladie a débuté six mois avant son entrée. Depuis cette époque, constipation, vomissements. Anorexie et constatation d'une tumeur dans la fos. il. droite.

Opération. Tumeur dure, du volume du poing, invaginé dans le côl. asc. Adh. avec anses grêles. Désinvaginat. impos. Résection. Pas de ganglions. Sut. b. à b. Durée une heure trois quarts. Guérison. La pièce : sur la paroi cœcale tumeur du volume d'une prune. Avec ulcération. Histol. Carcinome colloïde. Pas de récidive un an trois quarts après.

204. — EISELSBERG. — H., six ans. Depuis cinq ans. Douleurs d'est. Météoris. Péristalt. Aor. sous les côtes, tumeur peu palpable. Une tumeur fait issue spontanément. Sur le côl. asc. Invaginat. Très nombreux ganglions dans le mésentère. Désinvagination. Cepend. on laisse la dernière partie de l'iléon dans le cœcum. Résection circulaire. Iléo-côlostomie axiale. Le morceau réséqué a 11 cent. Le bout est en champignon. Au microscope, lympho-sarcome. Quatre ans et quatre mois après, santé excellente.

205. — FUSCHIG. — *Opération.* Intest. grêle gonflé, invas. du côl. asc., cœcum dans transverse. On peut désinvaginer. Mais ganglions du cœcum. Résect. Anast. lat. à la sut.

206. — FUSCHIG. — Invaginat. s'étend à l'angle gauche. Iléon libre est *gros.* Résection totale. Après avoir vidé le grêle. Obturat. des ext. intest. Lig. du mésentère. Anast. lat. à la suture. Mort, dix-sept jours. Péritonite.

207. — SCHLOFFER. — Invagination iléo-côlostomie. Mort.

208. — CZERNY, 1903. — F., soixante-quatre ans. Depuis six semaines sympt. d'obst. Depuis deux jours, douleurs abdom. Suspension des selles et des gaz. Cachexie. Péristaltisme localisé. Clapotage dans la région cœcale. *Opération.* On touche sur un énorme paquet d'adhérences. Invaginat. du cœcum dans le côl. ascend. et transv. Désinvaginat. relative par traction et pression. Il reste une tumeur cœcale très œdématiée. A cause de l'état général, iléo-côlost. asc. La tumeur diminue de volume les jours suivants. Guérison.

209. — WITTMER. — *Pérityphlite* incisée antérieurement, fistulisée à son entrée. 15 juillet. Contre ouverture lombaire. *15 septembre.* Fistule continue, tampons à la gaze iodof. 29 octobre. Pendant défécat. gaz évacués. Selles. On examine *debris* de tumeur. On voit épithél. à cell. cylind. *20 février.* Ascite. *20 mai.* Part en état désespéré sans opération.

210. — ZIMMERMANN. — *Cancer du cœcum.* — *Abcès péricœcal.* — 1° Iléo-côlostomie; 2° résection. Mort. W. J..., quarante-neuf ans, novembre 1899. Début par douleur dans la fosse iliaque droite. Diagnostic fait: appendicite. En août, tuméfaction, fluctuation. A la ponction, il sort liquide d'odeur intestinale, il persiste une fistule. On fait le diagnostic d'abcès paracœcal dû à un carcinome. *Janvier 1900.* Drainage de la région, iléo-côlostomie latérale. *24 février*, résection du cœcum et d'une portion du côlon ascendant. Anast. bout à bout. Le cœcum et l'appendice sont remplacés par des masses friables. Drainage à la gaze. Mort 25 février. Carcinome à cellules cylindriques.

211. — Sorensen. — *Cancer du cœcum. Perforation de la vessie.* — H..., soixante-cinq ans. Cachexie, pas de météorisme; pas de fièvre, pas de peristaltisme, mixtious fréquentes, peu abondantes ; matières dans l'urine. Mort en neuf mois.

212. — Czerny. — *Tumeur du cœcum, occlusion. Entéro-anast.* — J. K... Occlusion aiguë, pus et sang dans les selles, tumeur cœcale. 19 juillet. Tumeur fixée ; métast. Iléo-côlost. au Murphy, Mort. *Autopsie.* Carcinome.

213. — Sorensen. — *Cancer du cœcum iléo-entéro-anastomose.* - Cachexie, amaigrissement ; pas de vomissements ; tumeur dure, immobile, dans région iléo-cœcale. Météorisme ; occlusion ; collapsus. A la suite de séance *insufflation. Opérat.* Incision médiane : liquide sanglant dans le ventre ; grêle distendu ; côlon aplati et pâle ; tumeur adhérente. *Anastomose* de l'iléon au côlon transverse. Cinq mois après, vivait encore. On n'a pas eu de nouvelles depuis.

214. — Tuffier (V.) *Sem. Méd.*, 1904.

2° *Côlon ascendant.*

215. — Wittmer, — Sophie D..., soixante-cinq ans. Météorisme empêchant de sentir la tumeur. *Laparotomie, 18 avril.* Tumeur au côlon ascendant sus-cœcale. On fait un anus contre nature à cause de l'état de la malade. *29 mai*, opération radicale. Résection. On enlève cœcum, anus, etc. Tumeur. Suture anale. 7 juillet, sort guérie. Carcinome, à cell. cylind. Mort en octobre d'occlusion intestinale par adhérences.

216. — Gutberlet. — *H., quarante-neuf ans.* — Diarrhée depuis quatorze ans. Entre en état d'obstruction aiguë avec vomissements fécaloïdes. *Opération. Anus contre nature.* On sent tumeur sur côlon. Écoulement de liquides fétides et de gaz. *Guérison.* Sort avec pelote, Survie (?).

217. — Kessler. — H., vingt-huit ans, 1891. Douleurs en dessous des fausses côtes droites. Amaigrissement. Selles régulières. En avril, augmentation des symptômes. Tumeur s. hépat. Cachexie. Pas de température.

4 août. Opération. Voie lombaire fuse p. rein. Ponction ramène pus fécaloïde. On pense à collection du bassinet. Jours suivants, matières souillent le pansement. On pense à carcinome intestinal. Mort le 7 août. Autopsie. Au-dessous du pôle inférieur du rein carcinome annulaire du côlon ascendant.

218. — Simon. — Occlusion. Cœcostomie. Guérison.

219. — Tuffier, *Semaine médicale*, 1903. — Abcès péricolique. Incision. Mort.

3° *Angle droit.*

220. — Charrier, *Soc. Chir.*, 1900. — F., trente-huit ans. Sans antécédents. En mars 1899, coliques violentes avec maximum dans la fosse iliaque droite ; ventre ballonné, douloureux à la pression, surtout à droite. La constipation est absolue. La malade est traitée médicalement, en juin 1899. Deuxième crise analogue, qui cède après deux jours. Juillet 1899, troisième crise, mais cette fois l'état général s'altère ; la malade maigrit. En août, les phénomènes aigus se reproduisent ; douleurs abdominales ; ballonnement du ventre ; maximum de douleur dans la fosse iliaque droite ; on y sent une tumeur dure, du volume du poing ; cette tumeur disparaît pendant les périodes de cessation des douleurs pour se reproduire quand reprennent les coliques. La malade est mise au repos ; une accalmie se produit ; les vomissements cessent. *Opération* le 25 août. Incision lat. dr. Le cœcum est très distendu, comme prêt à éclater. On découvre une tumeur au niveau de l'angle dr. Anast. iléo-sigm. lat. à la sut. portant sur le grêle, à 20 cent. du cœcum environ. Suites opératoires bonnes. Les selles restent liquides pendant cinq ou six semaines pour devenir normales. En décembre, les nouvelles sont satisfaisantes.

221. — Kœrte, *loc. cit.* — H. A…., trente-huit ans. Entre le 2 juin 1899. Il souffre depuis six mois de douleurs abdominales, de vomissements et de constipation. Ces douleurs vont en augmentant. Le ventre est déprimé, indolore à la pression. Relief et durcissement intestinal, bruits de sténose, douleurs périodiques violentes. Depuis sept jours, *obstruction* complète. On diagnostique une tumeur de l'intestin siégeant sur la partie terminale de l'iléon. *Opération* le 5 juin 1899. — On trouve de la péritonite cancéreuse. L'intestin grêle et le cœcum sont fortement gonflés. La tumeur siège sur la flexure hépatique. Iléo-colost. transv. Malade meurt pendant l'opération.

222. — Montprofit. — *Néoplasme de l'angle colique droit. Occlusion intestinale. Entéro-anastomose : Iléo-sigmoïdostomie. Anus artificiel.* Mᵐᵉ X..., de Longué. Occlusion grave. *Opération.* En août 1903, anastomose de l'iléon avec l'angle sigmoïde, et anus artificiel de précaution, en raison de l'occclusion très intense et très grave. Guérison.

223. — Montprofit. — *Tumeur de l'angle du côlon ascendant. Occlusion intestinale. Côlo-côlostomie (côlon transverse et côlon ascendant). Guérison opératoire. Mort rapide de cachexie.* M. X..., soixante-sept ans. Les Forges. Anastomose du côlon ascendant et du côlon transverse pour occlusion déterminée par tumeur fixée de l'angle colique droit. Les accidents d'occlusion sont levés, mais le malade s'affaiblit peu à peu, présente du mœlena, et meurt au bout de quinze jours en pleine cachexie.

224. — Schloffer. — *Cancer de la vésicule biliaire ayant envahi le côlon.* — Femme de trente-neuf ans. Troubles d'obstruction chroniques. Laparotomie ; pour la lésion hépatique et les troubles d'obstruction à la fois. Anastomose entre l'iléon et le côlon transverse au Murphy. Mort un jour après l'intervention.

225. — Schloffer. — Femme de quarante-neuf ans. Troubles chroniques d'obstruction. Laparotomie. Cancer de la vésicule ayant envahi le côlon. Tumeur adhérente. Un demi-litre de sérosité dans le péritoine. Anastomose au bouton de Murphy entre l'il. et côl. transv. Mort en huit heures.

226.— Littlewood. — P..., cinquante-trois ans. Depuis plusieurs mois, constipation avec attaques. Obstruct. au moment de l'opérat. 10 janvier 1901. Cœcostomie. 24 février. Résect. Anast. b. à b. Mort.

227. —Kœrte. — D. M..., cinquante-quatre ans. Depuis trois semaines, présente des signes d'étranglement. L'opération est refusée à différentes reprises. Intervention. A l'ouverture de l'abdomen, on voit un lacis d'adhérences avec angle droit, dures, néoplasiques. La tumeur est entourée de pus fétide. Résect. fermeture des deux bouts, anast. lat. Mort.

4° *Côlon transverse.*

228. — Gutberlet. — H., cinquante-six ans. *Côlon transverse perforé* *Entré en état* d'occlusion depuis cinq jours. Six mois auparavant, douleurs abdominales. Diarrhée abondante depuis trois mois. Selles sanglantes. Amaigrissement. Neuf jours auparavant, douleurs abdominales violentes. *Anus contre nature. Mort.* Carcinome du gros intestin avec sténose. Perforation du côlon transverse. Péritonite par perforation.

229. — Pauchet, d'Amiens, *Gazette des Hôpitaux*, 1900. — *Cancer du côlon transverse.* 1. *Occlusion intestinale* aiguë. Anus. 2. *Résection* de la tumeur. 3. *Fermeture* de l'anus. Guérison. H., soixante-cinq ans. Depuis quelques mois, période de constipation avec débâcles. Depuis quatre jours, occlusion complète. État grave. *Laparotomie* expl. S iliaque aplatie. Cœcum distendu. Anses grêles empêchent l'exploration du reste de la cavité. On ferme laparotomie médiane. *Anus cœcal. Six semaines après.* Résection de la tumeur. Les deux bouts de diamètre inégal. Fente sur le bout distal aplati selon le procédé de Chaput. Anastomose bout à bout. *Cinq semaines après.* Cure de l'anus cœcal. Guérison. *Examen histologique.* Épithélioma cylindrique.

230. — Tuffier (V.) *Semaine médicale*, 1904. — Abcès péricolique. Drainage. Établissement d'une fistule stercorale. A l'autopsie, cancer du côlon transverse. Mort en trois mois.

5° *Angle gauche.*

231. — Sorensen. — H., soixante-cinq ans. Cachexie, occlusion avec distension de l'étage supérieur de l'abdomen. On ne sent pas de tumeur. 1 litre peut pénétrer. Incision médiane. Ascite considérable côlon desc. vide. Tumeur dure à g. Anast. au Murphy transv. sigm. *guérison rapide.* Bouton éliminé au 11° j. Mort en *8 mois.*

232. — Sorensen. — H., cinquante-deux ans. *État d'occlusion* grave. — Rectum libre, on peut injecter 1 l. 1/2 d'eau. Rien au palper. *Côlostomie cœcale* ; ouverture au 2° jour. Écoulement d'une quantité considérable de matières liquides. Cessation de l'occlusion. Reprise de l'état général. On ne sent pas tumenr sous anésthésie après évacuation de l'intestin. Insufflation du rectum amène dilatation du côlon ascendant seul, sans émission d'air par la fistule; au contraire, l'insufflation par la fistule donne seulement dilatation du côlon transverse. *2° opération*. Incision sur bord ext. droit gauche. Tumeur d'angle g. du côlon avec noyaux durs, dans méso-côlon et péritoine pariétal. Exérése impossible. Anast. au Murphy entre côlon transv. et sigm. *Guérison*. Mort neuf mois après d'apoplexie.

233. — SCHLOFFER. — Laparotomie en iléus. Grosse tumeur de l'angle g. Cœcostomie. Installation d'un tube à drainage en verre et caoutchouc. Mort au deuxième jour de péritonite.

234. — FUSCHIG. — Soixante-cinq ans. Anesth. locale à cause d'état gén. Lap. sur ombilic. On fait anus sur portion dilatée, Malade se remonte. *Dans un deuxième temps, un mois après*, on fait opération le 13 octobre. On ferme avec tampon la fistule, incision longitud. et le flanc gauche, après on voit côlon descend. adhérent. le transv. dilaté. On sect. côlon-au-dessus du néoplasme, on le vide. Section du côlon *dessous ou du néoplasme*. On ferme par suture à deux rangs. Anast. lat. extr. du côlon transv. mis à la paroi. On a extirpé 8 centimètres. *Squirrhe*. Mort en *4 jours*. Suture du côlon implanté. *phlegmon* s'étendant jusqu'au rein gauche.

235. — LITTLEWOOD. — Femme trente-cinq ans. Depuis 25 août 1900, signes d'obstruction. 5 septembre. Opération en pleine occlusion, cœcostomie. 29 octobre 1900, ablat. de tumeur sur angle g. réunis b. à b. Guérison persist. de fistule cœcale.

236. — SORENSEN. — F.., cinquante-neuf ans. Crises antérieuses d'occlusion ; amaigrissement; météorisme sans douleur violente, sans occlusion vraie, tumeur non perçue. *Opération*. Côlon descend. vide, le reste du côlon météorisé, ascite, vers angle gauche, tumeur mobile dure sans ganglions ni métastase. Ent.-anast. entre côlon transv. et sigm. au Murphy. Après l'opération, évacuation de matières, bouton éliminé au bout de huit jours. *Deuxième opération, résection*. On trouve ganglion. Section à 6 centimètres au-dessus et au dessous de tumeur. On suture et on enfouit les bouts. Hist. épithél. cylindrique. Guérison.

237. — LITTLEWOOD. — F., quarante-deux ans. Depuis trois mois constipation, *occlusion* au moment de l'opération. 24 août 1902, *cœcostomie. 14 octobre*, ablation de tumeur, réunion b. à b. Guérison.

238. — Schloffer. — *Carcinome de l'angle g. et du côlon. 1° Côlost. droite et plus tard iléost. 2° Résection secondaire de la tumeur 3° Fermeture des deux anus artificiels. Guérison, après opération en trois temps.* 15 novembre 1901. — H., vingt-cinq ans, souffre depuis trois mois à intervalles mensuels de coliques. Depuis deux semaines, ventre ballonné, arrêt presque complet des matières. Le côlon transv. paraît colossalement distendu, météorisme du flanc. Immédiat. lavage d'estomac, et laparotomie gauche. On sent à la main la tumeur de l'angle g. Ponction au trocart de l'intestin grêle et côlostomie. — Fort collapsus. L'état du malade s'aggrave, l'anus artificiel ne fonctionne pas. Le 18 novembre 1901, alors second anus sur l'intestin grêle. Le météorisme disparaît alors. Deux mois après, par injection d'eau, on constate que la communication s'est rétablie entre les deux anus artificiels. Le 19 janvier 1902, opération radicale de la tumeur de l'angle g. du côlon, dure, bosselée, sténosante. Implantation du bout supérieur dans le bout inférieur. Tout va [bien, les deux anus fonctionnent. En mars, fermeture des deux anus. État parfait.

239. — Service de M. le prof. Jaboulay (1). — *Cancer de l'angle gauche du côlon, secondaire à un cancer du fond de l'estomac. Occlusion intestinale. Anastomose iléo-colique. Mort.* — On n'a pas de renseignements sur le passé de la malade. Elle entre la nuit, en pleine occlusion aiguë, nécessitant une opération d'urgence.

Intervention faite d'urgence par M. le Dr Laroyenne. Iléo-sigmoïdostomie latérale au bouton. On sent une tumeur volumineuse, paraissant adhérer sous le foie et siéger au niveau de l'angle droit. A la suite de cette intervention, amélioration. Selles obtenues avec des lavements, clapotage cœcal persistant. Température persistante. Suppuration de la paroi. Quinze jours après, phénomènes d'obstruction reviennent, avec ballonnement considérable, plus de selles. Intervention. M. Jaboulay. Incision latérale dans la fosse iliaque droite, sur cœcum. On sent une série de masses néoplasiques dans tout l'abdomen. Le foie est farci de noyaux. Ascite louche considérable. On se contente de drainer. La malade succombe trois jours après cette tentative.

Autopsie le 29. — Incision large en croix, de l'abdomen. On voit une anse grêle qui est venue se fixer par des adhérences péritonéales au niveau de l'incision de laparotomie. Cœcum très distendu, du volume d'une tête de fœtus. Le foie est bourré de noyaux néoplasiques. Les anses grêles sont partiellement dilatées. Le côlon descendant et la portion gauche du transverse sont aplatis. Au contraire

(1) Inédite (personnelle).

l'angle droit et l'ascendant sont distendus. Vers la partie moyenne du transverse, le tube intestinal est engaîné dans des tissus durs, rétractils, qui le relient à la grande courbure de l'estomac. La séparation des deux organes est laborieuse et ne s'obtient que par section de tout le tissu intermédiaire très résistant. L'anastomose iléo-sigmoïdienne est solide. Le bouton a disparu. Les matières passent bien, cependant le cœcum est rempli de matières. L'incision de l'estomac montre un organe très distendu avec une ulcération néoplasique de la surface d'une pièce de 5 francs, à la région prépylorique. Les bords sont irréguliers, tout autour infiltration de la paroi gastrique. Le pylore et l'antre pylorique sont rétrécis, laissant à peine passer le petit doigt. L'incision du côlon transverse permet de voir un rétrécissement siégeant vers la partie moyenne, rétrécissement dû à la constriction du conduit par la gangue néoplasique, formée par l'épiploon gastro-colique. Les parois du côlon paraissent infiltrés. La muqueuse est à peine ulcérée, sans lésion spécifique.

En résumé, cancer de l'estomac n'ayant point donné de symptômes propres, s'étant manifesté par des symptômes d'occlusion intestinale, occlusion réalisée anatomiquement par l'envahissement néoplasique de l'épiploon gastro-colique.

6° *Côlon ascendant.*

240. — Kessler. — H., quarante-deux ans. Mœlena fréquents et considérables. Tumeur pénétrant dans la lumière du rectum. Album. Le 12 mars 1898. Anus artificiel. Mort le 19 mai.

241. — Gotberlet. — F., vingt-trois ans. Arrivée pour iléus. On éviscère tout l'intestin grêle sans rien trouver. Le jéjunum est moins dilaté que l'iléon. Enfin, comme cause de l'iléus on trouve une tumeur stercorante, très dure, située à deux travers de doigt au-dessous de l'angle colique dr. On isole alors une anse grêle voisine du cœcum, on l'incise sur une longueur de 1/2 cm. Peu de gaz, mais beaucoup de matières. La malade est en collapsus. On renonce à une grosse intervention et on fait un anus contre nature, iliaque droit. Cinq jours après pas de complications. La malade part dans son pays.

242. — Wittmer. — Jacob, soixante-huit ans. 23 février 1899. *Iléus.* Anus contre nature. Cœcostomie. Mort dans la nuit. Autopsie. Péritonite. Tumeur du côlon descendant. Cylindro-carcinome.

243. — Montprofit, in Barbary, 1904. — Tumeur du côlon descendant. Occlusion intestinale. Résection du côlon descendant avec suture circulaire bout à bout. Guérison. Récidive sur place. Nouvelle occlusion. Sigmoïdo-côlostomie ascendante. Guérison opératoire.

244. — Morton. — Résection d'une tumeur du côlon descendant après guérison de l'occlusion par côlostomie. F., quarante-deux ans. Entre avec occlusion de dix jours. Distension énorme. Laparotomie. Tumeur au-dessous de l'angle splénique. Le côlon transverse est amené dans la plaie. On met tube de Paul. Trois semaines après, résection de la tumeur et de l'anus. Lumière de tumeur vol. cathet. nº 5. *Un an après*. Le malade va bien.

7° *Cancers de l'iliaque*

245. — *Occlusion intestinale aiguë. Cancer annulaire de l'S iliaque. Péritonite aiguë. Anus contre nature. Mort.* (1).

246. — Wittmer. — H..., cinquante-neuf ans. Abdomen *gonflé*. Dilat. doul. ing. sans hernie. On pense à réduction en masse. Incision. Sac vide. Intestin gonflé. Anus s. côl. ascend. Mort en *deux heures*. *Carcinome circul.* de plex. sigm.

247. — Sorensen. — H..., quarante ans. *Occlusion complète. Côlostomie gauche*. Guérison. Mort en huit mois. Carcinomatose généralisée.

248. — Kessler. — *Opération d'urgence*. Laparotomie. Adhérence de la tumeur. Côlon transverse ponctionné. Sphacèle en plaque sur côlon transverse. On ferme laparot. et on fait un *anus contre nature* sur la partie supérieure du côlon ascend. *Mort* le 6 août 1897. *Autopsie*. Adhérence de vésicule à angle droit du côlon. Anse sigmoïde au voisinage du rectum structuré cicatriciel. Au-dessous, muqueuse prise circulairement par tumeur bosselée.

249. — Wittmer. — F..., soixante-six ans. 24 mars 1901. Météorisme. *Lap. médiane*. Côlon fait irruption. *Anus c. nature*. Issue de gaz. *2 mai*. Deuxième interv. Cancer sigmoïdien adhérent. Libération des adhérences. *Résection*. On laisse l'anus. *Juin. Troisième opér. fermeture d'anus*. On constate que plusieurs anses ont des adh. avec plaie de lap. ant. Adh. d'anses au côlon sigmoïd. Manifest. d'obstruct. *19 juin*. Anus. Mort de collapsus. *Carcinome à cell. cylindriques*. Noyaux néoplas. de la muqueuse et la muscul.

(1) Tixier, in thèse Micaud, 1902 (Lyon).

250. — Sorensen. — H..., cinquante-deux ans. État d'occlusion. *Côlostomie droite. Guérison.* Mort en six mois de cachexie.

251. — Sorensen. — Quarante-six ans. Abcès autour de la péritumeur. Incision. Pus intestinal. Chute de la température. Disparition des douleurs, mais apparition de matières par la plaie. Obstruction persiste. *Côlostomie droite. Un an de survie.*

252. — Sorensen. — H..., soixante-cinq ans. Entre en période d'occlusion. Fixe le cœcum à la paroi, mais selles spontanées. On ne fait rien pendant trois mois, au bout desquels nouvelle crise d'occlusion. *Anus cœcal.* Mort en huit jours.

253. — Sorensen. — H. C..., cinquante-quatre ans. Obstruction, tumeur assez perçue. Fistule s. *côlon descend.* rapidem. Nouvelle selle p. rectum. Deuxième fistule. Résultat inconnu.

254. — Sorensen. — Soixante-cinq ans. *Obstruction complète.* Pouls, 130, *mauvais état gén. Côlostosmie g.* Mort en trois semaines.

255. — Sorensen. — H..., quarante-deux ans. Occlusion et collapsus à l'entrée, météorisme considérable, on sent une tumeur par le rectum. *Côlostomie gauche. Mort en huit mois.*

256. — Delore. *Cancer de l'S iliaque. Obstruction intestinale. Cœcostomie.* — H..., soixante-sept ans, entré service de M. Poncet, le 12 avril 1899. Bonne santé habituelle. Il y a un mois, défécations difficiles. Depuis six jours, arrêt complet des gaz et des matières, vomissements, météorisme empêchant tout examen. Cœcostomie, suivie d'une amélioration rapide. Quelques jours après, le ventre étant affaissé, on constate du météorisme localisé à l'S iliaque. Part le 25 mai. Le *10 septembre,* on doit réinciser l'anus contre nature qui est presque oblitéré; l'obstruction s'en est suivie rapidement. Le malade peut travailler avec un appareil. Mort plus de deux ans après l'opération, Pas de renseignements.

257. — Delore. — *Cancer inopérable du côlon pelvien. Occlusion complète. Cœcostomie.* — H..., soixante-cinq ans, bien portant jusqu'il y a douze jours. A ce moment, coliques et quelques rectoragies. Pas de vomissements, pas de selles, ni gaz depuis douze jours. Actuellement, météorisme énorme, plus accentué dans la fosse iliaque droite. Pas de fièvre, mixtion normale. Rien au toucher rectal, à cause du météorisme. Le diagnostic de cancer du côlon ayant été posé, on pratique (M. Delore), le 12 juin 1899, une cœcostomie en un.

temps. Quinze jours après, le ventre étant affaissé, on peut sentir une tumeur sur le côlon pelvien. On propose l'exclusion intestinale, qui fut refusée. Mort deux ans et demi après, de cachexie.

258. — D*elore*. — Cancer de l'S iliaque. Occlusion aiguë. Cœcostomie. Deux mois après, exclusion unilatérale. F., soixante-huit ans (service de M. Poncet). A son entrée, occlusion datant de dix jours, énorme distension du côlon transverse et du cœcum qu'on sent à la palpation, Rien au toucher vaginal ou rectal. La laparatomie médiane ne permit pas de retrouver l'obstacle, à cause de la distension intestinale qui portait surtout sur le gros intestin. L'intestin grêle est plutôt affaissé. Cœcostomie (8 août 1903).

28 octobre 1903. On sent actuellement un cancer de l'S iliaque et la malade demande à être débarrassée de son anus cœcal. Exclusion unilatérale par implantation iléo-sigmoïdienne. Suites fort simples.

Février 1905. La malade va toujours bien, quoique cachectique. Depuis un mois, quelques matières fécales passent par l'anus iliaque.

259. — *Cancer du côlon sigmoïde inopérable. Laparotomie. Anus iliaque gauche. Perforation de la tumeur.* — F., soixante-deux ans, service de M. Poncet, entrée le 18 juillet 1902. Se plaint de garde-robes difficiles depuis plusieurs mois et de coliques. Actuellement, on sent dans l'abdomen de nombreuses scyballes, malgré un certain degré de météorisme. Au toucher rectal on arrive à reconnaître la présence d'une masse dans le Douglas. Par le toucher vaginal, on sent également dans le Douglas, une tumeur qui paraît adhérente au sacrum ; l'utérus est mobile. Toutes ces sensations sont imparfaites en raison de la présence d'énormes scyballes. Jamais de rectoragies. Laparotomie sous-ombilicale (Delore). Il existe sur le dernier segment du côlon pelvien, une tumeur fixée au sacrum, au-dessous du promontoire. Dilatation de l'S iliaque au-dessus. Côlostomie iliaque gauche en deux temps. L'opérée meurt le 14 août, après soulagement. Dans les cinq derniers jours, elle a présenté des signes de péritonite. A l'autopsie, on constate une *perforation de la tumeur* et un épanchement de matières fécales dans le péritoine.

260. — K*essler*. — H., cinquante-huit ans. Depuis neuf mois, diarrhée. Depuis six semaines, météorisme. Vomissements légèrement fécaloïdes. Ventre tendu, gonflé. Pouls 120. *Incision* 18 octobre 1904. Anus cœcal. Tumeur circulaire de l'anse. Pas de ganglions. Mort le 8 mars 1896.

261. — Kessler. — H., soixante ans. 24 août 1902. Dilatation d'intestin. Météorisme. Tumeur perçue par le toucher, courbure. 24 août *Anus contre nature* temporaire. Sur le cœcum, *Ascite louche*. Péritoine revêtu de dépôts fibrineux. Ponction du grêle à différentes hauteurs pour évacuer. 30 août. Érysipèle. 5 septembre. Érysipèle guéri. Embolie dans la jambe. 6 septembre. Mort par pyohémie. *Autopsie*. Augmentation de volume du foie et de la rate. Muqueuse de l'anse. Ulcérée par une tumeur de consistance inégale ayant envahi toute la paroi.

262. — Trois observations de Simon, in *Beitræge fur klinische Chirurgie*. — Occlusion avec anus iliaque.

263. — Schloffer. — Cancer de l'S iliaque. H., quarante-neuf ans. Le malade est vu une première fois avec des troubles latents d'obstruction en état d'iléus. On pratique côlostomie gauche. Guérison, mais le malade se suicide deux mois et demi après, à cause de son incontinence des matières.

264. — Schloffer. — Cancer de l'S iliaque. H., trente-trois ans. Début assez brusque. Côlostomie gauche, après ponction de l'intestin grêle. Mort en trois jours dans le collapsus. *Autopsie*. Péritonite et perforation « secondaire » de l'intestin grêle. Carcinome du foie, métastatique.

265. — Schloffer. — Cancer de l'S iliaque. H., soixante-cinq ans. Début il y a dix jours. Iléus. Laparotomie. Anses énormément dilatées. Côlostomie gauche. Mort en six jours.

266. — Terrier, in Duval. — Anus artificiel. En un deuxième temps : Côlo-côlostomie transverso-sigmoïdienne. Guérison.

267. — Service de M. le D*r* Bérard, hôpital de la Croix-Rousse (1). *Cancer de l'S iliaque. Occlusion aiguë. Anus cœcal. Mort. Autopsie.* — Depuis plusieurs mois amaigrissement considérable. Constipation croissante, ce sont là tous les renseignements que l'on peut avoir. A son entrée on constate tous les signes de l'occlusion aiguë qui se serait établie depuis trois jours. Arrêt complet des matières et des gaz. Douleurs diffuses dans l'abdomen. Oligurie. Pas de vomissements. État général grave. Facies tiré. Pouls à 130. T. 38°. Extrémités froides, menace de collapsus. L'abdomen météorisé. Pas de mouvements péristaltiques. Pas d'anse intestinale apparente. Côlon transverse paraît très dilaté. Le cœcum clapote avec une sonorité élevée. Rien au toucher rectal

____

(1) Inédite.

Le 7 juin. Anus cœcal, avec tube à drainage. Quatre jours après le début des accidents d'occlusion. *Mort le 20 juin.* Après une période de dyspnée, avec refroidissement et cyanose progressive. *Autopsie.* Le péritoine est sain, non vascularisé. Le côlon est distendu jusqu'au point sténosé. On trouve un néoplasme siégeant à la partie inférieure du côlon pelvien. Cette tumeur n'est pas dure. A la coupe, cancer auriculaire. Mais ce néoplasme est demeuré sous-muqueux, sans envahissement de la tunique séreuse. La hauteur du rétrécissement est d'environ 4 centimètres. Pas de ganglions visibles. Mais il existe une masse lipomateuse rétro-colique qui paraît infiltrée. Pas d'adhérences avec les organes voisins. Pas d'examen histologique.

270. — Delore (1). — Résection du côlon iliaque (service de M. Gangolphe). Occlusion intestinale. Résection en un temps. Anastomose colocolique latéro-latérale. *Mort 28 octobre 1904.* Dupenay Jean, Sainte-Marthe, n° 40. Pas d'antécédents personnels, ni héréditaires. Marié, deux enfants bien portants. N'a jamais été malade jusqu'à la maladie actuelle, Celle-ci aurait débuté il y a environ dix mois par une constipation de plus en plus opiniâtre. Cette constipation habituelle cédait à l'emploi répété des lavements et des purgatifs. A quatre reprises sont apparues des crises d'obstruction plus aiguës, se manifestant par un arrêt absolu des matières et des gaz, un ballonnement intense de l'abdomen, mais sans aucun vomissement. Ces phénomènes aigus ont cédé chaque fois, au bout de deux ou trois jours. A aucun moment il n'y eut de débâcles diarrhéiques. Le malade n'a jamais remarqué la présence de sang dans ses selles. Depuis le début de sa maladie son amaigrissement n'a pas été très remarqué, mais il a noté un dégoût assez marqué pour les aliments gras. Le 25 novembre, l'avant-veille de son entrée à l'hôpital, le malade est pris brusquement d'une douleur violente de l'abdomen, s'accompagnant de ballonnement intense, d'arrêt absolu des matières et des gaz, et enfin de vomissements d'abord alimentaires, puis bilieux et qui enfin auraient présenté, au dire du malade, un caractère nettement fécaloïde. Le surlendemain le malade est envoyé à l'hôpital, salle Sainte-Marthe, et il est opéré d'urgence par M. Delore qui trouve une tumeur en virole siégeant sur la partie terminale de l'anse sigmoïde. La tumeur est amenée facilement au dehors ; on en pratique la résection et l'on termine par une anastomose latéro-terminale des deux bouts de l'intestin.

271. — Kessler. — H., quarante-six ans. 21 septembre 1901. Fistule cœcale de la région gauche de l'abdomen. Péristaltisme intestinal. État général grave. Dilatation de fistule. Écoulement de matières. 8 octobre. *Intervention.* On circonscrit l'anus. Incision au-dessus de

(1) Due à notre collègue Bourret.

l'ombilic. La fistule siège au-dessus d'une tumeur qui siège sur S. portion sup. d'intestin dilatée. Résection de 20 centimètres, y compris la portion fistulisée. On mobilise portion inférieure. On fait anastomose. Difficile parce que obligé de faire profondément. Drainage à la gaze. Guérison. Mars 1902, va bien.

272. — Homer Gage. — H., soixante-cinq ans. Obstruction intestinale aiguë. Six pouces de la *sigmoïde réséqués* pour carcinome. Suture bout à bout. Cinq ans après, opéré pour un étranglement interne. On ne trouve aucune récidive du cancer.

273. — Kessler. — F., trente-deux ans. 6 février 1900. Météorisme. Tympan. Pouls 116. Péristaltisme péri-ombilical. 9 février 1900. *Opération.* Lap. méd. Gros intestin distendu. Sur côlon transverse déchirure. Pas distension du péritoine. Tumeur vers fin d'anse sigmoïde avec ganglion. *Résect.* Suture à la peau des deux extr. Bonnes suites. 9 août. *Nouvelle interv.* Dans mésocôl. de la paroi post. on sectionne adh. Excision de l'intestin adh. à la paroi abd. 11 août. Mort. *Aut.* Pus. Hémorr. dans le péritoine.

274. — Kessler. — H., cinquante-neuf ans. 11 août 1898. Météorisme. Tympanisme. Vomissements non fécaloïdes. Obstruct. 12 août. *Opérat.* Incision médiane large. Gros intestin distendu. Cancer circulaire d'anse sigmoïde. Ponction du côlon transverse. *Extirp.* Suture circul. sur *sonde. Opération.* 3 h. 1/4. Mort le lendemain. *Autopsie. Péritonite.*

275. — Gilis et Imbert, *Société de Chirurgie*, Paris, 1901. — Cancer de l'S iliaque. Entérectomie en un temps, suivie de la suture circulaire des deux bouts. *Guérison.*

276. — B. Pollard, — *British Medical Journal*, 1904. Neuf mois avant, douleurs. Obstruction. *Augmentés* par aliments solides. Pas de tumeur sentie soit par abdomen, soit par rectum. *Incision à gauche.* Tumeur extériorisée. Résection. Deux pouces. Pas de ganglions. Réunion b. à b. Sut. *Neuf mois.* Bonne santé.

277. — B. Pollard, *Brit. Med. Journ.*, 1904. H., cinquante-quatre ans. *Sympt.* constipation depuis cinq mois. Sympt. aigus d'occlusion. Tumeur non sentie. *Mars 1895.* Laparot. médiane. Tumeur de l'S iliaque. Colectomie iliaque avec tube de Paul. Extériorisation de l'anse sigmoïde. Au quatorzième jour, excision. Pas de ganglions. Immédiatement bon résultat. *Guérison.* Quatre ans. Sans récidive. Mort subite.

278. — Gouilloud. — *Obstruction intestinale par cancer de l'S iliaque. Laparotomie. Résection de la tumeur en pleine obstruction. Mort rapide par collapsus.*

La femme R. B..., épicière, âgée de cinquante-trois ans, est apportée dans mon service le 30 juillet 1895, pour une occlusion intestinale. Depuis deux ans environ, la malade était très constipée et n'allait à la selle que tous les deux ou trois jours. Dans ces derniers temps, la constipation était devenue encore plus opiniâtre. Enfin depuis huit jours la malade a cessé d'aller à la selle. Aussi à son entrée, ventre très ballonné, malade angoissée, souffrant beaucoup, abattue au point qu'il est difficile d'obtenir d'elle des renseignements précis. Elle dit cependant que depuis deux mois elle souffre dans le flanc gauche, y a constaté une induration à certains moments, enfin que c'est de ce côté qu'aurait débuté le ballonnement actuel. Ce n'est d'ailleurs qu'au moment où les selles se sont arrêtées et où ont commencé les vomissements que la malade a appelé un médecin. Aux vomissements alimentaires et bilieux du début ont succédé les vomissements fécaloïdes.

Les gaz ont cessé en même temps que les selles. Le ventre est celui d'une obstruction intestinale.

Le toucher rectal ne donne aucune indication spéciale.

Le 31 juillet 1895, opération d'urgence. Anesthésie à l'éther. Grande incision médiane.

L'intestin, énormément distendu, et échappé hors du ventre, on voit d'abord très nettement que le cœcum et le côlon descendant sont également distendus.

L'obstacle siège donc sur l'S iliaque. On reconnaît bien vite, à son niveau, un cancer intestinal qui paraît mobile, opérable, retenu par une série de brides ou pédicules qui semblent pouvoir être facilement sectionnés en dehors des limites de la tumeur. Aussi se décide-t-on à l'ablation immédiate.

L'intestin est sectionné entre deux pinces au-dessus et au-dessous de la tumeur ; mésentère et adhérences sont pédiculisés, sectionnés et liés, la section de l'intestin réséqué mesure 7 à 8 centimètres de longueur : il est donc facile de rapprocher les deux extrémités de l'intestin et d'appliquer un bouton de Murphy qui les réunit, mais le bouton ne paraissant pas faire une coaptation suffisamment parfaite, on met tout autour une série de sutures séro-séreuses à la Lambert.

L'entérectomie terminée, on doit, pour rentrer les anses intestinales distendues, les vider en partie suivant la manière de faire de Madelung, en incisant l'intestin distendu d'un coup de ciseau. Il s'écoule une quantité considérable de matières fluides verdâtres, sans odeur bien marquée, au milieu desquelles on remarque un nombre considérable de noyaux de cerises ; l'écoulement à peu près tari, on ferme la petite plaie intestinale avec du catgut en faisant deux points de suture ; après quoi, les anses intestinales herniées sont facilement réduites.

On ferme la plaie abdominale, après avoir établi un drainage avec des mèches de gaze iodoformée.

L'opération a été longue et pénible, à cause surtout de la difficulté de la réduction intestinale. On réchauffe difficilement la malade ; elle cesse de vomir ; le pouls se relève, mais dans la nuit son état s'aggrave tout à coup et la malade meurt de collapsus à une heure du matin.

La tumeur qui a été réséquée présente le volume d'une petite pomme : elle est très dure, multilobée, à surfaces inégales. La lumière du canal intestinal est complètement obstruée.

279. — *Obstruction intestinale aiguë. Laparotomie exploratrice et anus contre nature établi immédiatement au-dessus d'un rétrécissement cancéreux de l'S iliaque. Ablation secondaire et simultanée de la tumeur et de l'anus artificiel. Guérison.*

Le 19 avril 1901, appelé à voir d'urgence une sœur garde-malade, âgée de quarante ans, que je trouve en pleine occlusion intestinale. Elle me raconte que depuis longtemps elle devait souvent prendre une tisane laxative, mais elle n'est malade que depuis sept jours. A cette époque, la nuit, elle se réveilla avec des coliques atroces ; dès lors, elle cesse son travail, se met au lit. Elle ne va plus à la selle, malgré des purgatifs répétés ; puis le ventre se ballonne, des vomissements apparaissent. Ce matin, elle est un peu calmée par 2 cg. de morphine. Cependant je trouve un ventre ballonné, très tendu, des contractions péristaltiques visibles. L'état va s'aggravant rapidement, me dit-on : avant sa piqûre de morphine, elle était sans voix. Cependant pouls bien comptable à 90. Pas de fièvre.

En résumé, occlusion à marche rapide, mais pas suraiguë.

Je décide d'opérer le matin même. Je me propose de faire une laparotomie exploratrice avec éviscération, si celle-ci est nécessaire, pour trouver l'obstacle, et de terminer par un anus contre nature.

Donc opération le 9 avril 1901. Éther. Le ventre ouvert, je trouve l'S iliaque distendue, puis dans le petit bassin, je sens une induration sur l'intestin et j'amène à la plaie un petit cancer annulaire de l'S iliaque prolabé dans le bassin, que le toucher rectal n'avait pas permis d'atteindre.

Confiant à un aide la tumeur amenée sur le pubis, je rentre avec peine, par le procédé de la serviette, l'intestin météorisé, et je ferme la paroi avec de forts fils métalliques, la prenant dans toute son épaisseur. Je termine en créant, au bas de ma ligne de suture au-dessus du pubis, un anus artificiel qui est ouvert dans l'S iliaque, à quelques centimètres au-dessus du rétrécissement, dans le but de pouvoir ultérieurement réséquer en bloc la tumeur et l'anus artificiel.

Suites simples, mais il a fallu plusieurs jours pour que le ventre s'affaissât et que la malade allât vraiment bien.

Le 20 mai 1901. La malade est tout à fait bien. L'anus artificiel fonctionne seul normalement, sans érosion à son pourtour.

Deuxième opération le 24 mai 1901. Éther. Je commence par circonscrire l'anus sus-pubien par une incision ovalaire et je le ferme par une pince de Kocher, puis je prolonge par en haut mon incision sur la cicatrice de la première opération jusqu'à l'ombilic. Je vais avec prudence, heureusement, car l'intestin est adhérent sur presque toute la hauteur de l'ancienne incision.

L'anus artificiel libéré est attiré au dehors et entraîne avec lui la tumeur sous-jacente qui n'en est séparée que par 2 ou 3 centim.

Leur masse commune enveloppée d'une compresse étant maintenue tirée hors du ventre, je vois la possibilité d'établir entre les deux portions sus- et sous-jacentes de l'intestin, que la traction rapproche en canon de fusil, une anastomose latérale.

Je fais cette anastomose de 4 cent. environ.à trois plans de suture, aussi solide que possible, à cause de la traction à laquelle elle devra résister.

Je résèque ensuite la partie de l'intestin qui comprend la tumeur et l'anus artificiel, puis je sectionne le méso, sans pouvoir en réséquer un large lambeau. Occlusion par suture des deux bouts de l'intestin. Suture de la paroi abdominale, en laissant par prudence une petite mèche à son angle inférieur. Cette suture se compose de points alternants, les uns métalliques comprenant toute la paroi, les autres au catgut chromique rapprochant la couche aponévrotique,

L'opération, à cause de la nécessité d'opérer dans le ventre, a été longue de près de deux heures. Injection de sérum.

Examen de la pièce. — La partie enlevée à l'intestin a 12 cm.; elle comprend la tumeur et 4 cm. au-dessus, l'anus artificiel. Il s'agit d'un petit squirrhe annulaire formant un anneau de 2 à 3 cm. de haut. En aval, la tumeur fait un relief saillant en champignon. Je n'ai pas trouvé de ganglion adhérent à la pièce, et la palpation ne m'en avait pas fait constater.

Le diagnostic histologique fut épithélioma enflammé de l'intestin.

Suites opératoires absolument simples, et trois semaines après, la cicatrice était achevée et la défécation normale. La malade évitait cependant les féculents et mangeait modérément par prudence.

Cet état des plus satisfaisants s'est maintenu tel jusqu'à ce jour : 15 octobre.

280. — Schloffer. — *Résection en un temps avec anus artificiel. Mort.* Femme de cinquante-six ans. Troubles chroniques d'obstruction lentement développés. Laparotomie, grosse tumeur de l'anse sigmoïde. Résection de 12 centimètres du côlon sigmoïde. On ferme les deux bouts de l'intestin. On installe un tube à drainage intestinal sur le bout supérieur. Le malade meurt au deuxième jour de péritonite purulente diffuse comme le montre l'autopsie.

Entérectomies en plusieurs temps.

281. — Goullioud. — Cancer de l'S iliaque. Anus artificiel. Puis entérectomie et cure radicale de l'anus. Guérison.

282. — Pauchet. *Gaz. des hôp.*, 1900. — Anus iliaque. Un mois après, résection du côlon et de l'anus. Guérison.

283. — Sorensen. — Entre en *occlusion.* Météorisme. Coliques. Vomissements. *Première opérat.* Côlostomie droite. Émission d'une grande quantité de matières. Persistance d'occlusion intestinale. *Dix jours après l'opération, incision médiane.* Tumeur sur l'anse sigmoïde adhérente à l'ovaire gauche. On résèque l'ovaire. On extériorise la tumeur après avoir sectionné le méso-côlon. *Mort.*

284. — Czerny. — F..., soixante-sept ans, arrivant en obstruction. 5 février. *Anus cœcal.* Cœcum incisé. Issue de mat. fécales. Tumeur volumineuse. Suture du cœcum à la paroi. Lavage. Guérison. 21 février. *Extirpation de tumeur iliaque* de 10 centimètres. Carcinome obturant. Au microscope, carcinome squirrheux. Mort le 25 février de périt. purulente.

285. — Kessler. — *Opération.* Incision iliaque g. Tumeur au-dessus du promontoire, trois travers de doigt. Gonflement de la portion intestinale au-dessous ganglions. *Anus provisoire.* Abcès stercoral de la cicatrice. Le patient se remonte. *16 sept.* Après désinfection, obturat. provisoire de l'anus. Extirpation par laparot. médiane sous-ombilicale. Adhérence à l'os. On réunit. Suture circulaire. *Guérison.* 19 oct. Fermeture de l'anus. 8 nov. Sort. En 1902. Va bien.

286. — R‹anzi›. *Arch. f. klin. Chirurgie.* — *Cancer de plex. sigmoïd. Obstruction. Anus contre nature. Extirpation. Suture circulaire.* 19 nov. 1902. *Opération.* Laparot. à gauche. Gros intestin météorisé. Météorisme du grêle meneur. Pas de péritonite. Dans reg. l'inf. de l'S sigmoïde, tumeur dure, circulaire. Ligature sur le mésentère. Extériorisation de tumeur y compris les ganglions. On suture la paroi. Après cinq h. et demie, on ouvre la paroi intest. au Paquelin. Drain. 21 nov. Ablation de la tumeur au Paquelin. On écrase l'éperon au centrotube de Mickuliez. On essaie d'affronter les bords de la fistule avec du taffetas collant. Ce procédé ayant échoué le 16 mars (prof. Eiselsberg.). Entérorra. Incision circonscrivant l'anus contre nature. Libérat. de l'intestin, péritoine ouvert, on ouvre largement la lumière intest. Suture circul. à deux étages. Guérison. Mal. va bien en 1904.

287. — S‹imon›. — Anus cœcal. Résection. L'obstruction datait de cinq jours. Guérison.

288. — S‹imon›. — Obstruction datant de huit jours. Côlostomie gauche, puis résection. Guérison.

289. — S‹imon›. — Obstruction datant de cinq jours. Cœcostomie, puis résection. La deuxième intervention est suivie de mort.

290. — S‹culoffer›. — Cancer de l'S iliaque. Côlostomie droite. Résection. Guérison. Mort neuf mois après du typhus. Homme de soixante et un an. Le début des troubles d'obstruction est lent. Deux ans après leur apparition, iléus. On fait une laparotomie droite. Grosse tumeur mobile. Ponction du cœcum qui est fortement dilaté. Issue de gaz et de matières. Drainage intestinal par tube de verre et de caoutchouc. Résection secondaire. Guérison sans incidents. Mort neuf mois après de fièvre thyphoïde. L'autopsie n'a pas été faite.

291. — S‹chloffer›. — *Carcinome de l'anse sigmoïde. Côlostomie g. Résection secondaire et suture intestinale. Guérison datant de cinq ans (opération en deux temps).* — H..., cinquante et un ans. Constipation depuis sa jeunesse, augmentant malgré les traitements. Puis, brusquement douleurs avec arrêt total de gaz et de matières. Un peu d'ictère, beaucoup d'indican dans les urines, onze jours après, opération. Laparotomie gauche. Sténose de l'anse sigmoïde. Abouchement à la peau de la portion *terminale* du côlon desc. et anus à ce niveau. Les jours suivants, coliques, mais les matières passent bien par l'anus artificiel. Vingt jours après *deuxième opération*, fermeture provisoire de l'anus artific. et résect. trois trav. de doigt au-dessus de l'anus.

Trois trav. au-dessous de la tumeur. Tamponnement pendant le premier mois. Tout va bien. Un mois après on mettait des bougies par le rectum, pour obvier à une coudure (?) au niveau de la résection. Encore un mois après (soit trois mois après la deuxième opération) le malade revient pour un peu d'obstruction et les moyens médicaux en ont raison.

292. — Schloffer. — *Carcinome de la flexure sigm. Péritonite par perforation du cœcum, de ce fait, on établit un anus artificiel. Guérison. Fermeture second. de l'anus et extirp. de la tumeur. Mort.* — F..., cinquante-quatre ans, arrive en occlusion. Laparot. Ponction de l'intestin grêle et découverte d'une perforation du cœcum. On établit à ce niveau un anus artificiel avec tube à drainage continu. La malade se relève. Secondairement on extirpe la tumeur et on ferme en même temps l'anus cœcal. La malade meurt. Pas d'autopsie.

293. — H..., soixante-deux ans. Depuis trois sem. constipation. Depuis dix-huit jours, pas de selles. 1° 8 avril 1902. *Colostomie* sur le côlon desc. En mettant un doigt dans la branche descendante, un doigt dans l'anus, on sent une tumeur dans le petit bassin, mobile, intestinale, sans ganglions. 2° 14 mai. *Opération.* Tumeur à 15 centimètres au-dessus de l'anus. Résection de 15 centimètres de longueur. Anastomose bout à bout. Arrachement de gros ganglions méso-entériques. 19 mai. Formation de fistule stercorale. Celle-ci et l'anus artificiel devaient être fermés six semaines après, mais le malade n'est pas revenu.

294. — Schloffer. — *Carcinome de l'anse sigmoïde. Colostomie g. Résection secondaire et hystérect. mie. Guérison.* — F..., quarante-cinq ans. Début assez brusque. Diagnostic : sténose de la port. termin. du gros intestin. Le 20 août 1901. Laparotomie. Tumeur de l'S iliaque, grosse comme une pomme, adhérant à l'utérus, mais tous deux sont mobiles en bloc. Laparotomie g. et tube drainage intestinal. Petits incidents post-opératoires. Le 9 nov. 1901. Hystérectomie supra-vaginale et résection de 14 centimètres d'anse sigmoïde. Suture bout à bout au Murphy, renforcé de sutures. L'anus est maintenu et drainé de même. Accidents d'occlusion bénigne causés par le bouton. Persistance d'une fistule stercorale au niveau de l'anus mais que la malade ne tient pas à faire fermer.

295. — Schloffer. — *Cancer de l'S. iliaque, opération en trois temps. Guérison.* F..., quarante-neuf ans. Début brusque. 1° *Colostomie g.* insuffisante mais complétée par un drainage par tube à narde, un mois et demi après la tumeur a regrossie. 2° *Intervention*. Tumeur grosse comme le poing, 12 centimètres au-dessous de l'anus, résection. *Suture bout à bout*, on laisse un drainage au point de l'anus. Persistance d'une fistule trois mois après la seconde intervention. 3°. *Opération de l'anus*. Guérison.

296. — Schloffer. — *Cancer de l'S iliaque, opération en trois temps. Guérison.* F..., cinquante-sept ans. Début des troubles d'obstruction il y a trois semaines. 1° Côlostomie g. 2° Résection de l'anus sig., suture bout à bout. 3° Fermeture de l'anus. Guérison.

297. — Schloffer. — *Cancer de l'S iliaque, résection en trois temps. Guérison opératoire. Cancer du foie métastatique.* F..., quarante-cinq ans. Début assez brusque, il y a huit jours la malade arrive en état d'iléus. Lapar. d'urgence le 2 février 1902. 1° *Côlostomie sur le côlon transv.* L'anus artif. fonctionne bien, pas de selle. 2° *Opérat. radicale.* — 17 mars 1902. Incision g. et basse, résection de 12 centimètres d'intestin. Anastomose bout à bout au Murphy. Drainage, formation d'abcès paracolique qui guérit. 3° Mais la situation s'aggrave : météorisme, obstruction secondaire. *Laparotomie* le 5 mai 1902, on trouve une adhérence étranglant le coude duodénojynnal, on retrouve l'adhérence. L'état de la malade s'améliore. 4° Fermeture de l'anus, 5 juillet 1902. Guérison parfaite, mais le 31 août la malade revient avec une tumeur au foie diagnostiquée cancer métastatique; l'état intestinal est parfait.

298. — Morestin. — *Soc. anat.* décembre 1902, p. 977. — *Cancer du côlon pelvien.* H..., soixante-deux ans. Deux accès d'occlusion. Opéré au huitième jour de la deuxième crise. Anus colique pelvien 18 août 1902. En décembre 1902, résection. Alerte d'anesthésie. On ferme ce cœcum, le bout supérieur laissant l'anus. Mort en trois jours de broncho-pneumonie septique. Examen histologique.

299. — Morestin. — *Soc. anatomique*, novembre 1901. — *Côlon pelvien.* F..., soixante-six ans. Occlusion aiguë, 15 septembre 1901. Anus 25 octobre 1901. Entérectomie. Entéroraphie circulaire, après fermeture de l'anus. Drainage (drain). Mort au septième jour. Bronchopneumonie. Examen histologique. Adéno-carcinome.

300. — Morton. — *Cancer sigmoïdien. Résection après guérison de l'obstruction par côlostomie.* F..., cinquante et un ans, entre pour obstruction. On fait la côlostomie, on trouve une tumeur du côlon sygmoïde. *Cinq jours après* on enlève la tumeur et l'orifice de l'anus artificiel. Ces bouts sont réunis sur une bobine, meurt *huit mois* après de récidive.

301. — Morton. — *Cancer du côlon sigmoïde. Résection. Obstruction guérie par la côlostomie.* F..., cinquante et un ans. Sympt. d'obst. intest. chronique. Côlostomie le 3 juin 1901, on trouve tumeur du côlon sygmoïde qu'on amena au bord de la plaie. quinze jours après la tumeur est enlevée. Deux mois après on ferme l'anus, on réunit les extrémités et on le réintègre dans l'abdomen. Obstruction au niveau de la suture intestinale ; quelques mois après il fallut reopérer, la tumeur récidiva, et la malade meurt, vingt et un mois après l'opération.

302. — Morton. — *Cancer de l'S iliaque. Résection. Guérison de l'obstruction par côlostomie.* F..., quarante-deux ans, avril 1901, obstruction aiguë antérieurement, crises légères d'obstruction qui ont cédé au traitement. *Incision sur côlon sigmoïde,* tumeur amenée au dehors, fixée par baguette de verre au-dessous, et quelques points de fixation, le jour suivant côlostomie. Vingt-neuf jours plus tard résection de la tumeur et suture bout à bout sur une bobine. Tumeur avait rétréci l'intestin au point que cathéter n° 3 pouvait passer, il a persisté une fistule, on avait drainé. Depuis trois ans et demi la malade va bien.

8° *Cancer de l'S iliaque avec invagination.*

303. — Eiselsberg. — F., quarante ans. Invagination subaiguë de l'S iliaque dans le rectum. Opération par le rectum impossible. Laparotomie. Désinvagination. Résection de 15 cent. de long du côlon. Carcinome. Guérison. Pas de nouvelles après la guérison.

304. — Zimmermann. — Cancer de l'S iliaque. Invagination. Résection par la voie périnéale. Mort.

305. — Gouilloud, *Cong. chir.,* 1901. — Cancer invaginé recto-sigmoïde. Résection par la voie périnéo-vaginale. Amputation ultérieure de l'anse oméga par la voie abdomino-périnéale. Guérison.

306. — Czerny. — *Invaginat:* Désinvagination réduite par une main rectale. Laparot. Résect. Sut. circul. Mort en trois semaines. *Autopsie.* Perforation. Péritonite purulente.

307. — Czerny. — Troubles chroniques d'obstruction. On sent une tumeur mobile dans la région gauche de l'abdomen, bas située. Le

26 mai, laparotomie gauche, basse ; la portion supér. de l'S. iliaque invaginée. Désinvaginat., et on fait une résection de 9 cent. Mort le 29 mai. Pas d'autopsie.

308. — Sorensen — II., trente-huit ans. Cancer flex. sigm. Invagination iléus. Laparotomie. Désinvagination. Guérison, trois ans.

309. — Zimmermann. — Cancer de l'S iliaque. Invagination. Anus au-dessus. Résection trois mois après. Guérison. Survie, quatorze ans.

9° *Cancer de l'S iliaque. Complications.*

310. — Kessler. — 29 juin 1900. II., cinquante-neuf ans. Antécédents. Depuis six mois, coliques. 7 juin. Petite crise d'obstruction qui cède médicalement. Douleurs vésicales. Élimination par le canal de matières et de gaz. On fait le diagnostic d'appendicite. On sent tumeur au-dessus de la symphyse et à droite région iléo-cœcale tumeur, toutes deux douloureuses à la pression. Ténesme vésical. 8 juillet. Même état. Urines contenant des matières. 18 juillet. *Opération*. Incision médiane, large. Tumeur adhérente. Un tiers inférieur d'anse sigmoïde, collée à paroi post. de vessie. Abcès de la grosseur d'une noisette ouvert dans la vessie. On curette la paroi vésicale. On suture. *Extirpation* 20 cent. environ. Entéro-anast. paraît impraticable Abaissement de la partie supérieure dans le rectum. Tamponnement à la gaze. Pendant quelques jours fistule stercorale. 30 septembre. Sort. 15 octobre. Guérison. Vu en mars 1902, va bien.

311. — Service de M. le Dr Villard (1). *Tumeur du côlon sigmoïdien. Ulcération du cœcum. Perforation. Péritonite généralisée. Laparotomie. Mort 1904* — Les antécédents pathologiques du malade sont nuls· Trois semaines avant son entrée, il y avait eu une indigestion très violente. L'indisposition avait duré trois ou quatre jours, puis tout était rentré dans l'ordre. Puis quinze jours après, il est terrassé brusquement par une violente douleur abdominale, sans localisation précise. Quelques vomissements. Un arrêt relatif des matières et des gaz constitue toute la symptomatologie. Les troubles persistent en s'aggravant pendant une semaine ; les selles sont rares, jamais spontanées et d'une abondance fort réduite. Jamais de sang par le rectum. Il entre dans le service huit jours après ce début. Il le facies péritonéal. Les yeux sont excavés, le pouls petit, misérable, à 120-130, la respira-

(1) Inédite. Personnelle.

tion est rapide, superficielle. La langue saburrale. Les extrémités
froides. L'abdomen ballonné, mais irrégulièrement; tandis que la
région épigastrique forme une voussure accusée, les hypocondres
sont déprimés, ainsi que la région sous-ombilicale. La fosse iliaque
est douloureuse à la palpation. Pas de disparition de la matité hépatique. Mais submatité dans la fosse iliaque droite. La respiration
abdominale est très amoindrie. Il faut noter la résistance des droits.
Le toucher rectal négatif. La température à 38°. On fait le diagnostic
de péritonite aiguë par perforation, on pense à une rupture de l'estomac à cause du météorisme localisé, sans préciser davantage.

Le 20 août. Opération d'urgence. Laparotomie médiane sus-ombilicale. Dès l'ouverture de la cavité abdominale il s'échappe des gaz
avec des matières liquides d'odeur stercorale. Dans la région du
cœcum on trouve une anse perforée. Il est difficile de savoir si l'on a
affaire à une anse grêle distendue ou au cœcum. On se trouve dans
un foyer de péritonite avec des anses épaissies, vascularisées au maximum, commençant à adhérer entre elles. On ferme cette perforation
par deux rangées de sutures à étage. Mais la suture n'est pas tout à fait
satisfaisante, elle porte sur des tissus friables se laissant couper par
les fils. On draine par des mèches de gaze.

Le 21 août. Le pansement est tout traversé, on change la gaze. La
température à 40°, le pouls incomptable, la respiration rapide, uniquement diaphragmatique. *Mort* dix-huit heures après l'opération.
Autopsie. Péritonite localisée, à point de départ péri-cœcal, surtout
accusée dans la fosse iliaque du côté droit sans barrière nette dans le
petit bassin. Cependant le Douglas ne contient pas de pus. Le côlon
est en λ, très distendu, n'occupant pas les hypocondres, recouvrant
le foie. (Ceci explique les constatations cliniques, conservation de la
matité hépatique, affaissement des flancs malgré la distension colique.) Le côlon est gonflé, le cœcum augmenté au moins deux fois de
volume, dilaté avec des parois amincies. Ulcérations sur la muqueuse,
peu creusées en profondeur, mais quelques-unes n'ont plus que la
séreuse pour couverture, la perforation vue pendant l'opération est
oblitérée à peu près. Rien à l'appendice. La portion terminale du
grêle est épaissie, vascularisée, les anses sont rouges, œdémateuses,
sans ulcération sur une longueur de 50 centimètres. Les mèches ont
circonscrit relativement le foyer. Mais en arrière d'elles rétention de
matières purulentes et fécaloïdes. Nombreuses adhérences, jeunes,
très vasculaires. Au niveau du côlon pelvien, vers sa portion inférieure,
cancer annulaire peu serré, mais ulcéré et bourgeonnant. Au-dessus,
dilatation de l'S iliaque qui porte aussi des ulcérations d'apparence
banale. Ganglions volumineux dans le méso. *Examen histologique.*
Adéno-carcinome intestinal.

312. — SORENSEN. — *Cancer sigmoïde*. Périlyphlite. Colostomie. *État à l'entrée*, occlusion absolue, rectum vide, pas de tumeur perçue. On peut introduire 1 litre d'eau p. rectum. *Première opération*. Incision d'appendicite. Extrémité du cœcum coulée dans adhérences. Il s'écoule une cuillerée de pus. Appendice long, et aussi rouge. On le ré-èque. Drainage à la gaze. Persistance de l'iléus. *Deuxième opération*. A. *gauche*, sur le ligament de Poupart, anse sigmoïde a ses parois accolées. On rouvre à droite. Cœcostomie. Guérison temporaire. Mort en quatre mois. Tumeur anse sigmoïde.

313. — ALBARRAN, in th. Duval. — Cancer du côlon pelvien. Compression urétérale droite. Crises de coliques néphrétiques. Laparotomie exploratrice.

314. — VIGNARD et BOSQUETTE, *Lyon Médical*, 1904, t. II, p. 883. — Cancer de l'anse sigmoïde. Occlusion intestinale complète pendant quinze jours. Péritonite purulente. Mort. *Autopsie* (MM. Devic et Vignard). A l'ouverture de l'abdomen, il s'échappe une quantité énorme de gaz d'odeur infecte et la paroi incisée s'affaisse sur une masse compacte formée d'anses agglutinées, par des exsudats fibrineux et dilatées par les gaz et les matières. Le diaphragme est fortement refoulé en haut. L'intestin grêle et le côlon sont distendus en totalité. On peut décoller les surfaces agglutinées qui apparaissent rougeâtres.

315. — CZERNY. — 1903. Cancer de l'S iliaque, avec abcès ouvert dans la vessie et le vagin, avec fistule entéro-vésico-vaginale. Drainage d'un abcès stercoral situé au-dessus de la symphyse. Mort.

316. — SCHLOFFER, *Beitræge für klinisch. Chir.*, 1903, p. 522. — Cas, 28. Cancer du côlon sigmoïde Péritonite par perforation du cœcum. Création d'un anus artificiel. Guérison. *Secondairement :* Fermeture de l'anus. Résection de la tumeur. *Mort.*

317. — F., quarante-quatre ans. Entrée 13 sept. 1900. Bonne santé antérieure. Depuis dix jours, arrêt des matières. Vomissements. La malade est abattue ; le pouls petit, arythmique. L'abdomen est très distendu, partout douloureux à la pression. On ne constate pas de liquide dans l'abdomen. Rien au toucher rectal. *Opération d'urgence*. Incision de l'appendice xiphoïde à l'ombilic. De la cavité abdominale s'écoulent des gaz et des matières fecales liquides et fétides. Le grêle est distendu et hypérémié. Ponction du grêle. Evacuation de son contenu. Suture. *Deuxième incision* tranversale de l'ombilic au cœcum d'où semble venir le liquide fécaloïde. Le côlon ascendant est collé

avec les organes voisins et présente dans sa portion initiale une perforation du diamètre d'une couronne d'où s'échappent des matières.
L'ouverture est obturée avec du mastic de Doyen. La cavité abdominale est lavée au sérum artificiel. Le côlon transverse très dilaté est
vidé par une incision et l'ouverture est suturée. On ne cherche pas
davantage la cause de la dilatation du colon transverse, on doit terminer rapidement. Dans les matières du côlon se trouve une masse
de noyaux de cerises et de prunes. Au niveau de la perforation, on
fixe un tube de verre par une suture en bourse. Cette région du
cœcum est fixée à la plaie abdominale. La cavité péritonéale est
tamponnée en partie. Les matières sortent par et à côté du tube, qui
est enlevé le 16 septembre. Le lendemain 17, nourriture solide; la
malade se sent mieux. Dans les selles innombrables noyaux de fruits.

Le 3 octobre, les selles passent par le rectum, mais elles sont
petites et en petite quantité. La fistule intestinale se rétrécit sensiblement. A la fin d'octobre surviennent des douleurs dans le côté
gauche de l'abdomen et de l'anorexie. Plusieurs fois, au moment du
pansement, on dilate la fistule avec les doigts. *Le 11 décembre*, sort.
Rentre 24 janvier 1901. Les selles ne passent plus que par l'anus
artificiel. Des grains de pavot pris par la bouche apparaissent en cinq
minutes au niveau de l'anus artificiel, ce qui fait penser à une
communication entre l'estomac et le cœcum. On se décide à une
intervention. Opération 10 mai 1901. Anesthésie au Billroth, 1 h. 3/4.
Incision sur la ligne médiane Incision qui circonscrit l'anus artificiel, préalablement saturé. On isole l'anus, le temps est rendu difficile par les adhérences. Comme il est difficile d'attirer le côlon et la
flexure sigmoïde, on cherche, en explorant le côlon pelvien s'il n'y
a pas là un cancer. On trouve là un petit néoplasme à trois travers
de doigt au cul-de-sac péritonéal. On fait alors une incision qui
va de la ligne médiane à l'épine iliaque gauche. Résection de l'intestin
cancéreux. Le bout supérieur est fermé et on implante latéralement
le rectum avec un bouton de Murphy; on met des mèches de gaze.
Au bouton lui-même, on fixe un fil qui sera enlevé plus tard. On
remet en place l'anus artificiel et on laisse un tube de Paul à son
intérieur. *Suites opératoires :* Collapsus. Mort dans la soirée.
Autopsie : Dans l'abdomen, peu de chose. Au cœcum, ouverture
large de 6 centimètres dont les bords sont fixés à l'angle inférieur
de la suture. L'abouchement recto-sigmoïdien est étanche. La
tumeur de l'S iliaque, adéno-carcinome.

LES INDICATIONS OPÉRATOIRES

Des faits nombreux et des méthodes diverses qui précèdent, il semble possible de dégager quelques principes directeurs du traitement chirurgical du cancer colique. La nécessité d'opérer de bonne heure apparaît ici comme pour tout néoplasme; il serait banal d'insister. Mais le polymorphisme clinique du cancer du côlon rend difficile de poser l'indication opératoire précise. Tantôt c'est un malade présentant simplement quelques crises viscérales douloureuses qualifiées de coliques et qui passent par un traitement médical, autant dire spontanément. D'autres fois, c'est une diarrhée rebelle, qui résiste au bismuth et à l'opium du Codex. Un autre malade demande des soins pour des troubles gastriques à type sténose du pylore. Quelques-uns sont simplement des anémiés qui se plaignent de perdre leurs forces et de maigrir. Tous ces symptômes prennent leur valeur du jour où est apparue la tumeur constatable à la palpation. Mais avant, souvent, le diagnostic sera impossible. On devra user de tous les procédés d'exploration : palpation de l'abdomen après des purgations répétées ; palpation savonneuse ou vaselinée qui affine les sensations ; palpation sous anesthésie. L'injection d'eau dans le côlon et l'étude de la distension de celui-ci pourra donner souvent d'utiles renseignements. L'exploration méthodique du cœcum, la constatation de la dilatation de cet organe et de la stase à son niveau (Bouveret) constitue un symptôme de haute valeur. Pour les néoplasmes bas placés, la rectoscopie et la sigmoïdoscopie seraient susceptibles de donner des renseignements. Mais cette méthode n'a jamais été utilisée à Lyon et nous ne pouvons même pas donner d'impression sur sa valeur.

Malgré cela, il sera souvent difficile de diagnostiquer avant la *tumeur* un cancer du côlon. La tumeur perçue s'accompagnant de troubles de la circulation intestinale, il ne saurait y avoir de doute sur la présence d'un obstacle au cours des matières, il y aura certitude, si l'on observe du péristaltisme et des glouglous sentis par le malade ou le chirurgien.

Quelques tumeurs du côlon transverse donnent lieu à des symptômes gastriques. Souvent on trouve dans les observations de cancer du transverse le diagnostic fait de sténose du pylore.

Quoi qu'il en soit, la possibilité d'un néoplasme viscéral, même non précisé dans son siège, crée l'obligation d'une intervention au moins exploratrice. La laparotomie bien conduite est d'un danger nul, et l'on ne saurait comparer ses inconvénients à celui qu'il y aurait à laisser évoluer une tumeur pendant quelques mois encore. On doit user largement de l'exploration directe, pour pouvoir opérer de bonne heure, largement, sans grand danger pour le malade.

Le cancer peut encore se manifester par des complications d'emblée, fait fréquent ; que de cancers sigmoïdiens dont le premier symptôme est une crise d'occlusion aiguë ! Que de cancers cœcaux traités d'abord comme des appendicites ! Pour les complications, la conduite est une et simple : faire le minimum, y a-t-il occlusion, il faut donner issue aux matières par l'anus et le drainage intestinal continu, faire plus est imprudent. Le cœcum se présente ici encore avec ses caractères spéciaux. On peut faire une anastomose ou une exclusion ; en aucun cas, le cancer cœcal ou colique ne sera réséqué en période d'occlusion.

Y a-t-il une suppuration périnéoplasique, on drainera simplement sans vouloir faire mieux, ce serait faire pire. Y a-t-il invagination, le cas est plus complexe, mais nous donnons la préférence aux opérations les plus simples.

Les complications éliminées, que doit-on faire dans le cancer à froid ? Le chirurgien a le choix entre deux catégories de méthodes. Les opérations palliatives et les opérations radicales : les premières sont à titre définitif un pis-aller, et ne doivent s'adresser qu'aux tumeurs inextirpables. Ceci revient à rechercher quand une tumeur doit être tenue pour inextirpable. Dans ce cadre doivent entrer les cancers déjà généralisés, soit au péritoine, soit au foie. Trouve-t-on une séreuse chargée de petits nodules néoplasiques, contenant une ascite séro-hématique ou séreuse louche, mieux vaut s'abstenir. Un cancer avec des adhérences multiples, au clivage impossible. fixé à des

organes voisins, tels que le foie, l'estomac, la vessie,
crée des conditions d'exérèse vraiment trop mauvaises.

Les adhérences, ou l'envahissement par continuité,
hépatiques, pancréatiques, sont dangereux par
l'hémorragie consécutive à toute manœuvre sur ces
organes. L'ouverture de la cavité gastrique ou vésicale, la résection nécessaire d'anses grêles adhérentes ou envahies par voisinage sont autant de
causes d'infection opératoire. Sans compter que
l'opération prolongée par ces temps supplémentaires
emprunte à cette prolongation une gravité plus considérable. La constatation de ganglions tuméfiés ne
saurait en aucun cas contre-indiquer l'ablation. De
l'état général du sujet, le chirurgien tirera des indications. Telle tumeur considérée comme inextirpable
par ses caractères anatomiques locaux, devra souvent
être laissée en place, au moins temporairement, si
l'état général du sujet ne lui permet pas de supporter
une intervention de longue durée. Ces néoplasiques à
teinte jaune cireux, atteints de déglobulisation
intense résistent mal ; il en est de même de ceux qui
ont déjà un léger degré d'œdème malléolaire ou lombaire ; la phlébite sera une contre-indication absolue.
Tout cancéreux fébrile devra être simplement traité
par une opération palliative.

Telles sont les contre-indications à la résection.
Que faudra-t-il faire ?

L'opération palliative du cancer cœcal, chez un
malade peu résistant, sera une iléo-sigmoïdostomie
au bouton, qui dérivera rapidement le cours des

matières. C'est l'opération la plus simple. Si l'état du sujet le permet, on lui préférera l'exclusion unilatérale, qui laissera mieux la possibilité d'une résection secondaire ultérieure et réalise davantage l'isolement de la tumeur.

Pour un cancer colique, après s'être assuré qu'il y a des caractères locaux qui le rendent inextirpables, on pratiquera l'exclusion unilatérale, ou une iléorectostomie dans le cancer pelvien bas placé. En face de ces opérations abdominales, se dresse l'anus. Dans une discussion récente à la Société de chirurgie (novembre 1905), les avis se sont partagés, Terrier défendant l'iléo-sigmoïdostomie; Tuffier, Quénu. Hartmann, l'anus iliaque. En faveur de l'anus plaide sa mortalité nulle, mais il a contre lui son incommodité manifeste. Les opérations intra-abdominales sont plus graves, mais donnent un résultat plus satisfaisant. Chaque chirurgien agira selon ses habitudes personnelles en tenant compte aussi de la situation sociale du malade.

Si la tumeur est extirpable, le malade encore résistant, il faut se garder de céder à la tentation de faire la résection en un temps. Même en présence d'une tumeur mobile, sans adhérence, bien localisée, sans complication, on n'a pas le droit d'exposer un malade aux nombreuses chances de mort de l'entérectomie avec entéroraphie immédiate. On doit opérer en plusieurs temps.

La seule opération à faire est l'anus, l'anus cœcal qui draine, met au repos et permet la désinfection du néoplasme. Dans un second temps, quinze jours

ou trois semaines après, la tumeur est enlevée. Les
sutures sont tenues à l'abri des matières pendant
quinze jours ou trois semaines encore et on pratique
enfin la cure de la fistule cœcale. Peut-être dans certains cas pourra-t-on faire en deux temps, soit par la
méthode de l'extériorisation Bloch-Hahn. Mais nous
avons déjà montré les inconvénients de cette manière
de procéder. La méthode en deux temps n'offre pas
la sécurité des opérations en trois temps.

Le cœcum n'exige pas un thérapeutique aussi
complexe, la résection en un temps avec iléo-côlostomie immédiate est de mise; ses résultats se compa-
rent avec avantage à la résection en plusieurs temps.

Dans tous ces néoplasmes il est indiqué de faire la
recherche des ganglions et leur extirpation, sans
vouloir faire de ceux-ci une ablation systématiquement complète ; ce serait rechercher l'impossible
pour une crainte souvent chimérique de récidive.

L'ablation faite, le chirurgien se préoccupera de
rétablir la continuité. Autant que possible il visera à
donner au tube intestinal une physionomie se rapprochant de la normale. Dans le cancer cœcal et
dans les cancers du côl. ascend. et de l'angle droit,
avec résection de tout le segment colique sus-jacent,
une anastomose iléo-colique lat.-lat. sera la meilleure
solution, on pourra la faire au bouton ou à la suture;
son exécution sera toujours facile à cause de la mobilité de l'iléon. Après les résections étendues de
cancer du côlon gauche, il y aura intérêt à pratiquer
une côlo-côlo-anastomose. Si les bouts peuvent facilement être amenés au contact, on fera une lat.-lat. ;

sinon, on usera du décollement, comme le fait Duval, et on amènera ainsi au contact les deux surfaces de section. En cas d'impossibilité absolue, on se résignera à une iléo-sigmoïdostomie en ayant soin de drainer la portion exclue par l'iléon ou le cœcum (fig. 42).

En principe, on ne doit pas drainer après une résection intestinale, surtout pas à la gaze, on s'expose ainsi à la fistule stercorale à peu près fatalement, il s'en faut que ce drainage sauvegarde de toute péritonite. Drainage par un tube à la rigueur s'il y a eu une erreur de technique ; gaze seulement dans le cas de surface cruentée exposée à saigner.

En résumé, dans le cas de tumeur inextirpable pour le cœcum, iléo-sigmoïdostomie ou exclusion unilatérale ; pour le côlon, anus ou exclusion unilatérale.

La tumeur est anatomiquement extirpable, le sujet résistant. Pour le cœcum, faire la résection en un temps et l'iléo-côlostomie (1). Pour le côlon, ne jamais pratiquer de résection en un temps et donner la préférence à la méthode en trois temps, moins brillante, mais à laquelle sa sécurité doit tout faire pardonner.

---

(1) Le côlon ascendant et l'angle droit peuvent être traités en certains cas comme le cœcum, à condition de réséquer le segment colique sus-jacent et de terminer par une iléo-côlostomie lat.-lat. On pouvait diviser le cancer colique en cancer droit et gauche ayant chacun des caractères anatomiques prédominants et des règles thérapeutiques différentes. Le droit, caractérisé par ce fait qu'on peut terminer en anastomosant du grêle au gros intestin, anastomose bénigne. Le gauche, dans lequel on doit faire une anastomose côlo-colique après résection, anastomose grave.

CONCLUSIONS

1° Le cancer du côlon, avec ses caractères anatomiques (encapsulement prolongé, inconstance des métastases ganglionnaires, tendance faible à la récidive), relève à peu près exclusivement d'un traitement chirurgical.

2° Les méthodes opératoires sont palliatives ou radicales.

3° Les palliatives ont pour but de mettre la tumeur à l'abri des matières et de parer aux troubles de la circulation intestinale.

Ce sont : l'anus, les anastomoses, les exclusions.

L'anus définitif doit être absolument rejeté. On doit étendre les indications de l'anus comme opération préliminaire d'une exclusion ou d'une entérectomie. Les anastomoses sont insuffisantes à isoler le cancer.

L'exclusion bilatérale fermée ne doit plus être pratiquée. L'exclusion unilatérale est la meilleure des opérations palliatives.

4° L'entérectomie, avec entéroraphie en un temps est une opération d'une gravité considérable (40 à 60 p. 100).

L'entérectomie par la méthode des opérations successives acquiert une inocuité presque absolue (13 p. 100).

5° Les opérations en plusieurs temps sont : l'extériorisation, les résections en deux temps, les résections en trois temps. L'extériorisation reste un procédé d'exception à indications limitées, qui compte beaucoup de succès.

Les opérations en deux temps donnent d'excellents résultats. L'opération la plus sûre paraît être la résection en trois temps. Avec elle, la colectomie donne une mortalité inférieure de beaucoup à l'anastomose ou l'exclusion.

6° La survie après la colectomie est très appréciable. cas de dix et quatorze ans ; moyenne, plus de 3 ans. On ne saurait lui comparer la survie après les opérations palliatives (dix-huit mois).

7° Les complications créent l'obligation de faire l'intervention minimum, en raison de la gravité des manœuvres intra-abdominales dans ces conditions ; en aucun cas, on ne fera de résection, sauf à utiliser la méthode de l'extériorisation.

L'occlusion commande l'anus, de préférence l'anus cœcal avec drainage intestinal continu ; l'invagination, la résection dans le cylindre, ou une anastomose; les accidents infectieux localisés, l'ouverture des collections; les péritonites, le drainage large.

Les accidents aigus des complications guéris, on rentre dans les conditions thérapeutiques favorables, du cancer à froid.

8° Le cancer cœcal échappe à ces données. La résection de cette tumeur n'a pas la gravité des autres colectomies. On aura le choix, suivant l'état des lésions, entre l'exclusion unilatérale, ou la résection en un temps avec iléo-côlostomie.

L'occlusion complique rarement cette tumeur. La complication la plus fréquente est l'invagination ou la suppuration périnéoplasique.

BIBLIOGRAPHIE

Annequin. — Iléo-côlostomie pour cancer iléo-cœcal. *Arch. méd. et pharm.*, Paris, 1901.

Annmer. — Th. Kiel, 1902.

Badié. — Cancer sous-muqueux de l'intestin, th. Lyon, 1899-1900.

Baillet. — La résect. du segm. iléo-cœcal, th. Paris, 1894.

Barbary. —. Essai sur le traitement chirurgical du cancer du gros intestin, th. Paris, 1904.

Becker. — Ueber Darmresection. *Deutsche Zeitschrift f. Chir.*, Bd 39, p. 148.

Billroth. — Resect. am Magendarm. *Wiener klin. Woch.*, 1891, n° 34, und Verhandlungen des X. internat. med. Congress., Bd. 3, p. 75.

Boeckel. — Assoc. fr. p. avanc. des sc. Ajaccio, 1901, C. R. S. Paris, 1902.

Borellius. — Zur Technik der Dickdarmresection. *Nordd. med. Archiv*, parlie chir., XXXVII, 3. Sur la technique de la résection du gros intestin.

Boucher. — Case of adeno-carcinoma of the colon. *N.-York med. Journ.*, 1902, t. II, p. 241.

Bousquet. — *Assoc. de chir. de Paris*, 1904.

Brin. — Cancer du gros intestin. Considérations techniques sur son exérèse. *Arch. méd., Angers*, 1901.

Buineau. — Contribution à l'étude de l'exclusion de l'intestin, th. Paris, 1904.

Cavaillon. — *Soc. sc. méd.*, juillet 1903.

— Sur un tube à drainage intestinal. *Presse méd.*, 1903.

Charrier. — Anastomose iléo-sigmoïde. *Soc. chir.*, 1900.

Chaput. — Résection du cœcum. *Soc. chir.*, 1901, p. 674, 675, 768.

Chistoff. — Th. Montpellier, 1901.

CLAIRMONT et PETERSEN. — Anat. path. du cancer de l'estomac et de l'intestin. *Beitr. f. k. Chir.*, 1904.

CRŒMER. — Cancer du gros intestin, diagn. X. *Münch. med. Woch.*, juin 1902.

CRESPIN. — Étude sur les anastomoses de l'iléon et de la portion terminale du gros intestin, th. Lille, 1902.

CROW. — Cancer of the transv. colon. *Scottish Med. and Edimb.*, 1902, p. 147-150.

CURSCHMAN. — *Münch. med. Woch.*, 1901.

CZERNY et RINDFLEICH. — *Beit. für kl. Chir.*, 1892.

CZERNY et PETERSEN. — Jahresbericht der Heidelberg Chir.-Klinik für das Jahr 1901. Supplém. du XXVᵉ vol. des *Beit. f. klin. Ch.*

DAINVILLE. — Cancer du cœcum et appendicite. *Soc. anat.*, février 1904.

DAMIANOS. — Ueber aufsteigende Darmentzündung. *Deut. Zeitschrift f. Chir.*, LXXV, 5 6.

DARLING et LORÉE. — Report of an operat. for carcinoma of the transv. colon. *N.-York med. Journ.*, juin, 1903.

DERS. — Erfahrungen über den Dickdarm. *Berlin. klin. Wochenschrift*, 1899, p. 1132.

DRUCBERT. — De l'exclusion de l'intestin, th. Lille, 1901.

DORET. — Sur la résection du cœcum dans les néoplasmes. *Journal de Soc. méd.*, Lille, 1903. *Cong. Chir.*, 1902, p. 49.

DUTEIL. — Entérectomie pour néoplasme du côlon ascendant. *Lyon méd.*, 1904, p. 712.

EISELSBERG. — Du traitement radical de l'invagination. *Arch. f. klin. Chir.* Bd. 69, 1903.

ERWIN. — Sur la question de l'exclusion complète. *Wiener klin. Woch.*, 1900.

FUSCHIG. — Sur les résections du gros intestin pratiquées à la clinique d Albert dans les 12 dernières années. *Deutsche Zeitsch. für Chir.* Bd. 64, 1901, page 185.

FRIEDRICH. — Resectionsverfahren der Carzinom. Procédé de résection de carcinome du cœcum. *Deutsche med. Woch.*, 1904, p. 527.

FROHWEIN. — Ein Fall von primœren Cœcumcarcinom mit seltenen Metastasen. Thèse Kiel, 1903.

FICKERMAN. — Ueber das latente Carcinom an der Flexura sigmoïda. In Diss. München, 1903.

FLEINER. — Zwei Fælle von Darmgeschwülste mit Invaginat. *Virch. Arch.* Bd. 1900.

FRANKE. — *Centralblatt f. Chir.*, 1902.

GAGE. — Cancer of intest. *Bost. med. Journ.*, 1903, page 277.

GAUTHIER ET CAVAILLON. — *Soc. méd. Lyon*, nov. 1905.

Gérard-Marchand. — Ch. du gros intestin. Paris, Doin 1902.

Géraud. — Th. Paris, 1902.

Giordano. — De l'exclusion du côlon dans le traitement du cancer du
cœcum. Congrès 1905.

Giovani. — Indicat. des interv. chirur. dans les affect. de l'intestin.
Riforma Medica. fév. 1903, 120.

Godineau. — L'entéro-rectostomie. Th. Paris 1903.

Gœschel. — La résection en plusieurs temps du gros intestin. *Beitr.
z. klin. Chir.*, XXXVII, n° 1.

Gouilloud. — Cancer de l'intestin. *Lyon Méd.*, 1901. *Cong. chir.* 1901,
529, 549. *Rev. gynéc.* 1902.

Gould. — Improvised technich. intestinal anast. *Bost. med. Journ.*,
1905, page 32.

Gutberlet. — Un cas de cancer du côlon, th. Munich, 1904.

Hartmann. — Exclusion de l'intestin. *Trib. med.*; octobre 1903; *Presse
med.*; *Gaz. des hôp.*, 1903. ; *Soc. Chir.*, 1900.

Heppelen. — A simple méthode of intestinal anastomose. *New-York
med. Journ.*, 1904, t. I. p. 481

Herburg. — Darminvagination in das Rectum in Folge von Carcinom-
bildung in S romanum, *Arch. f. klin. Chirurgie*, 1902, p. 1009.

Hocheneg. — Chirurg. Eingriffe bei Blindarmerkrankungen. *Wiener
klin. Wochen.*, 1895, n° 16-18 ; *Arch. für klinisch Chir.*, 912.
t. 68, p. 21.

Huntley. — *Brit. med. Journ.*, 1904, p. 1134.

Isaac. — Trois cas de résection de l'intestin. *Med. Record.*, avril 1903.

Jaboulay. — *Lyon méd.*, 1903, p. 94-98.

Jahn. — Traitement de l'invagination intestinale. Th. d'Erlangen, 1904.

Kempe. — *Brit. med. Journ.*, 1901.

Kessler. — Trente et un cas de tumeur du gros intestin. Th. de
Iéna, 1902.

Kœnig. — Operat. an Darm. *Lang. Arch.*, Bd 40, p. 918.

Kœrte. — Zur chirurg. Behandlung der Geschwülste der Ileo-Cœcal-
Gegend. *Deutsche Zeitschrift für Chir.*, Bd. 40, 1895, p. 541.

Kraft. — Gangrène et perforation du cœcum dans le cas de cancer de
l'S iliaque. *Biblioth. für Læger*, 1903.

Kneoke. — Adenocarcinom des Cœcum Invagination. Resect. Heilung.
Münch. med. Wochenschrift, 1900, n° 2.

Lance. — Exclusion de l'intestin. Th. Paris, 1903.

Langemack. — Die Darmanschaltung als præliminœre Operation von
Extirpation grosser Cœcaltumoren mit Bemerkungen über
Cœcumcarcinom. *Deutsche Zeitschrift für Chirurgie*. Bd. 62,
1892 p. 333.

LEJARS. — Traitement des tumeurs du cœcum compliquées d'invagination. *J. de gyn.*, 1897, p. 1029.

LE CLECH. — Contribution à l'étude de l'exclusion. Th. Paris, 1900.

LITTLEWOOD. — Malign disease of colon 14 col'ect. 10 guérisons. *The Lancet* 1903, p. 1511.

LOUART. — Cancer du gros intestin dans la jeunesse. Th. Paris, 1899-1900.

LOWSON. — *Edinburgh. med. Journal*, mars 1903, p. 225.

LUND. — Cancer de l'intestin. *Boston. med. Journal*, 1901.

MAGNOUX. — De l'invagination intestinale par tumeur. Thèse Lyon, 1899--1900.

MANASSÉ. — De l'entérectomie, *Deutsch. med. Woch.*, mai 1903, p. 146-210.

MAUCLAIRE. — *Bulletin de la Soc. anat.*, 1900.

MANSELL. — Of transverse colon tumor, *Dublin med. Journal.*, 1903, vol. 185, page 130.

MICHAUX. — Invagination intestinale, son traitement. *Soc. chir.*, 1903,

MONTPROFIT. — Chir de l'intestin, 1904, *Cong. fr. chir.*, 1903.

MORESTIN. — Cancer du gros intestin. Occlusion. *Bulletin et Mémoires de la Soc. anat.*, 1900 ; Cancer du côlon pelvien, *Soc. anat.*, 1901.

MORTON. — *Brit. med., Journ.*, 29 octobre 1903. A series of cases, of resection of malignant growth of the colon. *Brit. med. Journal*, p. 1149.

MOUCHET. — *Gaz. hebd. de méd. et de chir.*, janvier 1902.

MORISSON. — Excision of the cœcum, *Birmingham med. Review*, 1900.

NANOTTI. — Recherches expérimentales sur l'occlusion complète et incomplète du côlon, *Clinica moderna*, 1901.

PANTALONI. — *Archivio di chir.*, 1905.

PATON. — A case of carcinoma of the spleen flexus of the colon. Treatment by enterosostome. *West London med. Journal*, 1903.

PATEL et CAVAILLON. — *Arch. gén. de Méd.*, 1901.

PAUCHET. — *Gaz. hôpit.*, 1900. *Soc. chir.*, 1902. *Congrès chirur.* 1905.

PAUL. — Note sur la côlostomie et la colectomie. *Lancet*, août 1903. Of excision of the cœcum. *British*, 1903, p. 412.

PERGOLA. — Rétrécissement cancéreux de l'intestin. Th. Paris, 1903.

PEYROT. — Congrès chir., Paris, 1901.

PINGGERA. — Zur Kasuistick der Darminvagination. Th. Munich, 1903.

POIRIER. — Cancer iléo-colique. *Soc. chir.*, 1900-1902.

PRUTZ. — Sur l'entéro-anastomose et l'iléo-côlostomie dans le traitement de l'obstruction et de l'occlusion. *Laugenbechs Arch.*, LXX, 1.

Quenu. — *Soc. chir.,* 1901, p. 355. *Soc. chir.,* nov. 1904.

Quervain (de). — *Soc. Suisse Romande,* 1901. De l'implantation du colon transverse dans le rectum. *Rev. d. Suisse rom.,* 1902.

Recouilly. — Th. Paris, 1903. — Cancer de la partie terminale. Valeur de l'anus comme opération palliative.

Reiche. — Beitræge zur Statist. des Carcinom. *Deutsche med. Woch.* 1900.

Riedel. — L'invagination intestinale. *Mitteil a. d. Grenzgeb. Medicinischer,* Bd. XIV, Heft 1 et 2. *Centralblatt f. Chir.*

Rivière. — *Lyon méd.* 1904. Cancer de l'anse sigmoïde.

Rosenheim. — Zur Diagnose der hochsitzenden Mastdarm- und Flexura-Carcinome mittelst Palpation und Endoscopie. *Deutsche med. Woch.* 1904, 18 et 17 mars. Darmgeschwülste in *Eulenburgs Real Encyclopedie.*

Roskoschny. — Étude sur l'exclusion. *Deutsche Zeitchrift f. Chir.,* Leipzig, 1902.

Rotter. — *Deutsche med. Woch.* 1903, n° 23. Ueber Coloncarcinome.

Routier. — *Soc. chir.,* 1901. Cancer colloïde de l'S iliaque.

Ruepp. — Ueber dem Darmkrebs mit Anschluss des Mastdarmkrebses. Inaug. Dissert. Zurich, 1895.

Ruppel. — Ueber ein Fall von Darmcarcimone, nach Unterleibstruma. Th. Diss., München, 1900.

Salzer. — Beitræge z. pathol. und chirurg. Therap. chron. Cœcumerkrankungen. V. *Lengenbechis Archiv f. Chirurgie,* Bd.43, 1892.

   — Ueber Darmanschaltung. Beitrag zur Chirurgie. *Billroth Zeitchrift,* 1892, p. 350.

Sasse. — Extirpation combinée. Ablation sacro-périnéale ou vaginale de carcinome du côlon pelvien. *Deut. med. Woch,* oct. 1903.

Schiller. — *Beitræge,* XVIIe vol., 1896, p. 606.

Schwartz. — Résection iléo-cœcale. *Cong. Ch.,* 1900, pp. 693-698.

Schloffer. — Zur Operations. Behandlung der Dickdarmcarcinome. Doyensche Radicaloperat., n° *Beitræge f. klin Chir.,* XVIIIe vol. pp. 1-2.

Sherill. — *Med. New,,* mars 1904.

Simon d'Heidelberg. — Recherches sur l'occlusion intestinale aiguë. *Beitræge f. Klin Chir.,* 1905.

Sonnenburg. — *Verhdlgn d. Fr. Vereinig. der Chirurgen Berlins.* X.

Schramm. — Ein seltener Fall von Coloncarcinome als Beitrag zur Casuistick der Dickdarmcarcinome. München, 1902. Inaug. Diss.

Sorensen. — Ueber 28 Fælle von Carcinome des Ileus und Colon. Inaug. Dissert. Leipz. g., 1903. Ueber stricturiente Darmcarcinome. *Verhdlgn d. Fr. Vereinig der Chirurgen Berlins,* 12.

Sonder. — *Bost. Med. Journ.*, 1904. n° 19. La technique de la résection du cœcum.

Souligoux. — Sur trois cas de cancer du gros intestin, XIV, *C. chir.*, 1901, pp. 526-529.

Swain. — *The Brit. Med Journ.*, 10 janvier 1903. Resect. of the carcinoma.

Teulet-Luzié. — L'intervention chirurgicale dans le cancer du cœcum, th. Paris, 1902.

Tillmann. — *Lehrbuch d. Chirurgie*.

Tuffier. — *Soc. chir.*, 1903 ; *Sem. med.*, 1904.

Wallsham. — A clinical lecture on carcinoma of the colon. *Lancet*, 1903, p. 1213

Vautrin. — L'exclusion de l'intestin, *Rev. chir.*, 1903.

Versé (B.). — Beitrag zur Casuistik der Darmanschaltung, th. Kiel, 1904.

Wiessenger. — Sur les résultats de l'exclusion, *Zeit. f. Chir.*, 1901.

Wittmer. — Ueber maligne Tumoren des Colon, Inaug. Dissert. Bonn., 1902.

Woolcombe. — Enterectomy for malignant disease, *The British.*, 4903, 10 janvier.

Zehnder. — Ein Beitrag zur Darmresection, th. Zurich, 1892.

Zwalenburg. — *Journal of the american Assoc.*, 1904